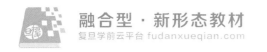

融合型·新形态教材
复旦学前云平台 fudanxueqian.com

普通高等学校学前教育专业系列教材

学前儿童卫生学

（第二版）

主　编　代晓明　谭　文
副主编　朱桂兰　田凤儒　冉茂乾
编　委　余远芳　马盼丽　杨　娟
　　　　杨公禄　田　飞　罗丽华

U0276638

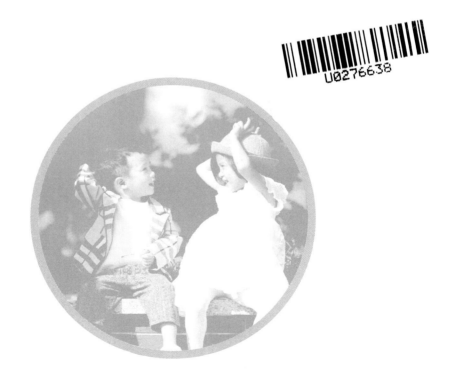

复旦大学出版社

内容提要

本教材紧扣课程思政要求，立足"岗课赛证"综合育人模式，着力培养学生的思想品德、实践能力和创新意识。

本书遵循《幼儿园教育指导纲要（试行）》《3～6岁儿童学习与发展指南》精神，紧扣幼儿园教师资格证考试大纲，聚焦国考，课证融合。利用思维导图，帮助师生梳理知识结构，融"教、学、做"为一体，具有前瞻性、科学性、实用性和可操作性等特点。本书从人体解剖生理特点出发，联系学前儿童的生理发育和心理发展，注重理论和实践操作相结合，坚持预防和保育相结合，保证学前儿童的身心健康发展。本书主要帮助学生熟悉并掌握学前儿童的生理解剖特点和生长发育规律以及相关的卫生保育知识，为以后的幼教工作奠定基础。

本书适合学前教育专业学生使用，也可供广大学前教育工作者、保教人员和学前教育研究人员学习使用。本书配有课件、习题参考答案等教学资源，可登录复旦学前云平台免费下载（www.fudanxueqian.com）。

复旦学前云平台
数字化教学支持说明

为提高教学服务水平，促进课程立体化建设，复旦大学出版社学前教育分社建设了"复旦学前云平台"，为师生提供丰富的课程配套资源，可通过"电脑端"和"手机端"查看、获取。

【电脑端】

电脑端资源包括 PPT 课件、电子教案、习题答案、课程大纲、音频、视频等内容。可登录"复旦学前云平台"www.fudanxueqian.com 浏览、下载。

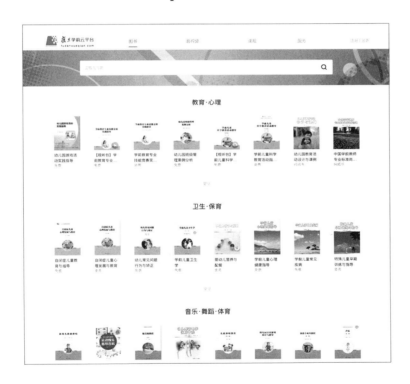

Step 1 登录网站"复旦学前云平台"www.fudanxueqian.com，点击右上角"登录 / 注册"，使用手机号注册。

Step 2 在"搜索"栏输入相关书名，找到该书，点击进入。

Step 3 点击【配套资源】中的"下载"（首次使用需输入教师信息），即可下载。音频、视频内容可通过搜索该书【视听包】在线浏览。

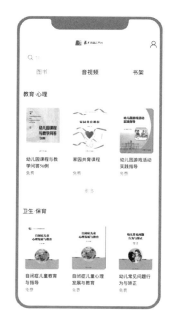【手机端】

PPT 课件、音视频、阅读材料：用微信扫描书中二维码即可浏览。

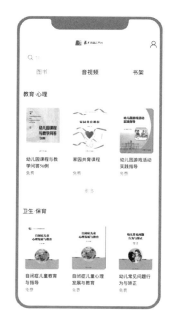

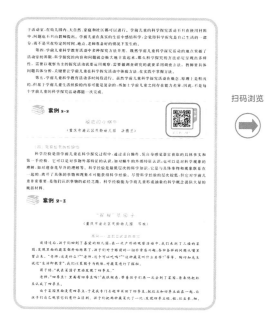

扫码浏览 →

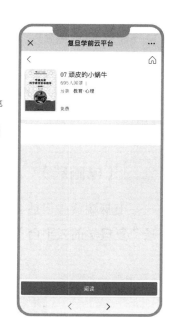

【更多相关资源】

更多资源，如专家文章、活动设计案例、绘本阅读、环境创设、图书信息等，可关注"幼师宝"微信公众号，搜索、查阅。

平台技术支持热线：029-68518879。

"幼师宝"微信公众号

前　言

　　为贯彻落实中共中央、国务院《关于全面深化新时代教师队伍建设改革的意见》和《国家中长期教育改革和发展规划纲要(2010～2020 年)》文件精神,适应新形势下学前教育的发展要求,我们根据《幼儿园教育指导纲要(试行)》和《3～6 岁儿童学习与发展指南》的要求,在充分调研幼儿园对从事学前教育人才的培养需求的基础上,结合学前教育学、学前心理学、人体解剖学、卫生学和医学等相关知识,组织经验丰富的一线教师编写了本书。

　　本书紧扣课程思政要求,立足"岗课赛证"综合育人模式,着力培养学生的思想品德、实践能力和创新意识,树立正确的儿童观、人生观,倡导积极向上、团结协作、科学严谨的品格养成。

　　本书作为学前教育专业的一本必修课教材,主要研究如何保护和促进学前儿童的身心健康。全书注重理论与实操相结合,主要帮助学生熟悉并掌握学前儿童的生理解剖特点和生长发育规律,以及相关的卫生保育知识,为以后的幼教工作奠定基础。本书与学前心理学、学前教育学及幼儿园各领域教育活动与指导等学科都有着密切联系,并为学习这些相关的学科奠定了基础。

　　本书结合国家学前教育改革发展实验区的实际,紧扣幼儿园教师资格证考试大纲,聚焦国考,突出课证融合。利用思维导图,帮助师生梳理知识结构,融"教、学、做"为一体,具有前瞻性、科学性、实用性和可操作性等特点。本书适合学前教育专业学生使用,也可供广大学前教育工作者、保教人员和学前教育研究人员学习使用。

　　本书由代晓明、谭文担任主编,代晓明负责全书的统稿、审稿和修改工作,朱桂兰、田凤儒、冉茂乾担任副主编,本书还邀请铜仁市实验幼儿园罗丽华园长参与编写。各章编写人员如下:前言和绪论,代晓明;第一章,代晓明、朱桂兰、田飞;第二章,代晓明、谭文;第三章,马盼丽、余远芳;第四章,余远芳、谭文、代晓明;第五章,代晓明、杨娟、田凤儒;第六章,谭文、杨公禄;第七章,罗丽华、杨公禄、冉茂乾。

　　本书在编写和修订的过程中,查阅了大量的文献资料,参考、引用了相关教材和论著(参考文献附后)。同时,还得到了同行的大力支持,在此一并表示谢意!

　　由于编者水平和能力有限,书中难免不足之处,敬请广大师生与读者批评指正。

编者

2020 年 4 月

目 录

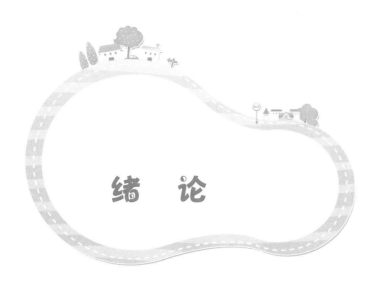

绪　论

　　学前儿童卫生学是一门研究如何保护和增进学前儿童健康的综合性课程,它以卫生学的原理为基础,研究学前儿童的解剖生理特点和生长发育规律,以及保护、促进学前儿童身心健康成长。

　　学前儿童卫生学的任务是研究学前儿童机体发育的一般特点和规律,找出影响学前儿童身心正常发育和健康的各种因素,并提出相应的卫生标准和卫生要求,指导托幼机构、家庭、社区创设各种有利环境,促进学前儿童身心的全面健康成长。

　　孩子出生后,身体各个器官和心理均未发育完全,同时,其生长发育有早有迟、有快有慢,就形成了学前儿童在不同年龄阶段的生理解剖特点、生长发育特点和心理发育特点,尤其是神经系统对整个机体的控制、调节能力较差,导致学前儿童对外界环境的适应能力较差,对疾病的抵抗能力较弱,自我防护能力较差,而学前儿童身心的健康成长对今后乃至其一生的发展都至关重要。因此,学前儿童的生长发育离不开幼儿园(托幼机构)、家庭和社区的相互配合,离不开成人的帮助,做好学前儿童的卫生保育工作就显得尤为重要。

　　随着人们对卫生与保育教育认识的不断深入,学前儿童卫生学也大大地扩大了其研究范畴。除了对传统的卫生学的内容做进一步的研究以外,还将研究学前儿童的问题行为和心理疾病及其预防的问题;研究学前儿童的不良生活方式和行为的应对策略;研究托幼机构、家庭和社会的健康环境的创设等内容。《学前儿童卫生学》研究内容的扩展和充实,使教育与卫生之间更加紧密,使本门学科在指导教育行政部门、教师、保教人员及家长在维护和增进学前儿童身心健康和社会适应方面更具生命力。

　　作为一名未来的幼儿园教师,学习学前儿童卫生学必须遵循理论联系实际的原则,既要掌握本学科的基本理论、基本知识、基本技能,又要通过幼儿园的见习、实习,掌握幼儿园一日生活常规,不断提高自己解决实际问题的能力。同时,还应该自觉养成良好个人生活卫生习惯,为学前儿童做好榜样作用,帮助学前儿童养成良好的生活习惯和行为方式,促进孩子健康成长。

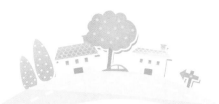

第一章

学前儿童生理解剖特点与卫生保育
——正确保育的依据

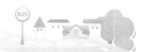

学习目标

1. 熟悉学前儿童的生理解剖特点。
2. 理解并掌握学前儿童生理解剖特点及保育要点。
3. 能够分析学前儿童实际生活中的卫生现象,采取正确的保育措施保证学前儿童的健康。

学前导学

新陈代谢是人体最基本的特征。人体在新陈代谢过程中要经历一系列复杂的变化,其中就包括生长和发育两个过程。生长是指细胞的繁殖、增大及细胞间质的增加,表现为全身各器官、各系统、各组织的大小、长短和重量的增加以及形态的变化,是量变过程;发育是指身体各系统、各器官、各组织的分化及其成熟的过程,是质变过程。身体的生长和发育是相互促进、密不可分、协调统一的过程。构成人体的八大系统在神经系统和内分泌系统的支配和调节下,相互配合,共同完成人体的各项生命活动。那么,人体的基本结构具有哪些特点?我们又该如何保护它们呢?

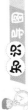

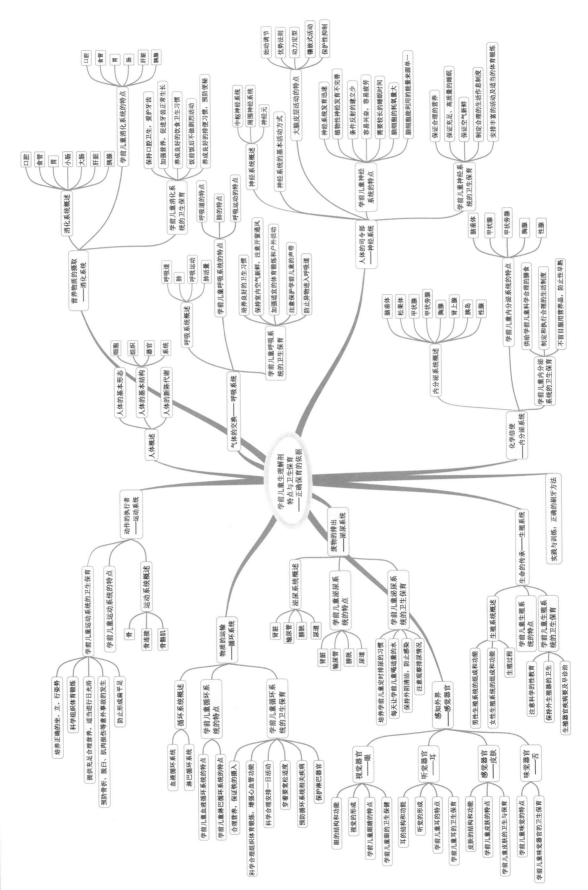

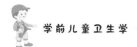

第一节 人体概述

一、人体的基本形态

人体由头、颈、躯干、四肢四部分构成。头颅由脑颅和面颅两部分组成,脑颅比面颅发达,颅腔内容纳脑,脑与脊柱相连。面颅有口、眼、鼻、耳等器官。颈部是头与躯干相连的部分,较短,运动灵活。躯干扁而宽,躯干的前面可以分为胸、腹两部分,后面可分为背、腰、骶三部分。躯干内部的体腔通过膈肌分界,分为胸腔和腹腔。胸腔内容纳心、肺等器官,腹腔内容纳胃、小肠、大肠、肝、胰、脾等器官(见图1-1)。腹腔下方骨盆内的部分叫盆腔,内有直肠和膀胱。女性的子宫、卵巢和输卵管也位于盆腔内。四肢包括上肢和下肢各一对,上肢由上臂、前臂和手三部分组成,借助肩部与躯干相连;下肢由大腿、小腿和足三部分组成,借助腹股沟与躯干相连。

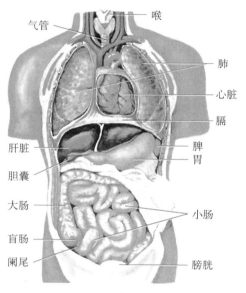

扫码看彩图

图1-1 人体内脏示意图

二、人体的基本结构

人体由许许多多的细胞构成,由细胞汇聚成组织,组织又联合形成器官,器官最后构成系统。人体包括八大系统和感觉器官,这些结构相互协调、相互配合,共同形成协调统一的有机体。

(一)细胞

细胞是构成人体的基本单位,它由细胞膜、细胞质、细胞核三部分组成。细胞大小不一、种类繁多、形态各异。例如:具有运输功能的红细胞呈圆盘状;具有传导功能的神经细胞具有多分支的突起;具有收缩功能的肌细胞为圆柱状或长梭形等。

人体内除细胞外,还有一种存在于细胞之间的非细胞结构物质称为细胞间质,是细胞与细胞之间的联系物质,也是维持细胞生命活动的重要环境。

(二)组织

结构、功能、起源基本相同的细胞与细胞间质构成组织。根据其起源、结构和功能上的特点,可分为上皮组织、结缔组织、肌肉组织、神经组织四大类。

1. 上皮组织

上皮组织是由许多密集上皮细胞和少量的细胞间质构成。其特点是细胞排列紧密,间质很少。细胞的形状有扁平的、柱状的、立方的等等。细胞有单层排列,也有复层排列。上皮组织覆盖在身体的表面或体内中空的管、腔、囊的内面。有的具有保护作用,如表皮;有的能产生分泌物,如腺上皮;还有的能吸收物质,如消化道上的上皮。

2. 结缔组织

结缔组织广泛分布在各种组织和器官之间,将组织和器官连结在一起。结缔组织中的细胞和细胞之间排列较为疏松,细胞间质很多。其功能主要起连接、支持、保护、营养、防卫、修复等作用,如皮下组织、脂肪组织、肌腱、软骨、血液等。

3. 肌肉组织

肌肉组织由高度分化的肌细胞和少量的细胞间质组成。肌肉具有收缩功能,它包括骨骼肌、平滑肌和心肌三种。

骨骼肌主要分布在四肢和躯干,由躯体神经支配,收缩特点是迅速而有力,主要完成机体的姿势的维持、复杂的动作以及呼吸等。

平滑肌分布于内脏和血管等处,收缩特点是缓慢而持久,具有很大的伸展性。

心肌是心脏特有的,具有自律性。

4. 神经组织

神经组织由神经细胞(神经元)和神经胶质细胞组成。神经元是神经组织的基本结构和功能单位,神经元分为胞体和突起两部分。突起又包括轴突和树突,其主要作用是接受和传导信息。神经胶质细胞具有支持和营养作用。

(三)器官

器官是由不同的组织构成具有一定形态和功能的结构,并执行一定的功能,称为器官,如心、肺、脑等。

(四)系统

由若干结构、功能相近的器官组成系统,共同执行某一特定生理功能。例如,鼻、咽、喉、气管、支气管、肺等组成呼吸系统;肌肉、骨骼、关节等构成运动系统。人体共有八大系统,即运动系统、消化系统、呼吸系统、循环系统、神经系统、泌尿系统、内分泌系统、生殖系统,它们分别执行不同的功能,但又协调配合,保证人体内各种复杂的生命活动能够正常进行。

三、人体的新陈代谢

新陈代谢是人体生命活动最基本的特征,它是指生物体与周围环境进行物质和能量交换以及自我更新的复杂过程。人和生物表现出来的生长、发育、生育、遗传和变异等特征都是以新陈代谢为基础的。新陈代谢一旦停止,生命也将终结。新陈代谢包括同化作用和异化作用两个方面。我们将人体不断从外界摄取各种营养物质,转变成自身的组成物质,并且储存能量的过程称为同化作用;同时,机体不断氧化分解自身的组成物质,释放其中的能量,供给机体生命活动的需要,并把分解产生的废物排出体外,称为异化作用。两者相辅相成,同时进行,同化作用为异化作用提供物质,异化作用为同化作用提供能量。一般而言,成人的新陈代谢是相对平衡的,学前儿童还处于生长发育时期,因而同化作用占优势。

第二节　动作的执行者——运动系统

运动系统由骨、骨连接、骨骼肌三部分组成。骨主要通过关节连接起来,骨骼肌附着在骨面上,通过肌肉的收缩和舒张,牵引骨骼产生运动。运动系统在神经系统的调节和其他系统的配合下,对身体起着运动、支持和保护作用。

一、运动系统概述

(一)骨

1. 骨的组成

人体内共有 206 块骨(见图 1 - 2),约占体重的 20%,构成人体的支架。按其存在部位可分为颅

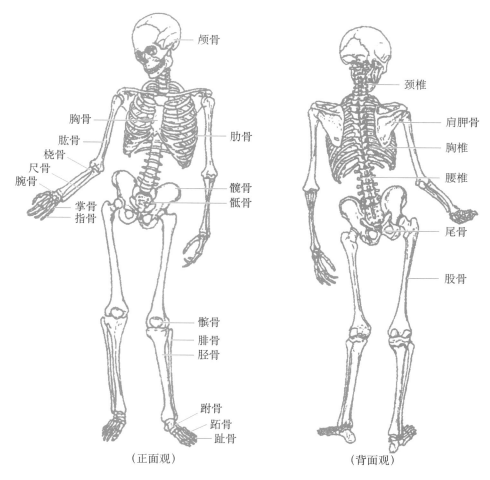

（正面观） （背面观）

图 1-2 全身骨骼

$$
\text{人体骨骼}\begin{cases}\text{颅骨（29）}\begin{cases}\text{脑颅骨}\\\text{面颅骨}\end{cases}\text{保护脑和形成面部支架}\\[2mm]\text{躯干骨（51）}\begin{cases}\text{脊柱}\\\text{肋骨}\\\text{胸骨}\end{cases}\text{容纳脊髓、形成胸廓、保护脏器}\\[2mm]\text{四肢骨}\begin{cases}\text{上肢骨（32×2）}\\\text{下肢骨（31×2）}\end{cases}\end{cases}
$$

骨、躯干骨和四肢骨。儿童的骨骼短而细,软骨多,骨化没有完成。

2. 骨的形态

构成人体的骨骼能维持体形、支撑体重和保护内部器官。根据形状的不同,一般可分为长骨、短骨、扁骨和不规则骨四种。长骨形状细长,两端膨大,中间呈管状,主要分布于四肢,起支持和杠杆作用,如股骨、肱骨等;短骨短小,分布于既能活动又能承受压力的部位,如腕骨、跗骨等;扁骨呈板状,分布于头部和胸部,它们常围成一个腔,支持、保护着重要器官,如颅骨保护脑,胸骨和肋骨保护心、肺等;不规则骨形状特殊,如椎骨。

3. 骨的成分

骨的化学成分包括有机物和无机物。有机物主要是骨胶原纤维,使骨具有弹性和韧性,无机物主要是钙盐,使骨坚硬并有脆性。

不同年龄段的人,骨组织中有机物和无机物的含量不同,成年人骨中有机物和无机物含量的比例约为3:7,而儿童骨中有机物和无机物含量的比例约为1:1。所以,儿童的骨骼弹性大、硬度小,不易骨折而易变形,随着儿童年龄的增长,儿童骨内无机物不断积累,骨的坚硬度逐渐加大,因此,在幼儿期养成正确的坐、立、行的姿势,能有效地防止骨的变形。

4. 骨的结构

骨是由骨膜、骨质和骨髓构成(见图1-3)。骨膜紧贴在骨的表面,其上分布有丰富的血管和神经,对骨起营养作用。骨质是骨的重要组成部分,分为骨密质和骨松质,骨密质坚硬,耐压性强,分布在骨的外层和长骨的骨干部分。骨松质结构疏松,呈蜂窝状。骨髓填充在骨髓腔中,4~5岁前骨髓腔和骨松质空隙内充满具有造血功能的红骨髓,成年以后,红骨髓逐渐被脂肪组织所替代,称为黄骨髓,黄骨髓失去了造血功能。但是,当大量失血或贫血时,黄骨髓能再转变为红骨髓,暂时恢复造血功能。

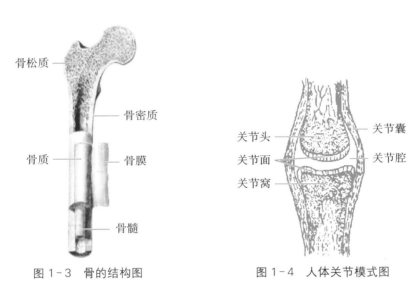

图1-3　骨的结构图　　　　　　　图1-4　人体关节模式图

(二) 骨连接

骨与骨之间的连接称为骨连接。骨连接有以下两种方式。

1. 直接连接

直接连接是骨与骨之间以结缔组织或软骨直接连接,这种连接不能活动或活动范围较小,如颅骨、椎骨的连接。

2. 间接连接

间接连接是骨的主要连接方式,又称关节。关节是由关节面、关节囊、关节腔构成(见图1-4)。关节面是指两骨相接触的面,包括关节头和关节窝,关节面表面上有一层光滑的软骨,起到减少两骨之间的摩擦和冲击的作用。关节囊由结缔组织构成,把两块骨连接起来,能保护关节,关节腔由关节囊围成,它的内层可分泌滑液,可减少关节运动时的摩擦。

聚焦国考

儿童在户外活动中扭伤,出现充血、肿胀和疼痛,教师应对儿童采取的措施是(　　　)。

A．停止活动,冷敷扭伤处

B．停止活动,热敷扭伤处

C．按摩扭伤处,继续活动

D．清洁扭伤处,继续活动

(三) 骨骼肌

骨骼肌是运动系统的动力部分,人体共有600多块骨骼肌(见图1-5),在成人中约占体重的40%,而足月新生儿肌肉仅占体重的20%左右。骨骼肌形状各异,一般可以分为头颈肌、躯干肌和四肢肌。每块肌肉由肌腹和肌腱组成,肌腹位于中间,柔软而富有弹性,具有收缩性,肌腹两端为肌腱,由致密的结缔组织组成,色白而坚韧,没有收缩性。

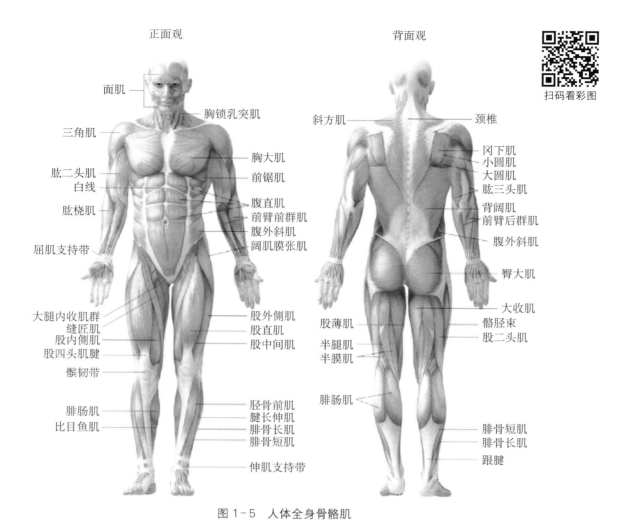

扫码看彩图

图 1-5　人体全身骨骼肌

二、学前儿童运动系统的特点

（一）骨

1. 骨柔软，易弯曲，易变形

> **案例**
>
> 　　小班的豆豆是班级里很活跃的小朋友，但这两天他却没有来幼儿园，幼儿园老师很担心，询问之下才知道，原来豆豆前两天走路摔了一跤，结果骨折了。听豆豆妈妈说，豆豆特别容易骨折，这两年他已经骨折三次了。两岁时第一次骨折，医生给豆豆打了石膏，结果复查时发现骨愈合出现了畸形。

　　学前儿童的骨还没有生长发育完全，容易发生损伤和变形。相比成人骨，学前儿童骨中有机物含量相对较多，无机物含量较少。因此，学前儿童的骨较成人柔软，易弯曲，也易发生变形。但同时他们的骨韧性较大，不易发生骨折。一旦发生骨折，通常犹如植物的青嫩枝条，折而不断，因此被称为青枝性骨折。青枝骨折愈合不当，则易出现骨畸形。随着儿童年龄的增长，骨内的无机物逐渐增加，骨的硬度也逐渐增强。

　　儿童时期缺乏钙质或维生素 D 会引起骨变形、佝偻病等，如胸廓会因缺钙造成鸡胸，影响心、肺的功能和发育；如果学会走路的儿童缺钙，柔软的腿骨受到体重作用后会发生变形，从而造成"O"型腿或"X"型腿。

婴幼儿应多吃蛋、奶等食物,保证维生素D的摄入,以防止因维生素D缺乏而引起(　　)。

A．呆小症　　　　　　　　　　　B．异嗜癖

C．佝偻病　　　　　　　　　　　D．坏血病

2. 软骨未骨化完全

学前儿童的骨骼比较柔软,软骨多;骨骼短而细,骨化没有完成。出生后,人体内部分软骨将骨化为硬质骨。软骨发生的部位主要位于腕部、脊柱、骨盆等。整个骨化过程直到20～25岁才能完成。

（1）颅骨:刚出生时,颅缝未完全闭合,至3～4个月时闭合,有些骨的边缘彼此尚未连接起来,有些地方仅以结缔组织膜相连,这些膜的部分称之为囟门(见图1-6)。前囟门是由额骨和顶骨形成的菱形间隙,它是头颅上最大的骨缝交点,前囟门出生时1～1.5 cm,出生数月内随头围增大而增大,6个月后逐渐骨化而变小,至1～1.5岁闭合。后囟门在乳儿的脑后方,在出生时已接近闭合。囟门闭合过早可能是脑容量小、头小畸形;闭合过迟多见于佝偻病、克汀病或脑积水。

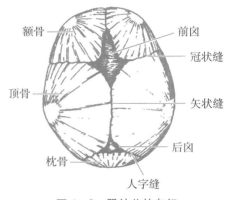

图1-6　婴幼儿的囟门

（2）脊柱:脊柱是人体的主要支柱,上承头颅,下接骨盆。成人有四个生理弯曲,即颈曲、胸曲、腰曲、骶曲,其中颈曲、腰曲向前,胸曲、骶曲向后(见图1-7),成人的脊柱从侧面看呈"S"形,这些弯曲的形成对保持身体平衡、缓冲对大脑的震荡有利。新生儿的脊柱由软骨组成,几乎是直的,随着抬头(3个月)、会坐(6个月)、能走(1岁),相继出现颈椎前凸、胸椎后凸、腰椎前凸。

儿童的脊柱发育时间较长,一般要到青春期开始时才基本定型。在整个发育时期,易受外界的影响而发生变形,因此,在儿童时期培养儿童正确的坐、立、行姿势有其特殊的意义。

（3）胸骨:胸骨自上而下可分为胸骨柄、胸骨体和剑突三部分。儿童的胸骨尚未完全愈合,一般要到20～25岁才能愈合成一个整体。学前儿童如果缺乏维生素D,患有呼吸道疾病以及坐姿不正确,都可能影响胸骨的正常发育,易形成胸骨畸形。

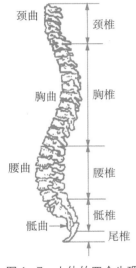

图1-7　人体的四个生理弯曲侧面观

（4）腕骨:新生儿没有腕骨,仅为软骨,随着儿童年龄的增长,儿童的腕骨、指骨和掌骨逐渐发育,8块腕骨骨化中心依次出现。6个月的婴儿出现第一批骨化点,1岁时有2～3个骨化中心,3岁时有4个,6岁时有7个,8岁时有8个,10～13岁全部腕骨的骨化完成。女孩较男孩早2年完成。

（5）骨盆:成人的髋骨与骶骨、尾骨及韧带组成骨盆。儿童的骨盆尚未定型,髋骨由髂骨、坐骨和耻骨借助软骨连接而成,还没有形成一个整体,很不牢固,容易在外力作用下产生移位,影响骨盆的发育,一般在20～25岁才完全骨化成完整的一块髋骨。因此,儿童要避免从高处跳到硬地上,或在硬地上进行大量的蹦跳动作。

（6）足骨:足骨是由7块跗骨、5块跖骨及14块趾骨组成。跗骨和跖骨借韧带连接形成向上方的弓形,形成足弓(见图1-8),足弓具有弹性作用,可以缓冲身体行走时产生震荡,增加身体的稳定性。此外,还可以保护足底的血管和神经免受压迫。由于儿童的足骨、肌肉和韧带没有发育完善,若走路、站立时间过久或足骨负荷超过它的承受能力,均可引起足弓塌陷,形成扁平足(见图1-9)。

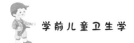
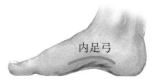

图1-8 正常足

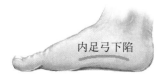

图1-9 扁平足

3. 骨的生长速度快,易修复,易再生

学前儿童的骨含有较厚的骨膜及丰富的血管,骨膜内的成骨细胞会影响骨的生长和再生,学前儿童新陈代谢旺盛,骨愈合能力强。一般成人骨折后愈合需要2～3个月,学前儿童1～2个月就能痊愈。

资料贴吧

防止儿童骨折小妙招

① 多运动,锻炼骨骼,防止骨质疏松。

② 多吃含钙丰富的食物,如牛奶、鱼类、豆制品、蛋类等,必要时可以补充药物钙剂。

③ 在环境布置及日常生活中注意安全,防止意外事故的发生。

(二)骨连接

1. 关节窝浅,韧带松,易脱臼

学前儿童的关节灵活性较大,在外力作用下关节较易脱臼。如儿童的肩关节有关节窝浅、关节囊及韧带较松弛等特点,因此学前儿童的手臂可以做各个方向的运动。但如果用力过猛或悬吊时间过长等,则容易引起肩关节脱臼。除脱臼外,学前儿童还易因过度弯曲脊柱引起脊髓损伤,在其参加跳舞等活动时,要特别注意保护工作。

资料贴吧

儿童的肘关节(桡骨小头)、髋关节、下巴和手指等部位都容易发生脱臼。而且,只要某部位发生一次脱臼,就容易再次发生,所以要注意保护儿童的关节,避免引起习惯性脱臼。

---

2. 足弓发育未完善,易塌陷

足弓的形成一般在4～6岁。学前儿童足弓周围的韧带较松、肌肉柔嫩,若儿童肥胖,或长时间负重、站立、行走都易引起足弓塌陷,造成扁平足。

(三)骨骼肌

1. 骨骼肌含水分较多,供能物质较少,易疲劳

学前儿童肌肉成分中水分较多,蛋白质、脂肪、无机盐较少。肌纤维细,肌肉的力量和能量储备都不如成人,因此容易疲劳。同时,学前儿童新陈代谢旺盛,使氧气需要量增加,造成相对的缺氧,由于氧能够提高疲劳肌肉的兴奋性和增强肌肉的弹性,因此,相对缺氧使肌肉疲劳,但由于学前儿童的新陈代谢旺盛,供氧充足,故疲劳也容易消失。学前儿童各肌肉群的发育是不平衡的。支配上下肢的大肌肉群发育较早,儿童的大肌肉先发育(如上臂、前臂肌发育较早),小肌肉(手指和腕部肌肉)后发育。例如,3～4岁的儿童走路已较熟练,但是由于手部细小肌肉未发育,如叫他们画直线就较费力;5～6岁的儿童手部肌肉开始发育,能够绘画、塑模、拍球等,但容易疲劳。教师可以通过训练儿童的走、跑、跳、投掷、钻爬、攀登等动作发展其大肌肉群;泥工、手工、编织、日常生活中的游戏则是发展儿童小肌肉群的有效手段。在组织儿童进行运动或游戏时,应注意不要过久地做同一动作,以免造成肌肉过度疲劳。

2. 骨骼肌发育与神经中枢发育有关

神经中枢关系着学前儿童各器官的发育。其中控制大肌肉群的神经中枢发育较早,它控制着大腿、手臂等肌肉活动。学前儿童 1 岁左右学会走路,3 岁左右四肢活动已较协调,奔跑、跳跃基本不费力。而小肌肉群如手指、腕部肌肉的发育相对较晚,3～4 岁时学前儿童握笔仍有一定困难,到 5 岁后小肌肉群开始发育完善,所以中大班的学前儿童能较好地完成框内涂色的任务。

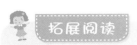

《3～6 岁儿童学习与发展指南》——动作发展

目标　手的动作灵活协调

3～4 岁	4～5 岁	5～6 岁
1. 能用笔涂涂画画 2. 能熟练地用勺子吃饭 3. 能用剪刀沿直线剪,边线基本吻合	1. 能沿边线较直地画出简单图形,或能边线基本对齐地折纸 2. 会用筷子吃饭 3. 能沿轮廓线剪出由直线构成的简单图形,边线吻合	1. 能根据需要画出图形,线条基本平滑 2. 能熟练使用筷子 3. 能沿轮廓线剪出由曲线构成的简单图形,边线吻合且平滑 4. 能使用简单的劳动工具或用具

三、学前儿童运动系统的卫生保育

(一)培养正确的坐、立、行姿势

学前儿童的坐、立、行各种姿势正确,形成良好体态,不仅对骨骼的生长发育有利,而且还有利于减少肌肉的疲劳。正确坐姿是:头略向前,身体坐直,背靠椅背;大腿和臀部大部分落在座位上;大腿与小腿成直角,两脚自然放在地上。胸部离桌子一拳距离,眼睛距离书本 30 cm 左右,两臂自然放在桌子上。学前儿童的骨质柔软,骨骼容易变形,因此,提倡学前儿童使用双肩书包,同时要选择高度合适的桌椅。若椅子高、桌子低,易形成驼背;若桌子高、椅子低,易形成脊柱侧弯(见图 1-10)。同时,组织学前儿童活动时应注意多样化,并选择适宜的运动项目和运动量,防止学前儿童的胸廓和脊柱畸形,保证骨骼、肌肉的正常发育和内脏器官的正常生理活动。

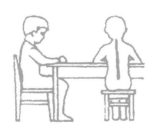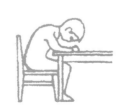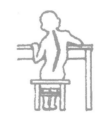

(a) 正常高度　　　　(b) 椅子高、桌子低　　(c) 桌子高、椅子低

图 1-10　坐姿正误图

(二)科学组织体育锻炼

科学地组织体育活动,有利于学前儿童的骨骼、肌肉和关节的发育,提高活动的力量和灵活性。学前儿童肌纤维柔嫩,含营养物质较少,力量和耐力较差,易疲劳。在组织学前儿童活动时要合理安排,活动强度适当,避免过度疲劳,防止肌肉损伤。同时,在活动内容的选择上要多样化,尽量让学前儿童的肌肉得到全面的发展。在幼儿园避免开展拔河、长跑等剧烈活动。

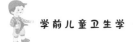

对幼儿园活动的正确理解是(　　)。

A．儿童尽情地随意玩耍

B．在安全的前提下按课程的要求活动

C．为儿童舒展筋骨而开展活动

D．教育过程就是活动过程,促进儿童身心健康发展

（三）提供充足合理营养,适当进行日光浴

学前儿童骨骼的生长离不开充足的营养,其中钙、磷是人体骨骼和牙齿的重要组成成分,多吃富含维生素D的食物,能促进胃肠对钙、磷的吸收,有利于骨骼的生长。学前儿童应多摄取富含蛋白质、钙、磷的食物,如蛋黄、小虾皮、牛奶豆制品等,以促进骨的钙化和肌肉的发育。此外,适当的日光浴可以使皮肤中的7-脱氢胆固醇转变成维生素D,有利于防止佝偻病的发生。

（四）预防骨折、脱臼、肌肉损伤等意外事故的发生

学前儿童随着年龄的增长,软骨逐渐骨化,一般要到25岁左右髋骨才能成为一块完整的骨头。骨盆是人体骨化最迟的一个部位,骨盆保护着膀胱、生殖器官等。当受到外力作用时,组成髋骨的三块骨可能发生移位,影响骨盆的正常发育。值得一提的是女性的骨盆的大小、形状是否正常会直接影响到将来的生育。所以,教师在组织学前儿童活动时,应避免从高处往坚硬的地面上跳,不正确的跳跃和不良姿势可使骨盆变形或造成骨质撕裂,影响骨盆的发育。学前儿童穿高跟鞋也不利于骨盆的发育。学前儿童腕骨、指骨、掌骨等骨化尚未完成,腕部的力量不足,手的精细动作比较困难,不要使用钢笔,更不能长时间做运动。

（五）防止形成扁平足

学前儿童走路时,不可过度负重,站立和走路时间不宜过长。学前儿童穿的鞋的大小要合脚,鞋头要宽松点,鞋底要稍硬,这样有利于更好地保护足弓。

第三节　营养物质的摄取——消化系统

人体在其生命活动过程中,需要不断从外界摄取营养物质来供给生命活动的需要。摄入的营养物质须通过消化系统的加工和处理,把它们分解成简单的小分子物质才能被机体吸收、利用,这一过程要通过消化系统来完成。消化是指在消化道内将食物分解为可以被吸收的成分的过程。吸收是指经过消化后的食物成分通过消化道壁进入循环系统的过程。

一、消化系统概述

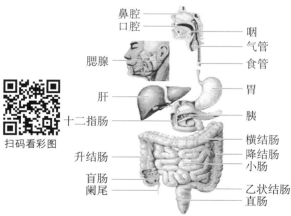

图1-11　消化系统模式图

扫码看彩图

消化系统(见图1-11)由消化道和消化腺两部分组成。消化道包括口腔、咽、食管、胃、小肠、大肠、肛门。消化腺主要有唾液腺、胃腺、肠腺、肝脏和胰腺等,消化腺能分泌消化液,消化腺有导管与消化管相通,使消化液流入消化管。食物的消化包括物理性消化和化学性消化,营养物质被吸收入血液,剩下的残渣通过粪便排出体外。

（一）口腔

口腔是消化道的起始部分,口腔里有牙齿、舌和唾液腺的开口。

1. 牙齿

牙齿是人体内最坚硬的器官,长在牙槽里。牙齿由牙

冠、牙颈和牙根三部分组成(见图 1-12),露在外面的叫牙冠,表面覆盖一层乳白色的牙釉质,损坏后不能再生;长在牙槽里的是牙根,牙根的外面为牙骨质,有坚固牙齿的作用。牙齿的中央有骨髓腔,腔内充满骨髓,并有丰富的血管和神经;介于牙根与牙冠之间的为牙颈。牙齿的主要功能是切断、撕裂和磨碎食物,此外还辅助发音。

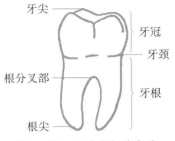

图 1-12　牙齿各部分名称

牙齿主要由钙盐组成,牙釉质、牙本质受到酸的腐蚀后,引起脱钙,牙齿就会出现龋齿。

2. 舌

舌是一个肌性器官,能自由伸缩和卷曲,具有搅拌、辅助吞咽及发音的功能。舌上面布满味蕾,可以感知化学物质的刺激,从而分辨出食物的味道。

3. 唾液腺

人体有 3 对唾液腺,即腮腺、颌下腺和舌下腺,它们分泌的唾液通过导管进入口腔。唾液腺分泌唾液可以滋润口腔,湿润和溶解食物,便于吞咽;唾液中含有的唾液淀粉酶能将食物中的淀粉分解为麦芽糖,细嚼慢咽吃米饭、馒头时口腔里有"甜味"就是这个道理。唾液中还含有溶菌酶,具有杀菌作用。

(二) 食管

食管是一个肌性管道,经过口腔初步消化的食物通过吞咽进入食管,再通过食管的蠕动将食物送入胃中。

(三) 胃

胃位于腹部的左上方,上端开口贲门与食管相连,下端开口幽门与十二指肠相通。胃是消化道最膨大的部分,其主要功能是暂时储存并初步消化蛋白质,胃还能吸收少量的水、无机盐、酒精、药物等小分子物质。

胃壁主要是由平滑肌组成,它具有较大的伸缩性,胃腺能分泌胃液,其主要成分是胃蛋白酶、盐酸和黏液。胃蛋白酶在酸性环境中(pH=2~3)能初步分解蛋白质;盐酸不仅能为胃蛋白酶提供酸性环境,还具有杀菌作用;黏液具有弱碱性,有保护胃黏膜的作用,食物进入胃之后,通过胃的蠕动,使胃液与食物充分混合,有利于胃中的消化酶发挥作用,最终形成食糜,通过幽门将食糜送入十二指肠。我们将食糜由胃进入十二指肠的过程称为胃的排空。胃的排空时间与食物的种类、数量等有关。一般情况下,水的排空约需要 10 分钟,糖类食物需要 2 小时以上,蛋白质需要 2~3 小时,而脂肪则需要 5~6 小时。通常混合性食物胃的排空时间需要 4~5 小时,胃排空以后,人体就会产生饥饿感。

 拓展阅读

《3~6 岁儿童学习与发展指南》——生活习惯与生活能力

目标　具有良好的生活与卫生习惯

3~4 岁	4~5 岁	5~6 岁
1. 在提醒下,按时睡觉和起床,并能坚持午睡 2. 喜欢参加体育活动 3. 在引导下,不偏食、挑食。喜欢吃瓜果、蔬菜等新鲜食品 4. 愿意饮用白开水,不贪喝饮料 5. 不用脏手揉眼睛,连续看电视等不超过 15 分钟 6. 在提醒下,每天早晚刷牙、饭前便后洗手	1. 每天按时睡觉和起床,并能坚持午睡 2. 喜欢参加体育活动 3. 不偏食、挑食,不暴饮暴食。喜欢吃瓜果、蔬菜等新鲜食品 4. 常喝白开水,不贪喝饮料 5. 知道保护眼睛,不在光线过强或过暗的地方看书,连续看电视等不超过 20 分钟 6. 每天早晚刷牙、饭前便后洗手,方法基本正确	1. 养成每天按时睡觉和起床的习惯 2. 能主动参加体育活动 3. 吃东西时细嚼慢咽 4. 主动饮用白开水,不喝饮料 5. 主动保护眼睛。不在光线过强或过暗的地方看书,连续看电视等不超过 30 分钟 6. 每天早晚主动刷牙,饭前便后主动洗手,方法正确

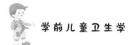

（四）小肠

小肠是消化、吸收最主要的场所，是消化道中最长的一段。小肠由十二指肠、空肠和回肠三部分组成。十二指肠有胆总管和胰管的开口，空肠占空回肠的 2/5，回肠占 3/5。小肠壁的黏膜和黏膜下层向肠腔突起形成许多环状的皱壁，皱壁表面的细小突起叫绒毛，这样，就增大了小肠的吸收面积。

小肠内的消化液中有胆汁、胰液和肠液。通过它们的作用，能将摄入食物中的淀粉、脂肪和蛋白质彻底分解，从而有利于小肠的吸收利用。

淀粉、脂肪和蛋白质在小肠内的消化过程如下：

$$\text{淀粉} \xrightarrow{\text{胰、肠淀粉酶}} \text{麦芽糖} \xrightarrow{\text{胰、肠麦芽糖酶}} \text{葡萄糖}$$

$$\text{脂肪} \xrightarrow{\text{胆汁（乳化）}} \text{脂肪微粒} \xrightarrow{\text{胰、肠脂肪酶}} \text{甘油 + 脂肪酸}$$

$$\text{蛋白质} \xrightarrow{\text{蛋白酶}} \text{多肽} \xrightarrow{\text{肽\quad 酶}} \text{氨基酸}$$

（五）大肠

大肠是消化道的末段，上接回肠，下通肛门；由盲肠、结肠和直肠组成。盲肠是大肠的起始部分，位于腹腔的右下方，盲肠上有一段细小的盲管，叫作阑尾，食物残渣、寄生虫卵或细菌侵入阑尾可诱发阑尾炎。

大肠的主要功能是暂时贮存粪便和吸收残余的水分，还可吸收无机盐和部分维生素，粪便最后经直肠由肛门排出体外。

（六）肝脏

肝脏位于腹腔的右上部，它是人体的解毒器官；具有分泌胆汁、物质代谢、储藏养料及解毒等作用。

（七）胰腺

胰腺能分泌胰岛素和胰高血糖素，调节体内的血糖浓度，保持血糖的相对稳定。学前儿童的胰腺富含血管和结缔组织，但分化不全。

二、学前儿童消化系统的特点

（一）口腔

1. 牙齿

人的一生中有两副牙齿：乳牙和恒牙。

第一副为乳牙。婴幼儿吃奶期间开始长出的牙，叫乳牙。乳牙在婴儿出生后 6～8 个月开始萌出。1 周岁末有 8 颗乳牙，2～3 岁时 20 颗乳牙全部萌出。如果乳牙萌出较晚或不正常出现（如尖牙比切牙先出），一般为营养不良或疾病所引起，如患佝偻病的儿童就有此情况。乳牙萌出有一定的顺序：最先萌出的是 2 颗下中切牙（下门牙），然后出上面的 4 颗切牙（上中切牙，上侧切牙），再出 2 颗下侧切牙，1 岁时可以有 8 颗牙，1 岁半左右 4 颗第一乳磨牙萌出，在切牙与磨牙之间留有空隙（尖牙的位置）。2 岁左右 4 颗尖牙长出。最迟 2 岁半，4 颗第二乳磨牙萌出，20 颗乳牙全部出齐（见表 1-1）。

表 1-1　乳牙萌出时间表

乳牙	年龄（月）	乳牙	年龄（月）
中切牙	6～8	第一磨牙	12～16
侧切牙	7～10	第二磨牙	18～24
尖牙	17～20		

第二副为恒牙。在乳牙萌出的过程中，恒牙已经开始发育。儿童在 6～7 岁时乳牙开始脱落，恒牙开始萌出。乳牙逐渐为恒牙代替。在 12～14 岁时乳牙和恒牙的替换完毕。恒牙中有 20 颗替换乳

牙,还有 12 颗磨牙是从乳牙后方增生出来的,恒牙全部出齐在 18～25 岁。12 颗磨牙包括第一磨牙 4 颗(六龄齿)、第二磨牙 4 颗、第三磨牙 4 颗(智齿),智齿通常在 25 岁左右出齐,但有的人终生不长。成人恒牙有的 28 颗,有的 32 颗。如果乳牙为龋齿,将影响乳牙牙根的吸收,使乳牙不能及时脱落,必然导致恒牙排列不齐,甚至影响到面容的美观(见表 1－2)。

表 1－2　恒牙萌出时间表

恒牙	年龄(岁)	恒牙	年龄(岁)
中切牙	6～8	第二前磨牙	11～12
侧切牙	7～8	第一磨牙	6～7
尖牙	10～13	第二磨牙	11～14
第一前磨牙	10～11	第三磨牙	18～22

2. 舌

学前儿童的舌短而宽,灵活性较差,对食物的搅拌及协助吞咽的能力较弱。

3. 唾液腺

学前儿童的唾液腺在刚出生时已经形成,但唾液腺的分泌功能较差,3～6 个月逐渐完善,由于吞咽能力较差,口腔较浅,所以儿童的唾液经常流到口腔外,称为"生理性流涎"。

(二) 食管

新生儿的食管长 10～11 cm,5 岁时约为 16 cm,学前儿童的食管比成人短而窄,黏膜薄嫩,管壁弹性较差,易损伤。

(三) 胃

新生儿胃呈水平位,至开始行走时,才逐渐变为垂直。新生儿贲门括约肌不够发达,吃奶时如果吸入空气就容易发生"溢奶"现象。

学前儿童胃黏膜血管丰富,胃壁肌肉组织发育较差,胃壁较薄,分泌的盐酸、胃液的质和量均比成人少,故消化能力较弱,富含蛋白质和脂肪的食物在胃内滞留的时间较长。学前儿童每餐的间隔时间,应考虑到年龄特点,年龄越小,越适宜少食多餐。

(四) 肠

学前儿童肠管较长,超过身长的 6 倍,而成人的肠道长约身长的 4.5 倍。

1. 吸收能力较强

学前儿童肠黏膜细嫩,发育较好,富含血管和淋巴管,故肠壁通透性好,吸收能力强,是吸收营养物质的主要场所。

2. 蠕动能力较差

学前儿童肠道肌肉组织和弹力纤维尚未发育完善,肠的蠕动能力比成人弱,加上植物性神经调节能力差,导致发生肠道功能紊乱,容易造成便秘和粪中毒。

3. 肠的固定较差

学前儿童的结肠壁薄,升结肠和直肠与腹后壁的固定较差,因此学前儿童(尤其是婴幼儿)容易发生"肠套叠"和脱肛现象。

(五) 肝脏

学前儿童的肝脏相对比成人大,肝脏细胞发育不全,胆汁分泌不足,对脂肪的消化能力差。肝脏组织脆弱,肝内有丰富的毛细血管,容易充血,解毒能力差,抵抗感染的能力也较差。但学前儿童肝细胞代谢旺盛,再生能力强,不易发生肝硬化,患肝炎后能较快恢复。学前儿童的肝糖原贮存量较少,因此会出现"低血糖休克"现象。

(六) 胰腺

学前儿童的胰腺很不发达。随着年龄的增长,胰腺的结构与功能不断完善。

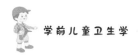

三、学前儿童消化系统的卫生保育

（一）保持口腔卫生，爱护牙齿

1. 养成早晚刷牙、饭后漱口的习惯

学前儿童从两岁半开始就应养成早晚刷牙、饭后漱口的习惯。正确的刷牙方法是：刷上牙自上而下，刷下牙自下而上，磨牙里外要竖刷，咬合面横刷。学前儿童的牙刷要软、细，每3个月左右就更换一次。

2. 不吃过冷过热的食物，不咬坚硬的东西

牙齿易受忽冷忽热的刺激，咬坚硬的东西，牙釉质可能会产生裂缝或脱落，从而损伤牙齿。

3. 预防牙齿排列不齐

纠正学前儿童的不良习惯，如托腮、咬舌、咬唇、咬指甲、吃手指等，这些都可能使颌骨的发育或乳牙的萌出受影响，导致牙齿排列不齐。在换牙期间，若乳牙没有掉，恒牙就会被挤到唇侧或颊侧，形成"双层牙"，应将乳牙拔掉，使恒牙正常萌出。还要避免外伤。乳牙根浅，牙釉质也不如恒牙坚硬，怕的是"硬碰硬"，一旦牙齿被硬物咯伤了，就不能再重新长好。受了损伤的牙齿就更容易生龋齿。所以，要教育孩子避免用牙咬果壳等硬东西。

4. 定期检查牙齿，预防龋齿

每半年至少检查一次，以便及时发现问题，及时矫治。

资料贴吧

学前儿童牙具的选用

牙刷的选用：

◁ 刷头小、短、窄，刷头背面细致光滑。不要选择尖头形刷头。

◁ 刷毛柔软，粗细适中，不要过密。

◁ 刷柄扁、直，适合学前儿童手的大小，拿捏舒适；长短适中，以12 cm左右为宜。

牙膏的选用：

◁ 要挑选刺激性小的牙膏，最好不含研磨剂、发泡剂或香料色素之类的成分。

◁ 低龄儿童不会吐牙膏沫，宜用可吞食的专用牙膏。

◁ 牙膏黏稠度适中，从管中挤出成条。

◁ 选择刷牙过程中泡沫适当的牙膏。

漱口杯的选用：

◁ 材料轻便，可选用塑料杯。

◁ 口杯边缘光滑、厚实。

◁ 建议挑选杯身上有可爱图案的漱口杯，能引起学前儿童刷牙的兴趣。

（二）加强营养，促进牙齿正常生长

钙、磷等无机盐是构成牙齿的原料，需要从饮食中提供。人体皮肤经太阳光照射后，可以产生维生素D，维生素D能促进钙、磷的吸收利用。乳牙的钙化始于胎儿5～6个月，因此乳牙是否坚固与孕妇的营养有关。另外，孕妇服用四环素类药物可使胎儿的牙釉质发育不好，颜色发黄，质地松脆。

（三）养成良好的饮食卫生习惯

学前儿童就餐时要细嚼慢咽，这样有利于消化吸收，避免吃饭时随意谈笑，防止食物误入气管；饮食定时定量，不挑食，不偏食，不暴饮暴食；少吃零食、甜食；不吃不卫生的食物；吃完东西后及时漱口。此外，进餐时保持良好的情绪，有利于消化液的分泌和胃肠道的蠕动，从而提高消化能力。

（四）饭前饭后不做剧烈活动

剧烈运动时，身体大部分血液流向运动器官，从而使消化器官的血流量减少；同时交感神经兴奋性增强，使消化器官的功能减弱。

（五）养成良好的排便习惯，预防便秘

学前儿童肠管肌肉组织和弹力纤维均未发育完善，但是黏膜发育良好，有丰富的血管网和淋巴网，容易吸收营养物质，因此，一般儿童比成人的吸收能力强。但由于肠壁肌肉组织和弹性组织发育较差，肠蠕动能力比成人弱，因此，如果食物停留在大肠的时间较长，易造成便秘。让学前儿童养成定时排便的习惯，不要长时间憋着，以防形成习惯性便秘。适当运动，多吃蔬菜、水果等含粗纤维较多的食物，多喝开水，都可促进肠道的蠕动，预防便秘。

第四节　物质的运输——循环系统

一、循环系统概述

在人体的生理活动中，身体各器官、组织和细胞要不断地获取氧气和养料，同时又要把体内产生的二氧化碳和废物不断地排出体外，这个过程主要由循环系统来完成。循环系统包括血液循环系统和淋巴循环系统两部分。

（一）血液循环系统

血液循环系统是一个封闭式的管道系统，由心脏和血管组成。心脏是动力器官，血管是运输血液的管道，使血液在体内不断地循环，以保证机体内环境的相对恒定和新陈代谢的正常进行。

1. 血液

血液是存在于心脏和血管里的液体，包括血浆和血细胞两种成分。正常人血液总量占体重的7%～8%。

（1）血浆：血浆是淡黄色、透明的液体，血浆中含有90%～92%的水分和8%～10%的溶质。它是血细胞生存的环境，主要功能是运输血细胞、运输营养物质和代谢废物。

（2）血细胞：血细胞包括红细胞、白细胞和血小板三种。

① 红细胞：红细胞是无核的双面凹陷圆盘状细胞，因含有血红蛋白而呈红色，其主要成分是血红蛋白。血红蛋白是由球蛋白和含铁的血红素结合而成的，它的主要机能是运输氧气和二氧化碳。当红细胞和血红蛋白减少到一定程度就会导致贫血。人体内红细胞的数量因性别的不同而不同。正常成年男性为$(4.0～5.5)×10^{12}$个/L，成年女性为$(3.5～5.0)×10^{12}$个/L，红细胞的平均寿命约为120天。

② 白细胞：俗称白血球，白细胞无色有核，比红细胞稍大，但数量比红细胞少。它对人体具有重要的保护机能。白细胞能作变形运动，从毛细血管的细胞间隙中游出，将细菌吞噬，白细胞则与细菌同归于尽，变为脓细胞。正常时各类白细胞保持一定的比例，在发生炎症或患其他疾病时，白细胞总数或细胞分类百分比可有变化，能够防御"外敌"的入侵，有"人体卫士"的美称。因此，常被用作诊断疾病的方法之一。

正常成年人在安静时白细胞数量约为$(4～10)×10^9$个/L，它的平均寿命为几天到十几天。白细胞的数目随人体健康状态不同而有很大波动。当人体失血、烧伤或患急性化脓性炎症（如阑尾炎）、慢性炎症（如结核病）、白血病等时，白细胞数目就会明显增加。

③ 血小板：血小板无色、无核、形状不规则，血液中含血小板的总数为$(100～300)×10^9$个/L。血小板的主要功能是促进止血和加速凝血。

2. 心脏

心脏位于胸腔内，夹在两肺之间，形似桃子，大小和自己的拳头差不多。心脏是人体的动力器官，由心肌组成，具有自律性。心脏内部可分为四个腔，分别称之为左心房、左心室、右心房、右心室。左、右心房和左、右心室是完全隔开的，心房和心室之间有瓣膜。此外，主动脉、肺动脉与心室之间也有瓣膜。瓣膜的作用是防止血液发生倒流（见图1-13）。

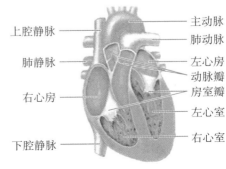

扫码看彩图

图1-13　心脏结构图

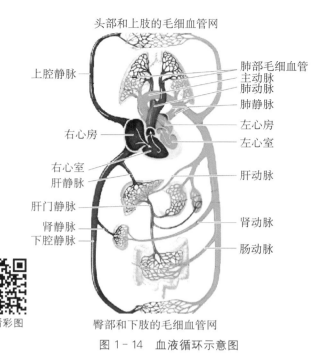

头部和上肢的毛细血管网

上腔静脉
右心房
右心室
肝静脉
肝门静脉
肾静脉
下腔静脉

肺部毛细血管
主动脉
肺动脉
肺静脉
左心房
左心室
肝动脉
肾动脉
肠动脉

臀部和下肢的毛细血管网

图 1-14　血液循环示意图

3. 血管

血管是运送血液的管道,遍布全身各处。它可以分为动脉血管、静脉血管和毛细血管。

(1)动脉血管:动脉血管是血液从心脏流向全身所经过的管道,一般分布在身体较深的部位。动脉管壁较厚,富有弹性,血流速度快。

(2)静脉血管:静脉血管是血液从全身各处流回心脏的管道,管壁较薄,管腔较大,管壁弹性小,血流速度较慢。

(3)毛细血管:毛细血管是连接最小动脉和最小静脉的网状结构,其管壁很薄,仅由一层上皮细胞构成,血流速度极慢,有利于进行物质交换。

4. 血液循环

人体的血液借助于心脏的节律性搏动,血液从心脏出来,经过动脉血管、毛细血管、静脉血管,再返回心脏。根据其路径的不同,可分为体循环和肺循环(见图 1-14)。

(1)体循环:血液从左心室排出→主动脉→各级动脉→全身各组织的毛细血管→各级静脉→上、下腔静脉→右心房。

(2)肺循环:血液从右心室排出→肺动脉→肺泡壁毛细血管→肺静脉→左心房。

(二)淋巴循环系统

淋巴系统是血液循环的辅助装置。由淋巴管、淋巴结、脾和扁桃体组成。它的主要功能是运输全身淋巴液进入静脉。淋巴结、脾和扁桃体还具有生成淋巴细胞、清除体内微生物等有害物质、产生抗体等作用。

1. 淋巴结

淋巴结为圆形或椭圆形小体,大小不一,新鲜时呈灰红色,存在于淋巴管经过的地方。其主要功能是产生淋巴细胞、抗体以及过滤淋巴液。主要分布在耳后、枕部、颌下、颈部、腋窝和腹股沟等处,当身体出现炎症时,相应器官处淋巴结就会肿大。因此,在学前儿童中观察淋巴结是否肿大可作为诊断疾病的一个参考依据。

2. 扁桃体

扁桃体位于口腔后上壁,悬雍垂的两侧,能产生淋巴细胞,具有防御功能。

3. 脾

脾是人体内最大的淋巴器官,其结构与淋巴结相似,具有造血、储血及滤血功能。

二、学前儿童循环系统的特点

(一)学前儿童血液循环系统的特点

1. 血液

学前儿童的血容量相对比成人大。新生儿血容量约为 300 ml,1 岁时加倍,10 岁时为新生儿的 6～7 倍。

学前儿童的血浆含水分较多,含凝血物质(纤维蛋白和无机盐)较少,因此,出血时血液凝固时间较长。

学前儿童的白细胞中中粒性细胞较少,机体抵抗力相对较差。随着年龄的增长,中粒性细胞逐渐增多,6 岁以后逐渐接近成人水平。

2. 心脏

心脏的重量随年龄的增加而增加,新生儿心脏重 20～25 g,5 岁时为出生时的 4 倍;9 岁时为出生时的 6 倍；青春期后增加到 12～14 倍，达到成人水平。

学前儿童血液排出量较少。心室每次收缩射出的血量叫每搏输出量，成人安静状态下每搏输出量约为 70 ml。学前儿童心肌纤维细嫩，弹性纤维少。因此，其心室壁较薄，心脏收缩能力差，每搏输出量少，心脏负荷力较差。故不宜做时间较长或剧烈的运动。

学前儿童的心率快。心脏每分钟跳动的次数称为心率，测心率时应在安静状态下进行。学前儿童新陈代谢旺盛、心脏容量小、心肌收缩力较弱，故每搏输出量比成人少，因而只有增加搏动频率才能适应机体组织的需要，因此，年龄越小，心率越快（见表 1-3），一般到 10 岁后就基本稳定下来。

表 1-3 不同年龄的心率

年龄	平均心率（次/分）	年龄	平均心率（次/分）	年龄	平均心率（次/分）
新生儿	140	3～4 岁	105	7～8 岁	85
1～2 岁	110	5～6 岁	95	成人	70

3. 血管

学前儿童血管内径相对比成人宽，毛细血管丰富，因此，血流量大，身体得到的营养物质和氧气充足。同时，管壁薄，弹性小。

4. 血压

血压是指血液在血管中流动时对血管壁的侧压力。心脏收缩时，动脉血压所达到的最高值称为收缩压；心脏舒张时，血液流动对血管壁的最低压力称为舒张压。血压的数值随年龄、性别和生理状况的变化而变化。成人正常收缩压为 90～140 mmHg，舒张压为 50～90 mmHg。

学前儿童因心肌力量弱而致心脏收缩射出的血量少，加上血管口径较粗，所以血压低于成人。儿童的年龄越小，血压就越低。

（二）学前儿童淋巴循环系统的特点

学前儿童淋巴系统在出生时尚未发育完善，因此，屏障作用较差，感染易扩散，局部轻微感染就可导致淋巴结发炎、肿大，甚至化脓。2 岁以后，扁桃体增大较快，在 4～10 岁发育达到高峰，14～15 岁时退化，所以扁桃体炎是学前儿童时期常见的疾病。检查扁桃体应作为晨检、午检、晚检的主要内容之一。

资料贴吧

淋巴结肿大与相关疾病

淋巴结肿大部位	相关疾病
颌下	多为口腔感染，如扁桃体炎、牙周炎、中耳炎等
耳后	多为头部、耳感染、肿瘤、炎症病变，如头皮感染等
颈部	多为扁桃体炎、头皮细菌感染、结核、肿瘤等
腋下	上肢或乳房疾病
腹股沟	下肢、臀部感染
全身各处均肿大	传染病及全身感染，如麻疹、水痘、败血症、淋巴性白血病等

三、学前儿童循环系统的卫生保育

（一）合理营养，保证铁的摄入

学前儿童新陈代谢旺盛，必须要提供充足的营养，尤其是要供给富含蛋白质、铁的食物，预防缺铁性贫血。同时，也要减少胆固醇和饱和脂肪酸的摄入，从儿童开始就要预防动脉硬化。

（二）科学合理组织体育锻炼,增强心血管功能

运动前要做好准备活动,运动量要适度。进行适当的体育运动和锻炼,有利于改善学前儿童心肌纤维的收缩性和弹性。剧烈运动后不要立即停止运动和喝大量的水,以防止增加心脏负荷。

（三）科学合理安排一日活动

学前儿童的一日活动的安排要科学合理,注重劳逸结合、动静交替,对不同体质的学前儿童要因材施教,避免长时间的精神紧张,要保证充足的睡眠,消除疲劳,减轻心脏负担。

（四）穿着要宽松适度

学前儿童的衣服和鞋袜不宜过小、过紧,以免影响血液循环和心脏的功能。

（五）预防循环系统相关疾病

（1）预防贫血,及时治疗慢性失血性疾病。

（2）保护心脏,注意患病时休息。患病时过于疲劳,易诱发心肌炎等疾病。

（3）从小预防心脑血管疾病。避免摄入过多高热量、高脂肪食物。

（4）预防白血病,避免学前儿童接触有害物质。

（5）做好预防接种,保护学前儿童身心健康。

（六）保护淋巴器官

扁桃体是人体重要的淋巴器官。当扁桃体发炎时,一般主张保守治疗,不要轻易将其切除。

第五节　气体的交换——呼吸系统

人体在新陈代谢过程中,不断地从外界吸入氧气,排出二氧化碳,此过程称之为呼吸。呼吸是通过呼吸系统来完成的。

一、呼吸系统概述

（一）呼吸道

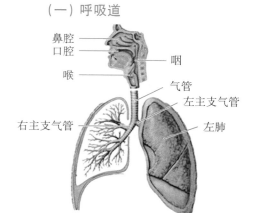

图 1-15　呼吸系统模式图

呼吸系统由呼吸道和肺两部分组成。呼吸道是气体的通道,它包括鼻、咽、喉、气管和支气管,肺是主要的呼吸器官,是进行气体交换的主要场所。临床上将鼻、咽、喉称为上呼吸道,气管、支气管称为下呼吸道（见图 1-15）。

1. 鼻

鼻是呼吸道的起始部分,是保护肺的第一道防线。鼻由外鼻、鼻腔及鼻窦三部分组成。鼻腔的前部覆盖着皮肤,内有鼻毛;其余部分覆盖着黏膜,内含丰富的毛细血管,黏膜能分泌黏液,称为鼻涕。鼻腔能阻挡灰尘、细菌的侵入,并能温暖、湿润吸入的冷空气。这样,体外干燥、寒冷的冷空气进入鼻腔后,逐渐变得温暖、湿润和清洁,从而减少了对呼吸道和肺的刺激。总之,鼻腔对空气起着清洁、湿润和温暖的作用,减少干燥和寒冷对呼吸道和肺的刺激。如果闭着嘴,冷空气从鼻子吸入,干燥的冷空气经过"加工站"的处理,可以达到20℃左右的温度和70％的湿度。

鼻还是嗅觉器官。嗅觉感受器位于鼻腔上部的黏膜中,具有气味的微粒随着空气进入鼻腔后,接触嗅黏膜。刺激嗅细胞产生神经冲动,传至大脑皮质产生嗅觉。在刺激强度持续不变的情况下,感受器对该刺激的感受性下降,称为感受器的适应。嗅觉适应很快,平常说"入芝兰之室,久而不闻其香"指的正是这个现象。因此,可以说用鼻呼吸比用口呼吸要好。

2. 咽

咽是一条前后略扁的漏斗形肌性管道,由黏膜和肌肉组成。咽是呼吸系统与消化系统的共同通道,

分别与鼻腔、口腔和喉腔相通。鼻咽部两侧上方,各有一个咽鼓管的开口,通过咽鼓管与中耳鼓室相通。

3. 喉

喉是气体的通道,也是发音器官,是呼吸道最狭窄的部位。喉由软骨(甲状软骨、会厌软骨、环状软骨)、韧带、肌肉及黏膜组成。软骨构成了骨的支架,可以保持气体畅通。甲状软骨位于喉的前面,呈倒立的盾牌形,其中前方最突出的部分称为喉结。会厌软骨上端游离,下端借韧带连着甲状软骨,吞咽时,喉上升,会厌软骨就遮住喉的入口,可防止食物进入气管。

声带位于喉腔两侧壁,两条声带之间的空隙叫做声门裂。发音时声带拉紧,声门裂缩小,呼出的气流冲击声带引起声带振动而发出声音。成年男子的声带长而宽,所以音调较低沉、浑厚;成年女子的声带短而窄,所以音调高而尖。

4. 气管和支气管

气管上端连接喉的下方,下端在胸腔内分为左、右支气管。左支气管细长,右支气管粗短,位置较陡直,因此,有异物误入气管时最易坠入右支气管。气管和支气管都是由半环状软骨构成,可保障管腔的气体畅通。内壁覆有一层带纤毛的黏膜,黏膜能分泌黏液,黏住来自空气里的灰尘和细菌。纤毛不断地向咽喉部方向摆动,将灰尘和细菌等异物随黏液运送到喉部,通过咳嗽把痰排出去。

聚焦国考

儿童突然出现剧烈呛咳,伴有呼吸困难,面色青紫,这种情况可能是( )。

A. 急性肠胃炎　　　　B. 异物落入气管　　　　C. 急性喉炎　　　　D. 支气管哮喘

(二)肺

肺位于胸腔内,左右各一,呈圆锥形。左肺分上、下两叶,右肺分上、中、下三叶。左右支气管分别进入左右两肺,在肺内形成树枝状分支,越分越细,最后形成肺泡管。

肺泡是半球形的囊泡,是进行气体交换的主要场所。肺泡壁由一层上皮细胞构成,肺泡表面缠绕着毛细血管和弹性纤维。毛细血管与肺泡上皮紧贴在一起,结构很薄,有利于进行气体交换。肺泡经呼吸而吸入的氧气,通过肺泡壁和毛细血管壁,由肺泡扩散到血液里;体内的二氧化碳则通过毛细血管壁和肺泡壁由血液扩散到肺泡内,再经呼气而排出体外。

(三)呼吸运动

胸腔有节律地扩大和缩小,称为呼吸运动。呼吸运动包括吸气和呼气两个过程。吸气时,肋间外肌收缩使肋骨和胸骨向上向外移动,胸廓的前后径和左右径增大,同时膈肌收缩,使膈顶部下降,这样整个胸廓的容积扩大,肺的容积增大,当肺泡内的气压下降而低于大气压时,外界空气进入肺泡;呼气时,肋间外肌和膈肌舒张,肋骨因重力作用下降,使膈顶部回升,这样使胸廓容积缩小,肺容积减小,肺泡内气压升高而高于外界大气压,迫使肺泡内的部分气体排出体外。

(四)肺活量

肺活量是指尽力吸气后再尽力呼气,所能呼出的气体量。它反映了一个人呼吸功能的强弱,因而在体格检查中常作为测定的一个重要指标。肺活量随年龄、性别以及健康状况的不同而不同,成年男子肺活量为 3 500～4 000 ml,成年女子为 2 500～3 500 ml。

资料贴吧

PM2.5

PM 是英文 Particulate Matter 的简称,即颗粒物,PM2.5 是指大气中直径小于或等于 2.5 微米的颗粒物,也称为可入肺颗粒物。它的直径还不到人的头发丝粗细的 1/20。虽然 PM2.5 只是地球大气成分中含量很少的组分,但它对空气质量和能见度等有重要的影响。与较粗的大气颗粒物相比,PM2.5 粒径小,富含大量的有毒、有害物质且在大气中的停留时间长、输送距离远,因而对人体健康和大气环境质量的影响更大。

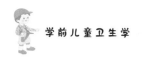

PM2.5从何来？PM2.5主要成分是元素氮、有机碳化合物、硫酸盐、硝酸盐等,其他的还包括钠、镁、钙、铝、铁等地壳中含量丰富的元素,也有铅、锌、镉、铜等主要源自人类污染的重金属元素。虽然自燃过程也会产生PM2.5,但是主要来源还是人为排放,比如煤、汽油、柴油的燃烧,焚烧垃圾,道路粉尘,工业污染,森林火灾,花粉细菌等等。

天空雾霾是如何出现的？其实日常空气中的大小颗粒物都会降低日常的能见度,不过相比于粗大的颗粒物,细小的PM2.5降低能见度的能力更强,能见度降低了我们看东西的时候就会受到阻碍,出现模糊、视物不清等等,还会阻碍光的照射。大颗粒物易被鼻腔、咽喉、气管拦截,或者通过绒毛的运动将其排出体外,但是由于PM2.5是细小颗粒物,一旦被人从呼吸道吸入,就会沉积于人的肺泡,而后溶解进去血液,造成血液中毒,很容易达到肺部深处。会造成呼吸系统和心血管系统的伤害,出现呼吸道刺激、咳嗽、呼吸困难,加重哮喘发作,出现心律失常诱发心脏病等。

如何应对雾霾天气？尽量少出门:由于雾霾天气中存在着大小颗粒物,严重危害身体健康,颗粒物进入身体后会黏附在呼吸道,造成支气管炎、咽炎。尤其是抵抗力相对比较弱的老年人和患有呼吸道疾病的人群更应该减少出行,或户外运动时应戴口罩防护身体。晨练应限制:有很多人比较习惯晨练,其实这对于人体来讲,时间并不是很合适,由于清晨处于空气交换环境,空气质量很差,尤其是雾霾天气,呼吸道容易受到刺激,在锻炼时容易诱发呼吸道和心脑血管疾病。做好个人卫生:出门后进入室内要洗脸、漱口,换掉外出时穿的衣服。饮食方面有讲究:多喝水,加快身体的新陈代谢;应该尽量避免辛辣刺激食物的摄入,饮食清淡,多吃新鲜蔬菜水果、银耳、梨、柿子、百合、萝卜、荸荠等润肺食品。

二、学前儿童呼吸系统的特点

（一）呼吸道的特点

1. 鼻

学前儿童面部颅骨发育不完全,鼻腔较成人相对短小,鼻道较为狭窄,鼻黏膜柔嫩且富含毛细血管,没长鼻毛,故易受感染。感染后,鼻黏膜充血、肿胀、流涕,出现鼻塞及呼吸困难而张口呼吸。

学前儿童的鼻泪管较短,开口于眼内眦,瓣膜发育不全。因此,如果上呼吸道感染,病菌可以通过鼻泪管侵入眼结膜,引起眼结膜炎。

2. 咽

学前儿童的咽鼓管粗、直、短,呈水平位,当咳嗽或擤鼻涕时,口咽部的病原体易通过咽鼓管进入中耳,引起中耳炎。学前儿童的扁桃体从1岁开始发育,4～10岁达到高峰。扁桃体具有防御功能,但有时未被消灭的病原体可藏陷窝深处。因此,学前儿童时期易患扁桃体炎。

3. 喉

学前儿童喉腔相对狭窄,黏膜纤细柔嫩,黏膜下组织疏松,血管和淋巴组织丰富,发生炎症时,容易引起喉部肿胀,喉腔变窄,甚至导致呼吸困难。

学前儿童声带短而薄,不够坚韧,所以音调较成人高而尖,但由于学前儿童的声门肌肉易疲劳,故其发音时间不宜过长,并且要注意发音的方法。

儿童喉部的保护性反射机能不完善,如果吃饭时随意说笑,容易将未嚼碎的食物呛入呼吸道。

4. 气管和支气管

学前儿童的气管和支气管管腔较狭窄,管壁和软骨柔软,肌肉发育不完善,缺乏弹性组织,黏膜血管丰富,黏液分泌不足而较干燥,黏膜上的纤毛运动机能差,不能很好地排出黏液和微生物,因而容易感染,导致呼吸道狭窄而引起呼吸困难。

（二）肺的特点

学前儿童的肺弹力组织发育较差,血管丰富,整个肺脏含血多,含气少,肺泡数量较少,容易导致黏液阻塞,并易引起肺不张、肺气肿和肺淤血等。

（三）呼吸运动的特点

1. 呼吸浅而快

婴幼儿胸廓短小呈圆桶状,呼吸肌运动能力较弱,肺泡数量少,呼吸动作表浅,换气不足,但此时期新陈代谢旺盛,对氧气的需求量较大,因此只能加快呼吸频率来满足生理需要。年龄越小,呼吸频率越快(见表1-4)。

表 1-4 不同年龄的呼吸频率(次/分)

年龄	呼吸频率	年龄	呼吸频率	年龄	呼吸频率
新生儿	40～44	1～3 岁	25～30	8～14 岁	18～20
0～1 岁	30～40	4～7 岁	20～25	成人	16～18

2. 呼吸节律不均匀

由于婴幼儿支配呼吸运动的中枢神经发育不完善,迷走神经兴奋性占优势,因而呼吸运动容易出现深、浅交替,或呼吸节律不齐、间歇、暂停等现象。

3. 腹式呼吸发展为胸式呼吸

婴儿期呼吸肌发育不全,胸廓活动范围小,肋间肌发育尚未完善,胸廓的活动范围受到一定的限制,呼吸时肺部主要移向膈肌方向,因此主要呈现腹式呼吸。2 岁以后儿童已能行走自如,促使儿童膈肌位置下移,肋骨也随之呈倾斜位,呼吸肌随儿童年龄的增加而逐渐发达起来,所以儿童长到 2 岁之后才出现胸式呼吸。

三、学前儿童呼吸系统的卫生保育

（一）培养良好的卫生习惯

（1）培养学前儿童用鼻呼吸,使空气通过鼻腔的清洁、温暖和湿润作用,预防上呼吸道感染,纠正用口呼吸的毛病。

（2）教会学前儿童擤鼻涕。擤鼻涕的正确方法是,先轻轻捂住一侧鼻孔,擤完,再擤另一侧。擤时不要太用力。不要把鼻孔全捂上使劲地擤。鼻腔通过鼻泪管与泪囊相通,鼻腔有了炎症,擤鼻涕时方法不正确,就可能把细菌挤进鼻泪管,而使鼻泪管、泪囊发炎。鼻腔还通过咽鼓管子与中耳相通。鼻腔内压力太大,细菌进入咽鼓管,也会殃及中耳,引起中耳炎。

（3）教会学前儿童不要随地吐痰,要养成在咳嗽、打喷嚏时用手绢或纸巾捂住口、鼻的习惯。

（4）教育学前儿童不要随便用手挖鼻孔,以防鼻腔感染或出血。

（5）学前儿童鼻腔很狭窄,伤风感冒易引起鼻炎,就会使鼻子不通气,以致影响睡眠和进食。很小的婴儿还不会用嘴呼吸,鼻子不通气就没法吃奶,睡眠中也常因喘不过气来而惊醒。小孩入睡后安稳香甜,很少打鼾,若睡眠时鼾声大作,张着嘴呼吸,要检查鼻咽,是否患有"增殖腺肥大"。增殖腺是淋巴组织,可因炎症而肥大,将鼻腔通路阻塞,而只能用口呼吸,但用口呼吸又不利于健康。

聚焦国考

教师引导儿童擤鼻涕的正确方法是（   ）。

A．把鼻涕吸进鼻腔　　　　　　　B．先捂一侧鼻孔,再轻擤另一侧

C．同时捏住鼻翼两侧擤　　　　　D．用手臂擦鼻涕

（二）保持室内空气新鲜,注意开窗通风

学前儿童新陈代谢旺盛,呼吸浅,频率快,肺换气功能差,耗氧量相对较多。若室内通风换气不好,学前儿童就得不到充足的氧气而头昏、气闷。同时,室内空气新鲜,氧气多,病菌就减少,能促进人体新陈代谢,还可预防呼吸系统疾病的发生。

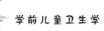

（三）加强适宜的体育锻炼和户外活动

学前儿童在活动中由于呼吸加深、加快，扩大了胸廓活动的范围，增加了肺活量。同时，学前儿童在锻炼中提高了对冷、热空气的适应能力，增强了抵抗力，降低了呼吸道疾病的发生。

（四）注意保护学前儿童的声带

学前儿童喉腔狭窄，黏膜柔嫩，血管丰富，容易造成呼吸困难。3 岁以内的男孩和女孩的喉头外形相似。他们的声门短而窄，声带短而薄，所以声调较成人高而尖，3 岁以后男孩甲状软骨板的角度变锐，10 岁后喉结逐渐明显，形成男性喉形，男女孩声带发育不同，12 岁以后区别明显，男孩声带变得较女孩长，声音也开始变低。学前儿童的声门肌肉容易疲劳，应防止过度疲劳和刺激，学前儿童的声带发育不全，音域窄、节律简单。唱歌、朗读时要有选择性，避免长时间大声唱歌或喊叫。要注意休息，防止声带过度疲劳，感冒、咳嗽时要多饮水。

（五）防止异物进入呼吸道

教育孩子进餐时不要高声谈笑，防止食物误入气管；不要让孩子玩纽扣、小电池、硬币、玻璃球、豆粒等，防止孩子把这些物品放进嘴里。

第六节　废物的排出——泌尿系统

人体在新陈代谢过程中，不断产生二氧化碳、尿素、尿酸、水、无机盐等代谢最终产物。这些物质在人体内积存过多是有害的，必须及时排出体外。通过排泄器官把体内废物排出体外的过程叫排泄。排泄的途径包括：肺排出二氧化碳和少量的水；皮肤通过汗液的分泌排出部分水、少量无机盐类和尿素；而大部分代谢终产物由泌尿系统以尿液的形式排出。因此，泌尿系统是人体排出代谢产物和水的主要途径，它对保持人体内环境的相对稳定起着重要作用。

一、泌尿系统概述

泌尿系统由肾、输尿管、膀胱、尿道组成，其主要功能是排泄废物。肾是生成尿液的器官，输尿管、膀胱、尿道是排尿的通道，而膀胱还有暂时储存尿液的作用。

（一）肾脏

肾脏是人体最重要的排泄器官，它位于腹腔后壁，腰部脊柱的两侧，左右各一，重约 300 g，形状似蚕豆，外缘凸出，内缘凹入，凹入部分是肾脏的大门，肾脏的血管、神经、淋巴管、输尿管等由此出入。

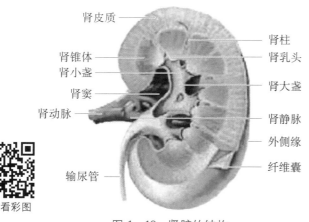

图 1-16　肾脏的结构

肾皮质　肾柱　肾乳头　肾锥体　肾小盏　肾大盏　肾窦　肾动脉　肾静脉　外侧缘　纤维囊　输尿管

扫码看彩图

肾脏由肾实质和肾盂两部分组成（见图 1-16）。肾盂是肾内一个漏斗形的空腔，与输尿管相通。肾实质部分又分为颜色较深的皮质和颜色较浅的髓质两部分。每个肾的实质包括 100 多万个肾单位，肾单位是肾脏结构和功能的基本单位，包括肾小体和肾小管，肾小体由肾小囊和肾小球组成，肾小球是一个由数十条毛细血管弯曲盘绕形成的血管球，肾小囊与肾小管连接，几根肾小管开口于集合管，集合管开口于肾盂。

当血液流经肾小球时，除血细胞和大分子的蛋白质外，血浆中的部分水、无机盐类、葡萄糖、尿素、尿酸等物质，都可以通过肾小球滤出到肾小囊中，形成原尿。原尿流经肾小管时，对身体有用的物质，如大部分的水分、葡萄糖、无机盐等，被肾小管重新吸收回血液，剩下的部分无机盐、水分及对身体有害的物质（尿素、尿酸）等，则经肾小管、集合管流入肾盂，完成泌尿功能，形成尿液（终尿）。

（二）输尿管

输尿管是一对输送尿液的肌性管道，长约 30 cm，上端始于肾盂，下端开口于膀胱，把肾盂中的尿液源源不断地运到膀胱。

（三）膀胱

膀胱位于盆腔内，与输尿管、尿道相通，是储存尿液的肌性囊袋，其大小、形状、位置及壁的厚薄均随充盈程度、年龄和性别而有所不同。肾脏形成的尿液流入肾盂，通过输尿管流入膀胱暂时储存。成人储尿 350～500 ml。膀胱有通向尿道的开口，在膀胱和尿道交界处有较厚的环形平滑肌，称尿道括约肌，它收缩时，尿道口关闭；舒张时，尿道口开放，尿液排出。

（四）尿道

尿道是膀胱通向体外的管道，起于膀胱，止于尿道外口。男性的尿道细长，长约 20 cm，兼有排精的功能；女性的尿道短而粗，长 3～5 cm，且开口处接近肛门，故容易受感染。

排尿是一个复杂的受意识控制的反射活动。膀胱壁上有平滑肌和弹性纤维，有较大的伸展性和收缩性。当膀胱储尿到一定量时，膀胱内压逐渐加大，便刺激壁上的感受器，使之产生兴奋；兴奋经传入神经传到脊髓的排尿中枢，再往上传入大脑皮质，使人产生尿意。大脑皮质可以根据当时的情况决定是否排尿，如果当时情况不适宜排尿，大脑皮层就会暂时将排尿中枢抑制，并使尿道括约肌收缩，以防尿由膀胱外溢。待情况许可时，大脑皮层取消对排尿中枢的抑制而排尿。

二、学前儿童泌尿系统的特点

（一）肾脏

新生儿肾脏相对较大，出生时两个肾约重 25 g，约占体重的 1/120，以后逐渐增长至成人水平达 300 g，约占体重的 1/200。出生后肾脏位置较低，以后随着躯体长高，肾脏位置逐渐升高，最后到达腰部。

新生儿出生时肾脏已能发挥一定的生理功能，但是儿童肾脏的储备能力差，调节机制不够成熟，在喂养不当、疾病或应急状态时易出现肾功能紊乱。年龄越小，肾小管越短，其重吸收和排泄功能越差，肾小球过滤率越低，尿浓缩能力越差，大量水负荷时易出现水肿，经常处于负荷过重状态，一旦遇到疾病或应急情况则又容易出现脱水现象。

肾脏不仅是重要的排泄器官，也是维持机体内环境稳定的重要调节器官和内分泌器官。肾脏在 1 岁和 12～15 岁时发育较快，婴幼儿肾功能除与肾脏本身的发育有关外，还受多种身外因素影响。就整体而言，学前儿童时期肾脏发育不完善，浓缩尿及排泄毒物的功能较差。

（二）输尿管

学前儿童输尿管长而弯曲，管壁肌肉及弹性纤维发育不好，容易扩张、受压及扭曲，从而导致梗阻，造成尿流不畅，致使细菌容易在该处繁殖而引起尿路感染。

（三）膀胱

学前儿童膀胱位置较高，尿充盈时易升入腹腔，随年龄增长逐渐下降至盆腔内。

学前儿童新陈代谢旺盛，尿总量较多，而膀胱容量小，黏膜柔弱，肌肉层及弹性组织不发达，储尿功能差，所以年龄越小，每天排尿次数越多。出生后 1 周的新生儿每天排尿 20～25 次，1 岁时每天排尿 15～16 次，2～3 岁时每天排尿 10 次左右，4～7 岁时每天排尿 6～7 次。半岁以内，每次尿量约 30 ml，1 岁时约 60 ml，7～8 岁时约 150 ml。

由于儿童神经系统发育不健全，对排尿的调节能力差，故儿童在 3 岁以前主动控制排尿能力较差。年龄越小，表现得越突出，时常会出现遗尿的现象。

（四）尿道

学前儿童尿道较短，尤其是女孩。新生男孩尿道长 5～6 cm，生长速度缓慢，直至青春期才显著增长；新生女孩尿道仅长 1～3 cm，15～16 岁时才增长至 3～5 cm。

学前儿童尿道黏膜柔嫩，弹性组织发育不全，尿道黏膜容易损伤和脱落。女孩的尿道开口接近肛门，不注意保持阴部的清洁就容易发生尿道感染而引起炎症。感染后，细菌可以经尿道上行到膀

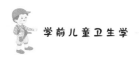

胱、输尿管、肾脏,引起膀胱炎、肾盂肾炎等。

聚焦国考

对儿童如厕,教师最合理的做法是(　　)。
A．允许儿童按需自由如厕　　　　　B．要求排队如厕
C．控制儿童如厕次数　　　　　　　D．控制儿童如厕的间隔时间

三、学前儿童泌尿系统的卫生保育

（一）培养学前儿童定时排尿的习惯

1. 从 3 个月起,应培养学前儿童定时排尿的习惯

在睡觉前后、喂乳前后、洗澡前后、活动前后训练大小便,若训练得当,1 岁左右既可以表示大小便,并主动自己去小便,2～3 岁后夜间不小便,4～5 岁后不尿床。但要注意,不要太频繁地让孩子排尿,否则会影响他们正常的贮尿功能而引起尿频。

2. 不要让学前儿童长时间憋尿

要提醒年龄较小的孩子及时排尿,一是防止玩耍太投入导致尿裤子,二是防止因憋尿导致膀胱排尿能力下降。学前儿童如果有尿意不及时排尿,长时间憋尿,会导致膀胱肌肉的弹性下降,贮尿能力变差。

3. 发现有尿床的学前儿童,应为其安排好合理的生活制度

睡前少饮流质,避免过多疲劳和精神过度紧张,做好遗尿的防范工作。一旦孩子发生尿床,切勿责怪,应消除孩子的紧张焦虑情绪,并及时更换内裤和床单被褥。

（二）每天让学前儿童喝适量的水

每天保证学前儿童喝一定量的白开水,每天有一定量尿液排出。排尿的好处,一是及时将体内的代谢废物随尿液带出体外,保持机体内环境的稳定;二是通过排尿清洁尿道、膀胱和输尿管,预防尿路感染。

（三）保持外阴清洁,防止感染

保持外阴清洁应注意:不主张给学前儿童穿开裆裤,不坐在不干净的地上;每天睡前要清洗外阴、换内裤;教会学前儿童正确的擦大便方法(手纸从前往后擦);便池、坐便器要每天洗刷,定期消毒。

（四）注意观察排尿情况

观察学前儿童排尿情况,有利于及时发现泌尿系统疾病。

正常尿液呈淡黄色,尿液透明。学前儿童在冬天会偶尔出现乳白色尿液属于正常现象,经常出现乳白色或者红色尿液,可能是泌尿系统疾病;出现橘黄色或棕绿色,则要注意检查肝胆功能。

第七节　人体的司令部——神经系统

神经系统是人体内起主导作用的功能调节系统。一方面机体各器官、各系统在神经系统的统一调节和支配下进行着各种的生理活动,在与内外环境斗争的过程中成为对立统一的整体;另一方面又能通过各种感受器接受机体内外环境变化的刺激,并作出相应的反应,从而使机体与多变的环境保持相对的平衡和统一。

一、神经系统概述

神经系统由中枢神经系统和周围神经系统两部分组成(见图 1－17)。中枢神经系统包括脑和脊髓。脑位于颅腔内,脊髓位于脊柱的椎管内,脑由大脑、小脑、脑干和间脑组成,是人体的"司令部"。脊髓起着上通下达的桥梁作用,把接收来的刺激传送到脑,再把脑发出的命令下达各个器官。周围神

经系统由脑神经、脊神经和植物性神经组成,其主要功能是传导冲动,把中枢神经系统与全身各器官联系起来,它们控制与调节各器官、系统的活动。

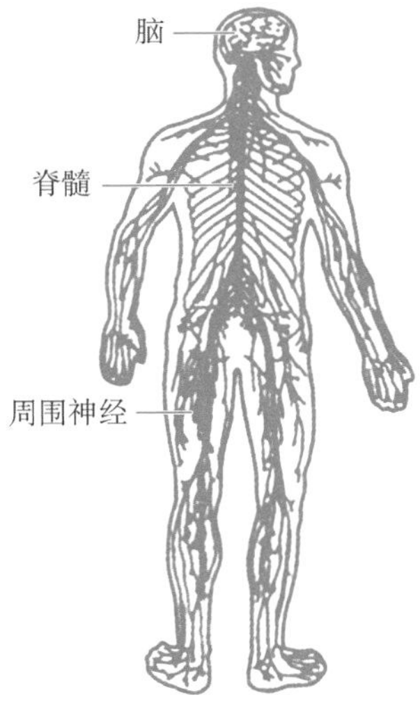

（一）中枢神经系统

1. 脊髓

脊髓位于椎管内,由相互连续的 31 脊髓节组成。其上端与延髓相连,下端达第一腰椎,每一个脊髓节有一对脊神经相连。脊髓主要起着上通下达的桥梁作用,把接收来的刺激传给脑,再把脑发出的命令下达到各个器官。

脊髓是神经系统的低级部分,主要功能是反射和传导。如果脊髓受到横断损伤,上、下行兴奋的传导就会中断,损伤面以下的身体各部位就将失去与脑的联系,发生感觉和运动障碍,称之为截瘫。

2. 脑

（1）脑干:自下而上由延髓、脑桥和中脑三部分组成。脑干由白质和灰质组成,上接间脑,下连脊髓,背负小脑。脑干内有许多"生命中枢",如心血管活动中枢、呼吸中枢等,一旦这些中枢遭受损伤,生命就会停止。

（2）间脑:位于中脑上部,大部分被大脑覆盖,间脑由丘脑和下丘脑两部分组成。

丘脑能对传入的信息进行简单的分析,是传入信息的中转站,是皮层下较高级的感觉中枢,实行"交叉"支配,因此,一侧丘脑受伤时,对侧肢体的感觉将会消失。

下丘脑位于丘脑的前下方,是大脑皮层以下调节植物性神经较高级的中枢,它主要对人体的水盐代谢进行调节、内分泌活动进行调节和进行体温调节等。下丘脑分泌的生长激素释放素调节人体生长激素的分泌,进而调节着人体的生长发育。

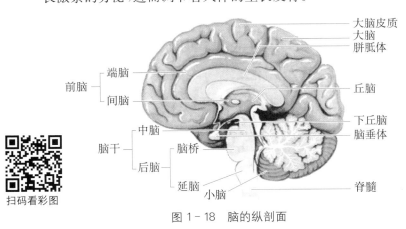
图 1-18　脑的纵剖面

扫码看彩图

（3）大脑:有左、右两个半球,是中枢神经最高级的部分（见图 1-18）。人的大脑非常发达,是进行思维和意识活动的器官。

大脑半球表面凹凸不平。凹陷称之为沟,凸起称之为回,这样就大大增加了大脑的表面积。人的大脑半球的表面积为 2 000~2 480 cm²,其中 1/3 露在外面,2/3 藏于沟中。大脑表面厚度在 1.3~4.5 mm 之间的灰质称之为大脑皮层。大脑皮层的细胞能接受刺激,整合、处理信息,并以记忆的形式储存各种信息,构成大脑皮层的许许多多神经细胞相互之间发生联系,形成极为复杂的网络,成为各种心理活动的生理基础。

根据大脑皮质各部位的主要机能不同,可以分为许多机能区,称之为"大脑皮层机能定位",如有运动中枢、感觉中枢、视觉中枢、听觉中枢、语言中枢等,它们分别执行不同的功能。

（4）小脑:位于延髓和脑桥的背面,大脑的后下方。两侧隆起的部分为小脑半球。小脑的表面被覆着一层灰质,称为小脑皮层,内部为白质。小脑通过神经纤维与脑干相连,并进一步与大脑、脊髓加强联系。小脑的主要功能是维持机体平衡、调节肌张力和协调随意运动,小脑若发生病变,动作的协调就发生障碍,如步行时腿抬得高,迈步不稳,指物不准等。

（二）周围神经系统

周围神经一端与中枢神经系统相连,包括 12 对脑神经、31 对脊神经和自主神经,另一端通过神经末梢装置往往与血管缠绕遍及全身各处,好比人体庞大的"信息服务网"。周围神经的主要功能是

图 1-17　人体神经模式图

传导神经信息,将全身各处的感觉信息传到中枢神经系统,同时将来自中枢神经系统的运动信息下传到效应器。

1. 脑神经

脑神经共 12 对,由脑发出,主要分布在头、面部各器官。如果脑神经发生病变,躯体则会出现相应症状。如果一侧面神经麻痹时,会出现口角向另一侧歪斜、侧眼不能闭合等症状。

2. 脊神经

脊神经共 31 对,从脊椎骨两侧的椎间孔传出,分布于躯干和四肢,调节躯干和四肢活动。

3. 自主神经

自主神经由脑和脊髓发出,分布于内脏器官和腺体上,是支配内脏器官的传出神经。其功能是在中枢神经系统的控制下,调节机体的呼吸、循环、分泌、排泄、生长和生殖等功能活动,并由此影响全身组织的新陈代谢。

自主神经分为交感神经和副交感神经。人体大部分内脏器官都同时分布着交感神经和副交感神经。它们对同一器官的作用是相反的,保证了器官的协调作用(见表 1-5)。如运动时,交感神经兴奋,副交感神经被抑制,所以心跳加快;反之,休息时,副交感神经兴奋,交感神经活动减弱,心跳则减慢。

表 1-5 交感神经和副交感神经作用的区别

器官	交感神经	副交感神经
循环系统	心跳加速、加强、血流量增多	心跳减慢、减弱、血流量减少
呼吸系统	支气管平滑肌舒张	支气管平滑肌收缩
消化系统	抑制胃肠运动	促进胃肠运动
泌尿系统	肾脏血管收缩、膀胱逼尿肌松弛	膀胱逼尿肌收缩
眼	瞳孔放大、睫状肌松弛	瞳孔放大、睫状肌收缩、促进泪腺分泌
皮肤	立毛肌收缩、汗腺分泌	—
代谢	促进肾上腺分泌,升高血糖	促进胰岛素分泌,降低血糖

(三)神经元

神经元即神经细胞,是神经系统最基本的结构和功能单位(见图 1-19)。神经元可分为细胞体、突起两个部分。细胞体是神经元营养和代谢的中心,并能整合信息。突起包括树突和轴突两种。

1. 细胞体(胞体)

细胞体位于中枢神经系统的灰质及周围神经系统的神经节内。胞体是神经元的代谢和营养中心,由细胞膜、细胞质和细胞核组成。

2. 树突

树突是胞体发出的多个树枝样突起。起始部较粗,向外逐渐分支,逐渐变细。树突表面有许多棘状小突,称树突棘,是突触的接触点。树突能接受刺激,并将冲动传入细胞体。

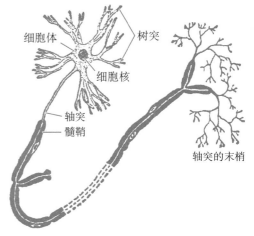

图 1-19 神经元

3. 轴突

轴突较长,每个神经元只有一个轴突,轴突从胞体发出的部位隆起,常呈圆锥体,称轴丘,轴突的功能是传导神经冲动。有的轴突外包有髓鞘,起保护和绝缘的作用。

二、神经系统的基本活动方式

神经系统的基本活动方式是反射。反射是指在中枢神经参与下,机体对刺激做出的反应,是神经系统调节机体活动的基本方式。反射可分为非条件反射和条件反射。

非条件反射是指生来就具备,不学就会的本能,是较低级的神经活动。例如,食物进入口腔就会反射性地引起唾液分泌;将乳头放到新生儿嘴里,他就会吮吸并吞咽乳汁等。

条件反射是指后天获得的,它建立在非条件反射的基础上,经过后天的学习和训练而形成的,是一种高级神经活动。条件反射的建立提高了人适应环境的能力。例如,"望梅止渴",看见梅树林就流唾液,就是一种条件反射。

完成反射活动的结构基础是反射弧。反射弧由感受器、传入神经、神经中枢、传出神经和效应器五部分组成,这五部分缺一不可。

三、大脑皮质活动的特点

大脑是最复杂、功率最大的信息"处理机"。大脑每天要处理来自体内外的海量信息,并不断发出指令指挥各项活动。面对庞大的信息量,大脑能始终保持杂而不乱、应对自如,这得益于大脑皮质的功能活动特征。

(一)始动调节

始动调节是指大脑皮质刚开始工作时效率很低,随后工作效率逐渐提高,这一现象称始动调节。始动调节产生的原因是神经细胞、机体组织、器官在刚开始启动工作时需要一个调节及适应过程。始动调节现象在我们生活中处处可见,如一日之晨、每周一、学期初、休假后第一天等。因此,组织教学活动时要遵循由易到难、循序渐进的原则,刚开始时教学内容的难度不宜过大,适应后再逐步增加难度,以保证教学效果。

(二)优势法则

人们学习或工作时,大脑工作效率的高低取决于相应皮质区域的兴奋度。当皮质区域兴奋性高时,工作效率则高,反之则低。机体为保证大脑集中精力高效率地工作,当某一皮质区域兴奋时,就使该区域形成优势兴奋灶(优势兴奋灶内皮质兴奋性高于其他区域),以保持皮质的兴奋状态,这就是大脑优势法则。

(三)动力定型

动力定型是指一系列刺激按照一定的时间、顺序先后出现,反复多次后,这种时间和顺序在大脑皮质固定下来,形成与此刺激相关的神经环路,每到固定时间大脑就自动启动这一系列活动。比如,每天吃饭、睡觉一旦形成动力定型,大脑皮质就会在吃饭时间自动开启胃肠消化功能,如分泌消化液、产生饥饿感;到睡眠时间产生睡意等。建立动力定型的好处在于,它使神经通路更为通畅,时间和前一种活动均可成为后一种活动的条件刺激,使神经细胞以最经济的耗能,获得最高的工作效率。

建立动力定型的关键是刺激的顺序、时间及反复强化。通常机体一旦产生动力定型,要改变就比较困难了,正如人们养成坏习惯想要改变很困难一样。儿童生活与卫生习惯的养成、动作技能的习得等都可以通过建立动力定型来节省时间和能量消耗。通常年龄越小,神经系统的可塑性越强,越易建立动力定型;但同时年龄越小,已建立的动力定型也容易弱化和消失,因而需要不断地强化巩固。

(四)镶嵌式活动

人们从事某项活动时,主管该活动的大脑皮质区域神经细胞会处于兴奋状态,其他区域则处于抑制和休息状态。随着活动性质的改变,大脑皮质的兴奋区和抑制区、工作区和休息区在空间结构、功能定位、时间分配上发生相应的轮换,称为镶嵌式活动。镶嵌式活动的好处在于它使大脑皮质区域处于轮流兴奋和休息状况,大脑劳逸结合,保持较长时间的高效率工作。故在安排一日生活和各项教学活动时,不要让儿童长时间做一件事。否则容易引起大脑疲劳。相反,经常变换活动的内容、性质和形式可延长大脑工作时间。

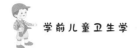
（五）保护性抑制

大脑具有一定的自我保护功能，当大脑长时间处于兴奋状态，皮质能量消耗达到一定限度时，大脑会因为疲劳自动调节反馈性地进入抑制状态，使各项功能活动效率暂时降低。这时，人就会出现注意力不能集中、记忆力下降、反应迟钝、动作不灵活、瞌睡等现象。机体皮质的反馈性抑制和功能下降，称为保护性抑制。当机体进入保护性抑制状态时，脑细胞和脑组织就会得到休息并补充能量，避免因使用过度而导致衰竭。

总而言之，学前儿童在进行高级神经活动时，脑皮质的兴奋大于抑制。年龄越小，大脑皮质的兴奋越占优势，故婴幼儿常表现为控制能力差、好动不好静、注意力持续时间短、易疲劳等特点。

四、学前儿童神经系统的特点

（一）神经系统发育迅速

脊髓和脑干在出生时已经发育成熟，这就保证了呼吸、消化、循环、排泄等系统的正常活动，也保证了新陈代谢的调节。

小脑发育相对较晚，从 1 岁开始迅速发育，3～6 岁逐渐发育成熟。所以，1 岁左右学走路时步履蹒跚，3 岁时已能稳稳地走和跑，但摆臂与迈步还不协调；到 5～6 岁时，就能准确协调地进行各种动作，如走、跑、跳，而且能很好地维持身体的平衡。

大脑皮层发育极为迅速，到 8 岁左右，儿童大脑皮层发育已接近成人水平。

聚焦国考

下列最能体现儿童平衡能力发展的活动是（　　　）。

A．跳远　　　　　B．跑步　　　　　C．投掷　　　　　D．踩高跷

1. 脑细胞数目迅速增长

妊娠 3 个月时，胎儿的神经系统已基本成型。从胎儿到 3～4 岁是神经系统生长最快的时期，新生儿的脑重为 350～380 g，1 岁时脑重约为 950 g，为出生时的 2.5 倍。1 岁以后虽然脑细胞的数目不再增加了，但是细胞的突起却由短变长，由少到多。神经元的数量和神经纤维的长度均在不断增加，向皮层各层深入。神经细胞就像小树苗，逐渐长成一棵枝繁叶茂的大树。细胞的突起就好像自树干长出的树杈，一棵树的枝杈与其他的树相互搭着，建立起复杂的联系，这就为儿童智力的发展提供了生理基础。

脑的迅速生长可由脑重量的变化上得到反映。新生儿脑重 350～400 g，占体重的 12%；1 岁时脑重约 950 g；5 岁时脑重 1 100 g，为出生时的 3 倍；6 岁时脑重已达 1 200 g，成人脑重约 1 500 g，为出生时的 4 倍，但仅占体重的 2%。由此可见，出生时脑的重量相对较大，且早期发育甚快，但皮质细胞的分化需到 3 岁时大致完成，8 岁时已与成人相似（见表 1-6）。

表 1-6　不同年龄脑重的变化

年龄	脑重量(g)	年龄	脑重量(g)	年龄	脑重量(g)
新生儿	350	1 岁	900	6 岁	1 200
6 个月	600	3 岁	1 000	成人	1 450

2. 神经髓鞘化

髓鞘包裹在神经突起的外面，好像电线的绝缘外皮。没有这层绝缘外皮，就会"跑电""串电"。

刚出生时，许多神经突起的外面还没有一层绝缘的"外皮"，所以新生儿的动作很不精确，碰碰他的手，会引起他全身哆嗦。随着年龄的增长，髓鞘逐渐形成，儿童的动作就更加迅速、准确了。

在婴幼儿时期，神经纤维外层髓鞘的发育很不完善，刺激经由神经传到大脑时，因髓鞘隔离不善，可泛传于邻近的神经纤维，不能在大脑皮质内形成一个明确的兴奋灶。此外，髓鞘不完善的神

经,传导速度慢。因此,婴幼儿对外界的刺激反应慢、易泛化,表现为易激动、易疲倦、不集中、不稳定。

神经纤维外层髓鞘的形成,对神经系统的活动有很大的意义。中枢神经系统各部位髓鞘化的时间不同,最先是感觉神经,然后是运动神经,其他部分晚一些。儿童出生时,由于神经纤维的髓鞘化不全,因此对外界刺激反应较慢且易于泛化。到6岁左右,儿童大脑皮层的一切神经传导通路几乎都髓鞘化了,所以反应日益精确,这一阶段是儿童智力发展的迅速时期,幼儿园应采取各种积极的手段来促进其发展。

（二）植物性神经发育不完善

植物性神经包括交感神经和副交感神经两类,它们分布于同一器官,作用相反,相互制约,使内脏器官的活动协调、准确。交感神经兴奋性强而副交感神经兴奋性较弱。例如,学前儿童心率及呼吸频率较快,但节律不稳定,胃肠的消化能力极易受情绪的影响。

（三）条件反射的建立少

一般学前儿童对外界的感知较少,所以大脑皮层条件反射的建立相对较少,使得婴幼儿知识经验相对贫乏,因此,学前儿童对一切事物都感兴趣,表现为好奇、好问、好模仿,有强烈的求知欲。

（四）易兴奋,易疲劳

学前儿童高级神经活动的特点是抑制过程不够完善,兴奋过程强于抑制过程,儿童大脑皮质易兴奋,不易抑制,表现为容易激动,控制自己的能力较差。让他干什么,他乐于接受,让他别干什么,就难了。学前儿童容易兴奋,但注意力很难持久,兴奋容易扩散。在教孩子干什么事,或学习什么的时候,要想方设法引起他的兴趣（利用"优势原则"）,学前儿童干一件事坚持不了多久,就要经常变换活动内容、方式（利用"镶嵌式活动原则"）,使学前儿童不觉得疲劳。还要养成好的生活习惯,吃、喝、拉、撒、睡、玩,要妥善安排,建立起生活的节奏（利用"动力定型"）,习惯成自然。该吃饭了,正饿,有食欲;该上床了,正困,能很快入睡,醒来精神足,玩得高兴。

（五）需要较长的睡眠时间

儿童神经系统的发育尚未成熟,需要较长的睡眠时间进行休整。刚出生的新生儿,除了吃奶,几乎全处于睡眠之中（见表1-7）。

表 1-7　不同年龄所需睡眠时间

年龄	睡眠时间（小时）	年龄	睡眠时间（小时）	年龄	睡眠时间（小时）
新生儿	18～20	2 岁	12～13	7 岁	9～10
1 岁	14～15	4 岁	11～12	成人	8

婴儿过了百天,白天可安排睡三觉;9个月以后白天睡两觉;2岁以后中午安排一次午睡即可。白天每次睡眠约2小时。

除了要保证足够的睡眠时间,还要注意睡眠的质量,让孩子睡得踏实、睡得香。在家里也要按时睡眠。小孩贪玩,常是强打着精神,实在太乏了,情绪一落千丈,就会困闹。这是因为兴奋过度,抑制过程遭到破坏,困到一定极限反而难以入睡。节假日不要让孩子跟着大人熬夜。

（六）脑细胞的耗氧量大

学前儿童脑对氧的需要量较大,在基础代谢状态下,儿童脑的耗氧量为全身耗氧量的50%左右,而成人则为20%,因此儿童脑的血流量占心输出量的比例较成人为大。儿童脑组织对缺氧十分敏感,对缺氧的耐受力也较差。所以,保持儿童生活环境空气的清新对于其神经系统的正常发育和良好机能状态的维持都很重要。

（七）脑细胞能利用的能量来源单一

中枢神经系统主要依靠葡萄糖氧化获得能量,对血液中葡萄糖（血糖）含量的变化非常敏感。儿童体内肝糖元储备量少,在饥饿时可使血糖过低,从而造成脑的功能活动紊乱。直接影响脑的正常功能,因此应按时给学前儿童膳食,以保证其体内的血糖保持在一定的水平上。

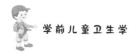

五、学前儿童神经系统的卫生保育

（一）保证合理的营养

营养是脑进行生理活动和生长发育的物质基础。出生时儿童已具备了成人脑所具备的沟和回，但比成人的浅，在组织学上也已具备了大脑皮质的基本结构。出生后迅速发展。妊娠最后3个月至生后1.5～2岁是脑发育的最快时期，也是最为关键的时期。长期的营养不良，尤其是蛋白质摄入不足，不仅会使学前儿童生长发育迟缓、消瘦、体重过轻，而且还会影响到智力的发育，使高级神经活动产生障碍，不易建立条件反射，反映在学习中是注意力下降，记忆力减退，反应迟钝，语言发展缓慢。学前儿童的每餐膳食中应包含一定量的粮谷类或根茎类食物。因为粮谷类、根茎类食物富含有丰富的碳水化合物，可分解为葡萄糖，以满足脑组织代谢所需要的能量。此外，还需摄取维生素、无机盐等营养物质。

（二）保证充足、高质量的睡眠

充足的睡眠能促进大脑的发育，睡得好大脑发育就更好。因为学前儿童在快速眼动睡眠时期大脑仍处于活跃状态。活动得越多表明大脑用得越多，发育程度就越高。同时，睡眠时脑垂体分泌的生长激素较清醒时要多，更有利于生长。如果长时间睡眠不足，会影响婴幼儿身体和智力的发育。正在生长发育中的学前儿童的神经系统发育不完善，因而需要较长时间的睡眠，年龄越小，需要的睡眠时间越长。

（三）保证空气新鲜

成人脑的耗氧量约占全身耗氧量的20%，婴幼儿脑的耗氧量约占全身耗氧量的50%。因此，应适时开窗通气，保证室内空气新鲜，有利于婴幼儿脑发育对氧气的需要。同时，教育孩子不要蒙头睡。

（四）制定合理的生活作息制度

托幼园（所）应根据学前儿童的年龄特点，合理地制定生活制度，安排好一日活动的时间和内容，保证生活有规律，养成良好的习惯。托幼园（所）的生活制度最主要的就是一日生活作息制度，学前儿童一日生活环节主要包括入园、进餐、如厕、盥洗、睡眠、教学活动与游戏、户外活动和离园等。建立合理的生活制度，可以保证学前儿童有足够的游戏和户外活动时间、定时进餐及充足的睡眠。学前儿童身体各部分（包括大脑皮层在内）的活动与休息能得到适宜的交替，身体的营养消耗可以得到及时的补充，有利于促进其生长发育。

（五）安排丰富的活动及适当的体育锻炼

开展丰富的活动，可以使学前儿童动作多样化，有利于促进学前儿童脑的发育，能提高神经系统反应的灵敏性和准确性。尤其是要注重学前儿童左右脑的平衡发展，重视右脑开发。大脑两个半球功能的高度专门化及学前儿童脑发育的可塑性，必须高度重视如何在学前期充分利用两个半球的特点，发挥整个大脑的整体功能，特别是右半球的潜力，把具体的和形象的、抽象的和概括的东西结合起来，以促进左、右脑的均衡发展。开发右脑，应多提倡对儿童开展图形及绘画训练。

资料贴吧

开发右脑

一、左右脑的功能

大量实验证明，大脑两半球的功能是不同的，各具特点。

左脑半球具有显意识功能。主要通过语言和逻辑来表达内心世界，负责理解文学语言以及数学计算。它与人的右半身神经系统相连。

右脑半球具有潜意识功能。主要通过情感和形象来表达内心世界，负责鉴赏绘画、欣赏音乐、欣赏自然风光、凭直觉观察事物、把握整体等。它与人的**左半身**的神经系统相连。如很小的孩子能在一群人中辨认出一张脸，这就是右脑的功能。人们还发现，人体右脑与人的左半身的神经系统相连,支配着它的运动和知觉;而左脑恰恰相反,与右半身的神经系统相连,支配其运动知觉。大脑的左、右两半球各将人体相反一侧半身置于自己的管辖之下,具有对侧支配的特点。即右视野、右耳所见所闻,获得的信息输入到左脑半球,而由左视野、左耳捕捉到的信息,则输入右脑半球,左右脑之间由一条被称为"脑梁"的管道沟通。它的存在使左脑与右脑得以交流、协调合作,维持大脑的正常运转。实践证明,在脑细胞组织成长最迅速的时期,用科学方法进行训练,刺激大脑有关部位,将有力地促进孩子智慧潜能的发挥。

二、开发婴幼儿右脑的意义

(1) 开发右脑,能扩大信息容量,使孩子学得更多。

(2) 开发右脑,能发展形象思维,使孩子学得更轻松。

(3) 开发右脑,能发挥孩子的创造潜力,使孩子更聪明。

三、开发右脑的方法

1. 利用形象开发右脑

右脑是形象的脑,将文字形象化来开发右脑;脑图像法也是培养我们右脑的形象思维,当我们在背数字、文字或字母的时候,把要记的东西的形象"刻"在脑海中,当我们在背的时候,仿佛是"看"着头脑中所记东西的形象读出来一样,不仅记得快,而且记得牢。

2. 利用音乐开发右脑

在工作或学习场所播放一些优美、舒缓的轻音乐,这种"背景音乐"能有效地提高工作或学习效率,在学习时,把注意力集中到书本上,轻柔的乐曲就会不知不觉地刺激右脑,开发右脑的潜能,因为我们的右脑被称为"音乐脑",负责完成音乐、情感等工作。

3. 右脑体操—左侧运动

经常利用左半身的手、臂、腿、脚进行活动,能促进右脑的开发,如:

A:用左手写字、画画、剪纸等。

B:用左手做事,用左手拿筷子、刷牙、扫地、拿东西。

C:左腿活动,用左脚踢球、跳皮筋等。

训练右脑的方法还有许多,可以通过潜意识、学习记忆术等来训练。

4. 刺激指尖法

开发右脑,国外学者主张从儿童做起,如苏联著名教育家苏霍姆林斯基说:"儿童的智力发展表现在手指尖上。"他将双手比喻为大脑的"老师"。人体的每一块肌肉在大脑层中都有着相应的"代表区"——神经中枢,其中手指运动中枢在大脑皮层中所占的区域最广泛。随着双手的准确运动就会把大脑皮层中相应的活力激发出来,尤其是左右手并弹钢琴、电子琴。

5. 体育活动法

如每天跳上半小时的健身操、打乒乓球、羽毛球等;在打拳或做操时有意识地让左手、右手多重复几个动作,以刺激右脑。右脑在运动中随之而来的鲜明形象和细胞激发比静止时来得快,由于右脑的活动,左半球的活动受到某种抑制,人的思想或多或少地摆脱了现成的逻辑思维,灵感经常会脱颖而出。

6. 借助音乐的力量

心理学家发现:音乐可以开发右脑。所以父母应该让孩子多多接触音乐,比如在孩子从事其他活动时,创造一个音乐背景。音乐由右脑感知,左脑并不因此受到影响,仍可独立工作,使孩子在不知不觉中得到了右脑的锻炼。

7. 观察云朵

在晴朗的天气里,可带着孩子来到旷野上仰头观察天上的云朵。在强调云朵都是立体而非平面的同时,还应启发孩子将不同形状的云朵想象成动物、仙女、天使等,这是最简便地利用大自然锻炼右脑的绝好办法。

8. 以小猜大

将一组孩子熟悉的动植物的照片或图片用手掌遮掩大部分,而仅留出该动植物的一小部分,然后让孩子猜测这是什么动植物。要是孩子推断错了,大人再可作一下启发、诱导,直至完全猜对。为提高孩子主动推断的积极性,大人还可鼓励孩子之间互出"谜题"。

9. 多用左侧

由于身体左侧部位的活动主要是由右脑指挥的,多用左眼、左耳和左手就意味着锻炼了右脑。由此不妨让孩子的脑袋常常向右偏转,这样便可多多训练"左视野"(即用左眼观察)。同时还可要求孩子有意多用左手来做一些简单的活,如擦桌子、开门、开灯等。

10. 综合刺激

对视觉、听觉和语言的"综合刺激"有助于开发孩子的右脑功能。尽量不要让孩子总是走同一条路、看同一本书、跟同一个伙伴玩。为孩子选择的书本不妨种类多些,同时也应努力创造条件让孩子有机会结交各种性格和爱好的朋友。这是因为新鲜的经历对激活右脑功能好处多多。

11. 重视才艺

培养孩子在棋类、乐器、绘画、折纸等方面的才艺本身就是一种积极地开发右脑的活动,故应大力提倡。要是孩子在某一方面才能平平,那也不要求全责备,因为至少其右脑已得到了一定的锻炼。

第八节 感知外界——感觉器官

感觉器官在协调机体活动和认识客观世界中,起着重要的作用。人们认识世界从感觉开始,感觉器官接受外界环境和身体内部的各种刺激,产生神经冲动,传入中枢神经系统,进行分析综合,产生感觉。这是人的认识过程的第一步。

感受器可分为两大类:一类是感受体内各种变化的,称为内感受器,位于肌肉、关节和内脏中,可以把身体的位置和姿势等传入中枢;另一类是外部感受器,包括眼、耳、鼻、舌等,主要感受外界环境的变化,它们的构造复杂,而且有一些附属结构,合起来称为视觉器官、听觉器官、嗅觉器官、味觉器官及皮肤等。

一、视觉器官——眼

视觉是人认识世界的主要途径,人获得的知识有 70% 来自视觉。

（一）眼的结构和功能

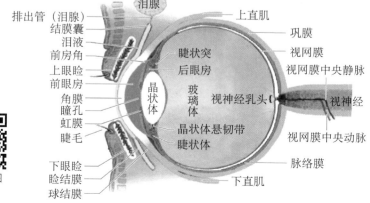

扫码看彩图

图 1-20 眼球的结构

人的眼睛近似球形。由眼球及其附属物组成。眼球是眼的主要部分,由眼球壁、内容物、视神经、血管等构成(见图 1-20)。附属物包括眼泪腺、睫毛等。其中泪腺能分泌泪液,湿润眼球。

1. 眼球壁

眼球壁由外膜、中膜、内膜构成。

（1）外膜:由角膜、巩膜组成。前 1/6 为透明的角膜,其余 5/6 为白色的巩膜,俗称"眼白"。眼球外膜起维持眼球形状和保护眼内组织的作用。角膜是眼球前部的透明部分,光线经此射入眼球。巩膜不透明,呈乳白色,质地坚韧。

（2）中膜:具有丰富的色素和血管,由前向后可以分成虹膜、睫状体和脉络膜三部分。

虹膜呈环圆形,位于晶状体前,中央有一个 2.5～4 mm 的圆孔,称之为瞳孔。不同种族人的虹膜颜色不同。

睫状体前接虹膜根部,后接脉络膜,外侧为巩膜,内侧则通过悬韧带与晶状体相连。可调节晶状体的曲度。

脉络膜位于巩膜和视网膜之间。脉络膜的血液循环起营养眼球的作用。脉络膜含有的丰富色素能遮光形成暗室的作用。

（3）内膜:即视网膜,是一层透明的膜,是眼球的感光部位,也是视觉形成的神经信息传递的最敏锐的区域。视网膜所得到的视觉信息,经视神经传送到视觉中枢,经过视觉中枢的加工、整合,形成物像。视网膜的神经细胞发出神经纤维向眼后部集中,形成视神经,在视神经穿出眼球的地方,视网膜上没有感光细胞,称为盲点。视网膜后部中心称为黄斑,是视觉最敏感的部位。

2. 眼内容物

眼内容物包括房水、晶状体和玻璃体。它们和角膜共同组成折光系统。

房水由睫状体产生,有营养角膜、晶状体及玻璃体,维持眼压的作用,使角膜具有一定的曲度。如果房水过多,眼内压就会升高,则导致"青光眼"。

晶状体为富有弹性的透明体,位于虹膜、瞳孔之后,玻璃体之前。它形如双凸透镜,凸度的大小可以调节。

玻璃体为无色透明的胶质体,填充于晶状体与视网膜之间,主要成分为水。玻璃体有屈光作用,也起支撑视网膜的作用。

（二）视觉的形成

人的眼睛像一架照相机,角膜、房水、晶状体(可改变曲度)、玻璃体可看做一系列的透镜。外界物体发出的光线透过折光系统发生折射,使物体清晰地落在视网膜上,视网膜上的感光细胞产生兴奋,兴奋由神经传到大脑皮质的视觉中枢,从而使人感觉到了物体的存在。

（三）学前儿童眼睛的特点

1. 生理性远视

学前儿童眼球的前后距离较短,物体往往成像于视网膜的后面,称为生理性远视。随着年龄的增长,眼球的发育,眼球的前后距离变长,一般到 5 岁左右,就可成为正视(正常视力)。

2. 晶状体有较好的弹性

学前儿童晶状体的弹性较好,可塑性大,调节范围广,使近在眼前的物体也能因晶状体的曲度加大,成像在视网膜上。所以,学前儿童即便把书放在离眼睛很近的地方看,也不觉得眼睛累,甚至只有 5 cm 的情况下仍能看清。但长此以往,就容易形成习惯,尤其上小学以后,运用视力的机会多了,就会使睫状肌疲劳,形成近视眼。所以,要教育孩子从小注意保护视力。

学前儿童常见的视力障碍有以下两种。

（1）斜视(斜眼):当两眼向前平视时,两眼的黑眼珠位置不匀称,称为斜视(斜眼)。由于两眼位置不匀称,看东西时就不能同时注视一个物体,而出现双影。模糊的双影使人不舒服,于是大脑皮质就抑制自斜眼传入的视觉冲动,只允许正常的那只眼睛看见东西。日久,眼位不正的那只眼睛就会出现弱视。

发现孩子眼位不正要早治。治疗斜视不仅是为了美观,更重要的是使孩子的心理能得到健康发展。因为眼斜,受到人们嘲笑,常常造成孩子卑怯、孤独等不良的性格倾向。早治疗斜视还可以恢复立体视觉。成年后才治疗斜视,已成弱视的眼睛,视力就无法恢复了。

（2）弱视:是指视力低下但查不出眼睛有器质性病变。弱视不是屈光不正,配戴矫正眼镜,视力仍不能达到正常。

治疗弱视的最好时机是 6 岁以前,经过治疗,视力可以提高,并恢复立体视觉。上小学以后再治疗,效果就差一些了,如果已经成年,则恢复立体视觉已无希望,将终生为"立体盲"。没有良好立体视觉的人,打乒乓球不能准确判断方位,驾驶车辆可能出车祸,开车床可能伤了自己的手指,就是打苍蝇也常常是十打九空。

弱视从外表看,两眼挺有神,只有通过检查视力才能发现弱视。孩子过了3岁,每半年要检查一次视力,如果视力不足0.9,要到眼科复查,找出原因。

（四）学前儿童眼的卫生保健

1. 提供适宜的视觉刺激,促进学前儿童视觉发展

在婴幼儿视觉发展的敏感期（1～3岁）,给孩子提供适宜的刺激,如色彩柔和的物品、读物,以及可自由探索的空间环境等,促进视觉发展。

2. 教会学前儿童科学用眼,预防近视

（1）写字、绘画、看书、看电视等都要保持正确的姿势。

坐姿要端正,背直、头正。眼与书的距离保持约30 cm为宜,看电视要离电视1.5 m以上。最远不得超过5 m,这样眼睛不需要做紧张的调节工作。正确的姿势与适当高度的桌椅有关,所以要按标准制作桌椅。学前儿童用眼看书、画画与体力活动要交替进行,使眼睛得到休息。看电视的时间也要科学安排,如每周不得超过2～3次,3～4岁的儿童每次最好不要超过10～15分钟,5～7岁每次最好在30分钟左右。室内除发光屏幕外,观看者的后面最好安一个小灯,可以减轻视力疲劳。要教育儿童不要在走路、躺卧、乘车等时间看书、画画,以免增加眼球的紧张度,防止引起斜视。

（2）为学前儿童创设良好的采光条件、适宜的读物和教具。

学前儿童活动室的窗户大小适中,使自然光充足,当学前儿童在画画、写字或看书时,光线应从左侧射来,以免遮光出现暗影。自然光不足时,宜开灯照明,避免日光直射或光线过暗。

为学前儿童提供的读物,字体宜大,字迹、图像应清晰,教具大小要适中,颜色鲜艳画面清楚。光线过强或过暗以及字小、纸暗,都能使学前儿童的眼睛很快疲劳,并影响视力。阳光中的紫外线会损伤眼睛,平时要掌握好对面部直射的时间。

3. 培养学前儿童良好的卫生习惯,预防各种眼病的发生

教育学前儿童不用手揉眼,不用别人的毛巾和手绢,教育学前儿童用流动水洗手、洗脸,盥洗用品要保持清洁。同时,要组织学前儿童认真做眼保健操,预防各种眼病的发生。

4. 加强安全教育,预防眼外伤

教育学前儿童不要玩容易对眼睛造成伤害的物品,如剪刀、竹签、气枪等。

5. 定期检查学前儿童的视力

要定期检查学前儿童的视力,以便及时发现、及时矫治。对视力差的孩子,应及时查明原因,及时治疗,照顾视力差的孩子,减轻他们的用眼负担,合理安排位置。同时,这个时期是视觉器官发育的关键时期和可塑阶段,年龄越小,治疗的效果越好。

二、听觉器官——耳

（一）耳的结构和功能

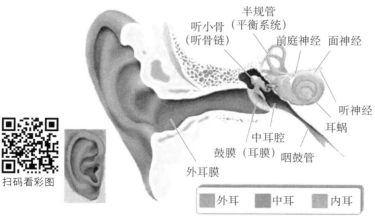

扫码看彩图

图1-21 耳的结构

耳可分为外耳、中耳和内耳三部分（见图1-21）。外耳、中耳是声波的传导装置,内耳是位听觉器官的主要部分。

1. 外耳

外耳是指能从人体外部看见的耳朵部分,包括耳廓和外耳道,耳廓对称地位于头两侧,主要结构为软骨。耳廓具有两种主要功能,它既能排御外来物体以保护外耳道和鼓膜,还能起到从自然环境中收集声音并导入外耳道的作用。将手作杯状放在耳后,很容易理解耳廓的作用效果,因为手比耳廓大,能收集到更多的声音,所以这时

你听到的声音会感觉更响。当声音向鼓膜传送时,外耳道能使声音增强,此外,外耳道具有保护鼓膜的作用,耳道的弯曲形状使异物很难直入鼓膜,分泌的耵聍也能阻止进入耳道的小物体触及鼓膜。外耳道的平均长度 2.5 cm,可控制鼓膜及中耳的环境,保持耳道温暖湿润,能使外部环境不影响中耳和鼓膜。外耳道外部的 2/3 是由软骨组成。

2. 中耳

中耳由鼓膜、鼓室和 3 块听小骨组成。鼓膜介于外耳和中耳之间,是一块椭圆形的薄膜。听小骨包括锤骨、砧骨和镫骨,悬于中耳腔。中耳的基本功能是把声波传送到内耳。声音以声波方式经外耳道振动鼓膜,振动的空气粒子产生的压力变化使鼓膜振动,从而使声波能通过中耳结构转换成机械能。由于鼓膜前后振动使听小骨作活塞状移动,鼓膜表面积比镫骨足板大好几倍,声波能在此处放大并传输到中耳。由于表面积的差异,鼓膜接收到的声波就集中到较小的空间,声波在从鼓膜传到前庭窗的能量转换过程中,听小骨使得声音的强度增加了 30 分贝。为了使鼓膜有效地传输声音,必须使鼓膜内外两侧的压力一致。当中耳腔内的压力与体外大气压的变化相同时,鼓膜才能正常地发挥作用。咽鼓管是鼓室通向鼻咽部的一条管道。咽鼓管在鼻咽部的开口平时是关着的,吞咽时,空气从咽部进入中耳,使鼓膜两侧的气压相等,保证鼓膜正常振动,人们才能听到清晰的声音。

3. 内耳

内耳由半规管、前庭和耳蜗构成。

半规管可以感知各个方向的运动,起到调节身体平衡的作用。前庭是卵圆窗内微小的、不规则形状的空腔,是半规管、镫骨足板、耳蜗的汇合处,半规管和前庭内有感受头部位置变化的感受器。耳蜗是被颅骨所包围的像蜗牛一样的结构,内耳在此将中耳传来的机械能转换成神经电冲动传送到大脑。

（二）听觉的形成

声波由外界经外耳道传入,使鼓膜产生振动并引起听小骨振动,传至内耳,刺激耳蜗内的听觉感受器产生兴奋,兴奋由神经传至大脑皮质的听觉中枢,从而使人感知声音。

（三）学前儿童耳的特点

1. 外耳道比较狭窄,外耳道壁骨化尚未完成

学前儿童的外耳道正在发育过程中。5 岁前,外耳道壁尚未骨化和愈合,因此一旦感染,容易扩散到附近的组织和器官,直到 10 岁,外耳道才骨化完成,12 岁时听觉器官才发育完全。

2. 耳廓易生冻疮

耳廓皮下组织很少,血液循环差,易生冻疮。虽天暖可自愈,但到冬季不加保护又会复发。

3. 外耳道易生疖

因眼泪、脏水流入外耳道,或挖耳朵损伤外耳道等可使外耳道皮肤长疖,因长疖疼痛可影响小孩睡眠,张口、咀嚼时疼痛加剧。

4. 易患中耳炎

学前儿童的咽鼓管比较短,管腔宽,位置平直,鼻咽部的细菌易经咽鼓管进入中耳,引起急性化脓性中耳炎。

5. 对噪声更敏感

噪声是指使人感到吵闹或为人所不需要的声音,噪声是一种环境污染,可以影响孩子的健康。学前儿童耳蜗的感受性比成人强,对声音比较敏感,噪声在 50 分贝以下,是比较安静的正常环境。60 分贝时就开始影响睡眠和休息。如果孩子经常处于 80 分贝以上的噪声环境中,就会睡眠不足、烦躁不安、消化不良、记忆力减退以及听觉迟钝。

在家庭里,电视机、收录机等开得太响,而且时间太长;家庭亲友聚会的喧闹声;父母粗声训斥孩子,没完没了的争吵等,都是噪声的主要来源。为了孩子的健康,应尽量不让噪声污染家庭环境。

（四）学前儿童耳的卫生保育

1. 注意保持鼻腔和咽腔的清洁卫生

教会学前儿童擤鼻涕的方法。正确的方法是,先轻轻捂住一侧鼻孔,擤完,再擤另一侧,不要太用力。更不要把鼻孔全捂上使劲地擤。以免细菌通过咽鼓管进入中耳,引起中耳炎。同时,在洗头、洗

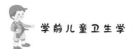

澡时要防止污水进入外耳道。

2. 禁止用锐利的工具给学前儿童挖取耳垢

挖取耳垢容易损伤外耳道和鼓膜。正常情况下,耳道聚集的耳垢会随着运动、侧身睡、打喷嚏等动作自动掉出来,倘若发生耳塞,可请医生取出。

3. 成人与学前儿童说话的声音、听录音的声音等都要适当

不要大喊大叫,更要防止噪声。如听到震耳的大声音要捂耳、张口,预防强音震破耳膜,影响听力。同时,要教育学前儿童学会欣赏音乐、唱歌,以培养学前儿童的节奏感。平时用轻声说话,用自然声音唱歌。运用科学的方法,帮助学前儿童发展听力。

4. 预防学前儿童聋哑症

应提倡优生,开展孕期和围产期保健;严格限制使用耳毒性药物(如链霉素、卡那霉素、庆大霉素等),耳毒性抗生素会损害内耳的耳蜗,可致感音性耳聋;积极预防各种传染病,防治中耳炎;根据条件进行听力检查,如发现问题,要及时治疗。

5. 定期进行听力测试

根据条件对学前儿童进行听力测试,如发现问题,应及时治疗。

三、感觉器官——皮肤

皮肤覆盖着人体表面,是保护人体的第一道防线。

（一）皮肤的结构和功能

1. 皮肤的结构

皮肤由表皮、真皮、皮下组织构成(见图1-22)。

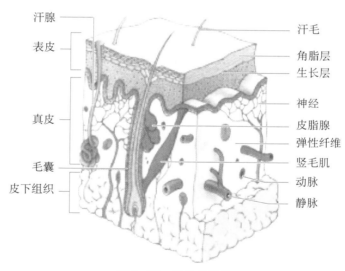

扫码看彩图

图1-22　皮肤的结构

（1）表皮。表皮是皮肤的最表层。表皮的最外层是角质层,不断脱落成为皮屑。表皮的最里层是生发层,能不断产生表皮的各层细胞。生发层内还有能产生黑色素的细胞。

（2）真皮。位于表皮的下面,弹性和韧性较强。真皮含有丰富的血管和神经末梢。

（3）皮下组织。位于真皮的下面,疏松柔软,内含大量的脂肪组织。

2. 皮肤的功能

（1）感觉功能。在皮肤里广泛分布着各种感觉神经的末梢,分别可以感受触觉、压觉、痛觉、温觉、冷觉等,所以皮肤是感觉器官。人们常说的眼、耳、鼻、舌、身五种感觉器官,其中的"身"就是指的皮肤。

（2）保护机体功能。皮肤覆盖在人体表面,柔韧而具有弹性,有保护身体不受外界环境刺激的作用,它是保护人体的第一道防线。

（3）调节体温的功能。皮肤受到冷的刺激,血管收缩,减少散热;受到热的刺激,血管舒张,汗腺分泌增加,可以多散热,体温的相对恒定是维持正常生命活动的重要条件。因为体内的物质代谢必须在 37℃ 左右的温度下才能正常进行。体温过低,代谢速度减慢会危及生命;体温过高,酶的功能受到破坏,中枢神经系统的功能失调,会出现说胡话、神志不清等现象,甚至危及生命。皮肤具有散热和保温的双重功能,对体温起调节作用。

（4）吸收功能。皮肤具有吸收外界物质的能力,其吸收作用主要通过以下两条途径:一是通过角质层细胞;二是通过皮脂腺或汗管。

（5）排泄功能。皮肤还是排泄器官,随着汗液分泌,一些代谢的废物被排出体外。

（二）学前儿童皮肤的特点

1. 皮肤的保护功能差

学前儿童皮肤的表皮薄,易损伤和感染,保护机能差,所以要特别注意加强保护和清洁,如果皮肤不干净,皮屑、汗液、皮脂和灰尘积多了,细菌容易生长繁殖,引起疾病。实验证明,清洁的皮肤具有杀菌的能力,如果把副伤寒杆菌分别放在清洁和不清洁的皮肤上,10 分钟后清洁的皮肤上有 85% 的副伤寒杆菌被抑制或死亡,而不洁的皮肤上只有 5% 的细菌死亡。所以,要从小培养学前儿童良好的盥洗习惯,勤洗澡、勤洗头、勤换内衣、勤剪指甲。儿童皮肤薄嫩,易受损伤,若不注意皮肤清洁,就很容易生疮长疖。要常洗澡洗头,勤剪指甲。

2. 皮肤调节体温的机能差

学前儿童皮肤中毛细血管丰富,血管管腔比较大,因此流经皮肤的血量比成人多,散热快,加上学前儿童皮肤的表面积相对较大,散热多,神经系统对血管运动的调节不灵活,所以学前儿童对外界气温的变化不易适应。环境温度过低,皮肤散热多,容易受凉或生冻疮;环境温度过高,易受热中暑。锻炼可以增强对冷、热的适应能力。空气、阳光和水是大自然赋予人类维持生命、促进健康的三件宝。要充分利用这三件宝,锻炼孩子的适应能力。俗话说"要想小儿安,三分饥和寒"是有一定道理的。经常带孩子在户外活动,可以改变皮肤的血液循环,增强体温调节能力,遇到冷、热的刺激反应灵敏,使体温保持相对的恒定。年龄稍大的孩子从夏天开始就可以用冷水洗脸、洗手。冬天,早上仍坚持用冷水洗脸,作为一种锻炼。晚上用温水洗以更好地清洁皮肤。

3. 皮肤的渗透吸收作用强

学前儿童皮肤薄嫩,渗透作用强。有机磷农药、苯、酒精都可经皮肤被吸收到体内,引起中毒。凡盛过有毒物品的容器要妥善处理,绝不能让孩子接触到,更不能让孩子把玩。在皮肤上涂拭药物也要注意药物的浓度和剂量,不可过量,防止儿童机体受到损害。

（三）学前儿童皮肤的卫生与保育

1. 养成良好的卫生习惯,保护皮肤清洁

教育学前儿童养成讲卫生的好习惯,每天要用清水洗脸、手、耳、颈等身体裸露的部分;勤洗澡,勤换衣;勤剪指甲,以防皮肤被抓破感染。

2. 加强锻炼

经常组织学前儿童进行户外活动,坚持用冷水洗脸,增强皮肤对冷热变化的适应性。

3. 注意衣着卫生

当季节、气候变化时,应提醒学前儿童及时增减衣服。衣服应安全舒适。

4. 不用刺激性强的洗涤、护肤品

学前儿童皮肤细嫩、皮脂分泌少,不要用刺激性强的洗涤、护肤品。成人护肤品粒子较粗,而儿童皮肤毛孔非常细嫩,容易阻塞毛孔,影响汗液排泄。不要让儿童使用成人的护肤品或化妆品。有些成人化妆品含铅、汞等有害成分,虽不会给成人带来危害,但对儿童就可产生皮肤过敏、皮肤瘙痒甚至溃烂。

四、味觉器官——舌

舌与味觉和嗅觉密切相关。

（一）学前儿童味觉的特点

味觉主要是舌的功能,舌面上有味觉感受器即味蕾,分布在舌的表面和舌缘的舌乳头中,特别是舌尖和舌两侧。它们接受了一些溶于水的物质的刺激后,产生兴奋通过神经传入大脑,产生味觉。

舌能辨别酸、甜、苦、咸四种味道。对甜味最敏感的是舌尖,对苦味最敏感的是舌根,对酸味最敏感的是舌两侧,对咸味最敏感的是舌尖和舌两侧。

孩子一出世,就能辨别酸、甜、苦、咸四种基本味道,味觉比较敏感,但对各种味道尚未形成固定的爱好。因此,要注意让孩子尝试各种味道,以免形成偏食的不良习惯。

（二）学前儿童味觉器官的卫生保育

保护口腔的卫生,预防疾病,防止味觉的敏感性降低。

组织学前儿童膳食时应当注意供给多种味道的食物,不仅帮助学前儿童识别各种食品的味道,而且也能养成不挑食的好习惯。

第九节　化学信使——内分泌系统

人体各种功能之所以能根据不同的内、外环境而产生特定的变化,维持内、外环境的动态平衡,与内分泌系统有着不可分割的关系。

一、内分泌系统概述

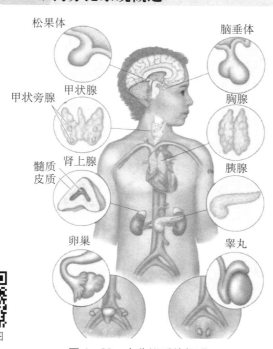

图 1-23　内分泌系统概观

扫码看彩图

内分泌系统是神经系统以外的另一重要功能调节系统,内分泌系统与神经系统相互配合,共同组成了人体统一的调节和控制系统。神经系统是通过神经调节方式实现其调节功能,而内分泌系统则是通过分泌一种特殊的化学物质——激素,实现其调节作用,即体液调节。内分泌系统和神经系统的相互配合和制约,共同调节着机体的各种生理功能,使之更好地适应内、外环境的变化。

内分泌系统是由许多内分泌腺组成的。人体内主要的内分泌腺有脑垂体、松果体、甲状腺、甲状旁腺、胸腺、胰岛、肾上腺、性腺等(见图 1-23)。这些内分泌腺释放的化学物质叫激素,激素以"渗透"的方式进入腺体周围的血管和淋巴管内,经血液循环到达身体的各个部位,控制和调节机体的新陈代谢、生长发育及生殖等生理过程。

（一）脑垂体

脑垂体位于颅腔底部,与丘脑下部相连,重 $0.5 \sim 0.6\,g$,分前叶和后叶两部分。脑垂体是人体最重要的内分泌器官,它的结构复杂,分泌的激素种类多,如生长激素、促甲状腺激素、促肾上腺皮质激素、促性腺激素、催产素、催乳素、抗利尿素、黑色细胞刺激素等。这些激素不仅能直接调节组织细胞的活动,而且还能调节其他内分泌腺的活动,因而脑垂体被称为"内分泌之王"。

（二）松果体

松果体位于丘脑的上后方,两上丘间的浅凹内,以柄附于第三脑室顶的后部,为一椭圆形小体,形似松果,颜色灰红。松果体在儿童时期比较发达,一般自 7 岁后开始退化,成年后松果体部分钙化形成钙斑,可在 X 线片上见到。临床上可根据其位置的改变,作为诊断颅内病变的参考。

松果体可以合成和分泌褪黑素等多种活性物质。这些激素的生理作用并不十分清楚,但实验已

图中标注：松果体、脑垂体、甲状旁腺、甲状腺、胸腺、髓质、皮质、肾上腺、胰腺、卵巢、睾丸

经证明,它们可以影响机体的代谢活动、性腺的发育和月经周期等,松果体有病变破坏而功能不足时,可出现性早熟或生长器官过度发育。相反,若分泌功能过盛,则可导致青春期延长。松果体的内分泌活动与环境的光照有密切关系,呈明显的昼夜周期变化。

（三）甲状腺

甲状腺是人体最大的内分泌腺,重 20～30 g,位于气管上端甲状软骨两侧,分左右两叶。甲状腺分泌的激素称为甲状腺素。甲状腺素的主要生理功能是调节机体的新陈代谢,促进儿童的生长发育,提高神经系统的兴奋性,促进骨骼和神经系统的发育,它对软骨骨化、牙齿生长、面部外形、身体比例等方面产生广泛的作用。

（四）甲状旁腺

甲状旁腺是两对扁椭圆形小体,颜色棕黄,形状大小似黄豆,表面有光泽,附着在甲状腺侧叶的后面。

甲状旁腺分泌甲状旁腺素,主要生理功能是调节体内钙和磷的代谢。甲状旁腺素分泌过少时,血钙下降,血磷增高,神经系统过度敏感,可发生手足抽搐;分泌过多时,血钙升高,血磷下降;功能亢进时,则引起骨质过度吸收,容易发生骨折。

（五）胸腺

胸腺位于胸腔内,纵膈的上部,正对胸骨柄的后方,其大部分被肺和胸膜遮掩,由形态和大小不等的左右两叶组成。

胸腺既是淋巴器官,同时也是具有分泌功能的内分泌器官。作为淋巴器官它能产生参与机体细胞免疫反应的 T 淋巴细胞,作为内分泌器官它能分泌产生胸腺素和促胸腺生成素等具有激素作用的活性物质。

胸腺产生的胸腺素能使骨髓干细胞在胸腺内分化发育为成熟的 T 淋巴细胞,经血液循环迁移到周围淋巴器官,参与机体的免疫反应。如给去胸腺的动物注射胸腺素,则可部分地恢复胸腺功能。促胸腺生成素可促使包括胸腺本身在内的淋巴细胞分化为可参与免疫反应的细胞成份。此外,胸腺还可分泌产生其他一些具有生物活性的激素样体液因子。

（六）肾上腺

肾上腺是人体的重要内分泌腺之一,位于腹膜之后,肾的上内方,与肾共同包在肾筋膜内。肾上腺左、右各一：左侧者近似半月形,右侧者呈三角形。腺的前面有不显著的门,是血管、神经出入之处。肾上腺外包被膜,其实质可分为皮质和髓质两部分。皮质在外,呈浅黄色;髓质在内,呈棕色。

肾上腺皮质可分泌多种激素,根据其作用主要分为三类,即调节体内水盐代谢的盐皮质激素、调节碳水化合物代谢的糖皮质激素、影响性行为及副性特征的性激素。肾上腺髓质分泌的激素称肾上腺素和去甲肾上腺素,能使心跳加快,心脏收缩力加强,小动脉收缩,维持血压和调节内脏平滑肌活动,对机体代谢也起一定作用。

（七）胰岛

胰岛主要分泌胰岛素和胰高血糖素。胰岛素的主要生理功能是调节糖、脂肪、蛋白质的代谢,促进糖元的合成,降低血糖;当分泌不足时,则患糖尿病。胰高血糖素的主要功能是促进糖元的分解和脂肪、氨基酸的转化,使血糖升高。

（八）性腺

女性的性腺是卵巢,男性的性腺是睾丸,它们既是生殖器官,又是内分泌器官。

性腺的内分泌组织男女不同。男性睾丸的曲精小管之间的间质细胞是内分泌组织,分泌雄性激素,其作用是激发男性的第二性征出现,并与维持正常性功能有关。女性卵巢内的卵泡细胞和黄体产生雌性激素。卵泡细胞产生的雌性激素可刺激子宫、阴道和乳腺生长及出现第二性征;黄体产生的激素能使子宫内膜增厚,准备受精卵的种植,同时使乳腺逐渐发育,以备授乳。

二、学前儿童内分泌系统的特点

（一）脑垂体

脑垂体在出生时已发育良好,其重量有很大的个体差异。脑垂体一般在 4 岁以前及青春期生长

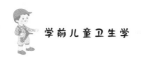

速度最为迅速,机能也最活跃。

学前儿童脑垂体分泌的生长激素较多。生长激素是从出生到青春期影响生长最重要的内分泌激素。一昼夜间,生长激素的分泌并不均匀。夜间入睡,生长激素才大量分泌。由于学前儿童的睡眠时间较长,脑垂体分泌的生长激素较多,就能够加速骨骼的生长发育。如果儿童睡眠时间不足,睡眠不安,生长激素的分泌减少,从而就会影响身高的增长。

幼儿期如果生长激素分泌不足,则生长迟缓,身材异常矮小,较同年龄儿童低30%,到成人身高也不及130 cm,称为"垂体性侏儒症"。此患者虽然身材矮小,但身体各部分比例匀称,即身体上、下部位的比例与其年龄相符合,智力基本正常;如果儿童时期脑垂体机能亢进,生长激素分泌过多,则生长速度过快,可长成2 m以上的巨人,称为"巨人症"。

如果生长激素的旺盛分泌发生在青春期以后,身高不能再增长,但可促进软骨组织加速增长,骨可变得粗厚,尤其是位于肢端部分的骨明显增大,产生手大、脚大、指粗、鼻高、下颌突出等现象,称为"肢端肥大症"。

（二）甲状腺

甲状腺在儿童出生时就已经形成,以后逐渐生长,至14～15岁青春期腺体发育最快,重量可达20 g,机能也达到最高峰。因此,这一时期女孩常可见甲状腺代偿性肥大。

学前儿童时期,如果甲状腺素分泌不足,可发生"呆小症"（克汀病）,表现为智力明显低下,身材矮小,上身长,下身短,并有不同程度的听力障碍。如果甲状腺素分泌过多,可引发"甲亢",又称"突眼性甲状腺肿",此病的主要症状为甲状腺肿大、突眼,新陈代谢旺盛,食量大增,身体日渐消瘦、乏力,神经系统兴奋性增强,心跳和呼吸加快、出汗过多、脾气暴躁、情绪易激动、多语、失眠等。

碘是合成甲状腺素的主要成分。缺碘地区对胎儿和儿童的影响不仅限于发展成克汀病患儿,而是对全部儿童和青少年身体和智力的发展都有极大影响。一些调查表明,缺碘越严重,克汀病发病率越高的地区,儿童中智商平均值也愈低,所以碘与智力的关系十分密切。缺碘还可引起甲状腺组织增生而导致大脖子。在某些地区,土壤或饮水中缺碘,如不能得到适当的补充,可引起地方性甲状腺肿。

（三）甲状旁腺

学前儿童时期,甲状旁腺的大小存在个体和年龄差异,在儿童时期体积较大,其数目和位置也有很大变化。

（四）胸腺

1. 学前儿童时期,胸腺发育很快

胸腺在胚胎第六周就开始发育,出生时10～15 g,出生后至青春期继续发育,13岁时约重30～40 g,青春期后逐渐萎缩,15～24岁下降最快,30岁时已经缩小,到60岁左右已退化。

2. 胸腺的功能以胚胎期、新生儿期最为旺盛。

此时对免疫功能的建立起主要作用,先天性无胸腺的儿童往往夭折,而成人切除胸腺对免疫功能无显著影响。

3. 幼年时胸腺发育不全,会影响免疫功能

由骨髓产生的淋巴干细胞在胸腺素的作用下才具有免疫功能。幼年时,如果胸腺发育不全,以致反复出现呼吸道感染或腹泻等疾病。

（五）性腺

性腺在青春期前发育缓慢。性腺自胚胎期4～5周开始形成,男孩的睾丸在出生时已下降至阴囊内,10岁以前发育缓慢,性成熟时才迅速发育。女孩卵巢发育亦缓慢,月经初潮时,卵巢的重量只相当于成人的30%,18岁时可达成人重量。

三、学前儿童内分泌系统的卫生保育

（一）供给学前儿童科学合理的膳食

合理的营养,能促进学前儿童内分泌腺功能的提高。如饮食缺碘,可导致甲状腺功能不全,引起

疾病。学前儿童膳食中应使用加碘食盐,婴儿补碘应在医生指导下进行。

（二）制定和执行合理的生活制度

根据学前儿童身心发展特点,合理安排一日的生活制度,保障孩子的睡眠充足,不仅能使学前儿童的生活丰富多彩,而且孩子一天也能劳逸结合,从而有效地促进内分泌系统的正常发育。

（三）不盲目服用营养品,防止性早熟

有些儿童营养品的成分并不十分明确,有的虽然只含微量激素,但若长期服用也有可能在体内累积,引发儿童"性早熟"。

第十节　生命的传承——生殖系统

人体生长发育成熟以后,就会繁殖后代。后代的生殖是通过生殖系统实现的。生殖系统的主要功能是产生生殖细胞、繁殖后代、延续种族和分泌性激素以维持性的特征。

一、生殖系统概述

人类新个体的产生都经历雌雄生殖细胞的结合,通过胚胎发育形成新个体。这一过程是靠生殖系统来完成的。每个人都有生殖系统,生殖系统包括男性生殖系统和女性生殖系统。但是,男性和女性生殖系统是不一样的,儿童和成人的生殖系统也有所差别。

（一）男性生殖系统的组成和功能

男性生殖系统包括内生殖器和外生殖器。男性内生殖器包括睾丸、附睾、输精管、精囊腺、前列腺。外生殖器有阴茎和阴囊（见图1-24）。睾丸位于阴囊内,左右各一,由无数曲精小管组成。其功能是产生精子和分泌雄性激素,是男性生殖系统的主要器官。睾丸在性成熟以前,发育比较缓慢,至青春期发育迅速。附睾位于睾丸后外侧,紧贴睾丸。附睾有储存精子、供给精子营养和促进精子成熟的作用。

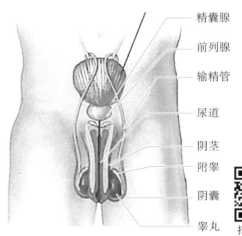

精囊腺
前列腺
输精管
尿道
阴茎
附睾
阴囊
睾丸

扫码看彩图

图1-24　男性生殖系统结构图

（二）女性生殖系统的组成和功能

女性生殖系统分为内生殖器和外生殖器,内生殖器包括卵巢、输卵管、子宫和阴道。外生殖器即外阴（见图1-25）。

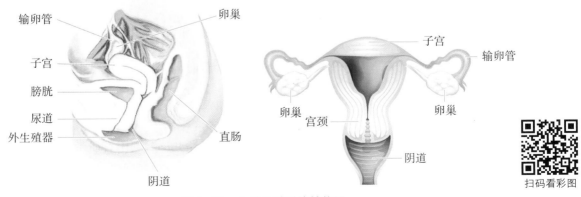

输卵管
卵巢
子宫
膀胱
尿道
外生殖器
阴道
直肠

子宫
输卵管
卵巢
卵巢
宫颈
阴道

扫码看彩图

图1-25　女性生殖系统结构图

卵巢为扁圆形,位于盆腔内,其功能是产生卵细胞和分泌雌性激素。是女性生殖系统的主要器官。卵巢的大小、形状随年龄而有差异。卵巢内卵泡数量很多,出生时两个卵巢内有30万～40万个原始卵泡,自青春期起,每月有15～20个卵泡开始生长发育,但通常只有一个卵泡发育成熟并排出,左右卵巢交替排卵,一生中共排卵400～500个,卵细胞是人体最大的细胞,肉眼可见。卵细胞成熟后,由卵巢排出,进入输卵管。卵细胞的细胞质内有丰富的卵黄,是胚胎发育初期所需要的营养物质。

（三）生殖过程

精子和卵细胞都是生殖细胞。含精子的精液进入阴道后,通过子宫进入输卵管,在这里与卵细胞相遇,众多的精子中,只有一个能够进入卵细胞,精子与卵细胞结合形成受精卵。受精卵进行细胞分裂,逐渐发育成胚泡。胚泡移入子宫内膜,继续发育(见图1-26)。

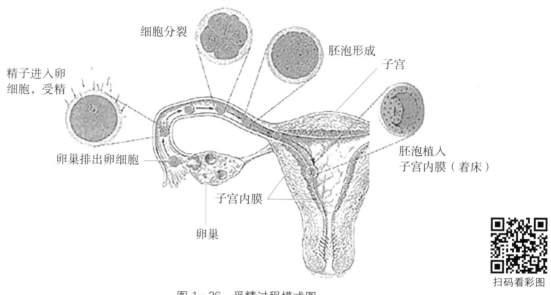

扫码看彩图

图1-26 受精过程模式图

胚胎在子宫内发育,8周左右成胎儿(出现人形),40周左右分娩(见图1-27)。胎儿生活在子宫内半透明的液体——羊水中,通过胎盘、脐带从母体获得所需要的营养物质和氧;胎儿产生的二氧化碳、尿素等废物,也是通过胎盘经母体排出。

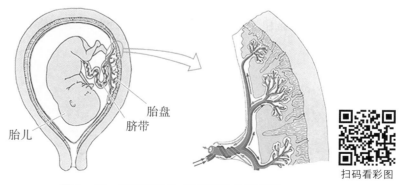

扫码看彩图

图1-27 子宫内胎儿、脐带和胎盘关系图

胎盘呈扁圆形,是胎儿和母体交换物质的器官,胎盘靠近胎儿的一面附有脐带,脐带与胎儿相连,胎盘靠近母体的一面与母体的子宫内膜相连。胎盘内有许多绒毛,绒毛内有毛细血管,这些毛细血管与脐带内的血管相通,绒毛与绒毛之间则充满了母体的血液。胎儿和母体通过胎盘上的绒毛进行物质交换(见图1-28)。

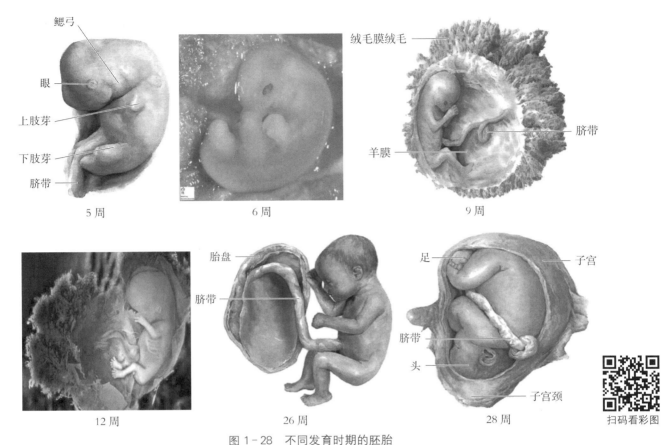

图1-28 不同发育时期的胚胎

扫码看彩图

二、学前儿童生殖系统的特点

幼儿期生殖系统发育缓慢,处于幼稚状态,进入青春期,在内分泌激素的影响下,内、外生殖器官迅速发育。与身体其他系统相比,生殖系统在相对较短的时间内迅速成熟,出现了显著的性别特征。卵巢在8~10岁开始迅速发育,以后卵巢的重量和体积直线上升,并且逐渐成熟,排出卵细胞,分泌性激素。子宫到10~18岁间发育速度也直线上升,体积逐渐增大。在性激素的作用下,子宫内膜呈周期性变化,出现月经。阴道随着发育变长、变宽。分泌物增多。随着内外生殖器官的发育,长出阴毛、腋毛,乳房增大,臀部变宽等。睾丸在12~15岁时增长加快,体积增大,功能逐渐成熟,产生精子,分泌性激素(雄性激素为主)。阴茎也迅速发育,长度、直径增大,并逐渐达到成人大小。

三、学前儿童生殖系统的卫生保育

(一)注意科学的性教育

婴幼儿期是性心理发育的关键时期,3岁左右,儿童常会提问"为什么他站着小便"之类的问题;5~6岁时可出现恋父、恋母的情结,并提出"我是怎么来的"之类的问题。婴幼儿期是形成性角色、发展性心理的关键期。教师应注意对儿童进行科学的、随机的性教育,使儿童形成正确的性别自我认同,并提高自我保护意识,防范性侵害。家长应培养儿童对自己的性别的正确认识,男孩应着男装,玩男孩玩的玩具,女孩亦然。

(二)保持外生殖器的卫生

让儿童养成每天清洗外阴部的习惯。若儿童出现玩弄生殖器的现象,或出现"习惯性擦腿动作",成人不要责骂儿童,要以有趣的事情吸引其注意力,并查明儿童出现这类行为的原因。

(三)生殖器官疾病要及早诊治

儿童的包皮较长,包着整个阴茎头,包皮口也小。随着年龄的增长,包皮逐渐退缩,包皮口也逐渐

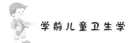

扩大,若包皮盖住尿道外口,但能够上翻露出尿道外口和阴茎头,就称为包皮过长。当包皮口过小,包皮完全包着阴茎头不能翻开,称为包茎。在这两种情况下,都易因包皮腔内污物的刺激而发生炎症,导致阴茎头红肿疼痛,排尿困难。当幼男 2 岁仍出现包皮过长或包茎时,应带着孩子去医院就诊或做包皮环切手术。如果幼女外阴红肿、发炎、阴道流液或有尿急、尿频、尿痛,突然尿床时,要及时带孩子到医院就诊。

实践与训练：正确的刷牙方法

在 2 岁以前,婴幼儿不会清洁口腔,要求家长在每次饮食之后用棉签蘸清水,最好是淡盐水给儿童轻轻擦洗牙面、牙龈和口腔各部位软组织。2 岁以后,要教会儿童自行刷牙。4 岁以后,可以开始用含氟牙膏。选购儿童保健牙刷应该注意:刷毛不宜过长,植毛部之长度不大于下颌 4 个前牙近远中径之和。牙刷用过之后要用清水把牙刷彻底冲净,甩干刷毛上的水液,然后把牙刷头向上放置在通风处吹干。牙刷一般使用 2～3 个月后就要更换。

一般人最常用的刷牙方式:在牙齿光滑表面区不断来回大范围、长距离刷洗。此种刷牙方式往往漏掉预防牙周病最重要的齿颈部牙肉区,使牙菌斑继续残留,而持续破坏牙周组织。

科学的刷牙方法:

(1)牙膏用量 1.5 g(挤满整个牙刷头)。

(2)手持刷柄,刷毛指向根尖方向(上颌牙向上,下颌牙向下),刷毛呈现 45 度(先与牙长轴平行,然后稍作旋转,与龈缘呈 45 度)。

(3)轻度加压,勿使刷毛屈曲,使刷毛端进入牙沟,开始刷牙。此外,刷牙顺序也很重要,从小应培养良好的刷牙习惯,由不良习惯引起的牙颌畸形如能在 10 岁前彻底纠正,相应的牙颌畸形多能自愈;自行纠正困难者及时请口腔医生指导。

 本章练习

一、选择题

1. 构成人体的形态、结构、生理功能与生长发育的基本单位是( )。

   A.腺体   B.器官   C.组织   D.细胞

2. 学前儿童不宜拎重物的主要原因是( )。

   A.肌肉柔嫩   B.神经系统发育尚未完善

   C.手骨纤细   D.腕骨骨化尚未完成

3. 儿童容易脱臼的原因是( )。

   A.关节柔软   B.关节腔浅、韧带较松

   C.骨骼肌娇嫩   D.关节窝较大

4. 关于学前儿童运动系统的表述,正确的是( )。

   A.骨中含有机物相对较多,弹性大,硬度小,容易弯曲变形

   B.足部肌肉有力,足弓明显

   C.头部骨骼之间的连接属间接连接

   D.脊柱的四个生理弯曲在出生后就形成了

5. 儿童肠壁肌肉和弹性组织较差,肠蠕动性较成人弱,食物在大肠肉停留时间长,易造成( )。

   A.腹泻   B.脱肛   C.便秘   D.肠套叠

6. 儿童的神经系统发育不够完善,对骨骼肌肉的调节功能不强,所以( )。

   A.肌肉的力量和协调性差   B.握笔或拿筷子的能力强

   C.画直线的能力强   D.画曲线的能力差

7. 动静交替,劳逸结合,这符合大脑皮质的(　　　)原则。
　　A．优势兴奋　　　　B．镶嵌式活动　　　　C．建立动力定型　　　D．保护性抑制

8. 符合学前儿童循环系统特点的说法是(　　　)。
　　A．心率较快,血压较低　　　　　　　　B．心率较快,血压较高
　　C．心率较慢,血压较低　　　　　　　　D．心率较慢,血压较高

9. 学前儿童伤风感冒可能引发结膜炎的原因是(　　　)。
　　A．咽鼓管开口呈水平位　　　　　　　　B．鼻泪管比较短
　　C．呼吸道比较短　　　　　　　　　　　D．耳道比较短

10. 学前儿童新陈代谢旺盛,尿总量较多,而(　　　)的容量小,储尿功能差,所以年龄越小,每天排尿次数越多。
　　A．肾脏　　　　　　B．肠　　　　　　C．膀胱　　　　　　D．尿道

11. 儿童咽鼓管比较短,并且呈水平位,故儿童易患(　　　)。
　　A．泪囊炎　　　　　B．中耳炎　　　　　C．结膜炎　　　　　D．咽喉炎

12. 儿童的声带不够坚韧,声门肌肉(　　　)。
　　A．不易疲劳　　　　　　　　　　　　　B．容易疲劳
　　C．发音时间可以过长　　　　　　　　　D．长时哭闹不会引起声音嘶哑

13. 同时按住儿童两侧鼻孔擤鼻涕容易引发(　　　)。
　　A．鼻窦炎　　　　　B．结膜炎　　　　　C．咽炎　　　　　D．中耳炎

14. 在儿童时期,如果生长激素分泌不足,可使儿童生长发育减慢,发生(　　　)。
　　A．呆小症　　　　　B．巨人症　　　　　C．佝偻病　　　　　D．侏儒症

15. 儿童处于生长发育阶段,所以要穿(　　　)。
　　A．紧身的衣服　　　　　　　　　　　　B．宽松适度的衣服和鞋子
　　C．宽大的衣服　　　　　　　　　　　　D．高跟鞋

二、判断题

1. 新生儿的脊柱都是有四个生理弯曲:颈曲、胸曲,腰曲和骶曲。　　　　　　　　　　　(　　　)
2. 儿童年龄越小,呼吸频率越快。　　　　　　　　　　　　　　　　　　　　　　　　(　　　)
3. 儿童处于发育时期,同化作用一般小于异化作用。　　　　　　　　　　　　　　　　(　　　)
4. 儿童关节柔软性强,牢固性较差,在外力作用下易发生受伤脱臼。　　　　　　　　　(　　　)
5. 主动脉血管内流的是静脉血,上腔静脉管内流的是动脉血。　　　　　　　　　　　　(　　　)
6. 有异物误入气管时最易坠入左支气管。　　　　　　　　　　　　　　　　　　　　(　　　)
7. 幼儿园教师每天应提醒儿童喝适量的白开水,这有利于体内的代谢废物及时随尿排出。(　　　)
8. "画饼充饥"是一种条件反射。　　　　　　　　　　　　　　　　　　　　　　　　(　　　)
9. 儿童皮肤的表面积相对较大,散热多。所以当环境温度过低时,容易受凉或生冻疮。　(　　　)
10. 甲状腺激素分泌过多会患呆小症。　　　　　　　　　　　　　　　　　　　　　　(　　　)

三、简答题

1. 学前儿童如何保护牙齿?
2. 学前儿童的骨骼、关节肌肉有哪些特点?
3. 如何保护学前儿童的运动系统?
4. 消化系统包括哪些? 其主要功能是什么?
5. 学前儿童消化系统的特点有哪些?
6. 学前儿童的循环系统有哪些特点? 如何对循环系统进行保护?
7. 呼吸系统由哪些器官组成? 其功能是什么?
8. 学前儿童的声带有什么特点? 怎样保护嗓音?
9. 为什么用鼻呼吸比用口呼吸要好?
10. 神经系统的组成及其主要功能有哪些?

11. 学前儿童神经系统的特点有哪些？

12. 学前儿童常见眼病有哪些？怎样预防？

13. 为什么学前儿童容易患中耳炎？

四、材料分析题

1. 某儿童 4 岁，在幼儿园里常尿裤、尿床、针对这个儿童老师采取了以下做法：

（1）经常提醒他上厕所。

（2）在幼儿园里让他少喝水。

（3）用惩罚手段帮助他克制尿裤、尿床。

请结合所学知识分析：

（1）该老师的做法是否恰当？

（2）你还有什么好的建议？

2. 据全国口腔健康流行病学调查显示，目前儿童患龋齿的概率高达 50％～60％，基本上平均 2 个儿童就有一个患有龋齿。

龋齿到底是什么呢？如何保护儿童的牙齿？

3. 做游戏时，小强因跑得太急，不小心趴倒在地上，鼻子流血不止，小强也因鼻流血大哭起来。

如果你作为老师，当时在现场，你将采取什么应急措施？

4. 有些家长喜欢用火柴梗、牙签、细铁丝或小手指、耳挖子等为儿童挖耳朵。如果你看到这种情况，你会怎样制止家长的这种不当做法？

5. 许多孩子在唱歌时喜欢扯着嗓子大声唱，你认为这样可能有何危害？作为教师应当怎样保护儿童嗓音？

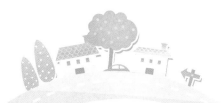

第二章
学前儿童的生长发育规律及其影响因素
——正确评价儿童的基础

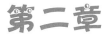 **学习目标**

　　1. 了解学前儿童的生长发育的年龄分期及特点；了解影响学前儿童生长发育的因素；明确学前儿童生长发育的评价指标和评价标准。

　　2. 熟悉学前儿童身体发育的常用评价方法，能够运用生长发育形态指标的测量方法对学前儿童生长发育情况进行评价。

学前导学

　　儿童正处于生长发育最旺盛阶段，这是一个动态的、连续的过程。根据其年龄特点可以分为五个时期，每个时期都有各自不同的特点以及发育规律，幼儿教师必须研究各年龄阶段儿童的生长发育的规律，熟悉影响各年龄阶段生长发育的因素，以便在实际工作中能正确了解并评价儿童的生长发育状况，确保学前儿童健康发展。

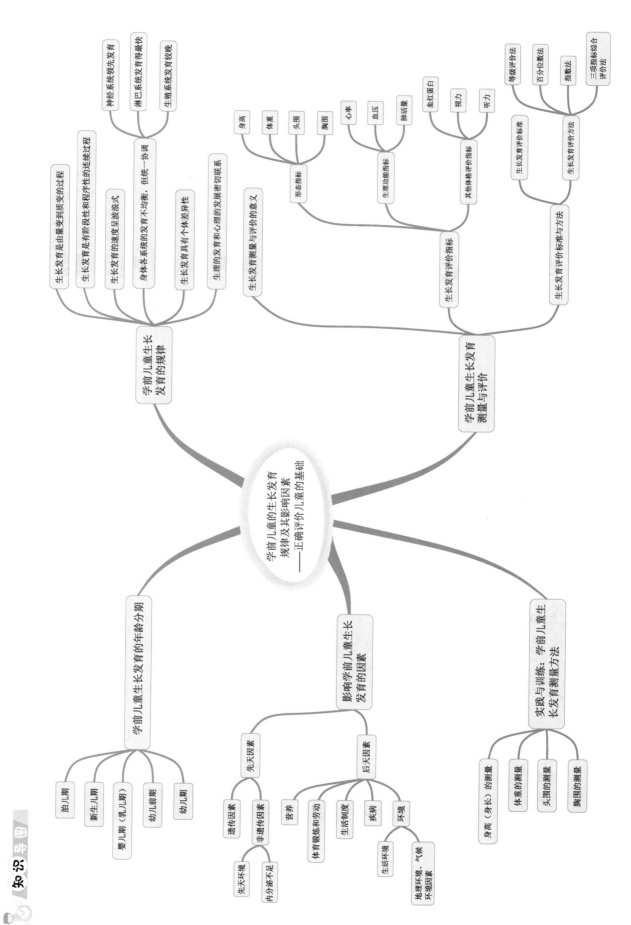

知识导图

学前儿童的生长发育
规律及其影响儿童的因素
——正确评价儿童的基础

学前儿童生长发育的规律

- 神经系统领先发育
- 淋巴系统发育得最快
- 生殖系统发育较晚

- 生长发育是由量变到质变的过程
- 生长发育是有阶段性和程序性的连续过程
- 生长发育的速度呈现波浪式
- 身体各系统的发育不均衡，但统一协调
- 生长发育具有个体差异性
- 生理的发育和心理的发展密切联系

学前儿童生长发育测量与评价

- 生长发育测量与评价的意义

- 生长发育评价指标
  - 形态指标
    - 身高
    - 体重
    - 头围
    - 胸围
  - 生理功能指标
    - 心率
    - 血压
    - 肺活量
  - 其他体格评价指标
    - 血红蛋白
    - 视力
    - 听力

- 生长发育评价标准与方法
  - 生长发育评价标准
  - 生长发育评价方法
    - 等级评价法
    - 百分位数法
    - 指数法
    - 三项指标综合评价法

学前儿童生长发育的年龄分期

- 胎儿期
- 新生儿期
- 婴儿期（乳儿期）
- 幼儿前期
- 幼儿期

影响学前儿童生长发育的因素

- 先天因素
  - 遗传因素
  - 非遗传因素
    - 先天环境
    - 内分泌不足

- 后天因素
  - 营养
  - 体育锻炼和劳动
  - 生活制度
  - 疾病
  - 环境
    - 生活环境
    - 地理环境、气候环境因素

实践与训练：学前儿童生长发育测量方法

- 身高（身长）的测量
- 体重的测量
- 头围的测量
- 胸围的测量

第一节 学前儿童生长发育的年龄分期

生长发育贯穿于幼儿期乃至人的一生。生长和发育虽然是两个不同的概念,但由于它们有着极为密切的联系,故常连在一起使用。生长指身体各器官以及全身的大小、长短和重量的增加与变化,是机体在量的方面的变化,如身高长高、体重增重等;发育则是指细胞、组织、器官和系统功能的成熟与完善,是机体在质的方面的变化,如生殖器官的成熟。当生长发育到了比较完备的阶段,即个体在形态、生理、心理等方面都已经达到成人的水平,称为成熟。

学前儿童正处于迅速生长发育的重要时期,他们虽然已经具有人体的基本结构,但是各组织、器官及系统尚未发育完全,与成人之间差异较大。学前儿童的生长发育是一个复杂的过程,但同时又具有一定的规律。我们根据学前儿童不同年龄的特点,将学龄前期划分为五个阶段。

一、胎儿期

从受孕到分娩约 40 周共 280 天,这一时期称胎儿期。

胎儿期是人的一生中生长发育最迅速的时期。胎内前 3 个月称为胚胎期,在此期间,各器官、系统基本分化形成;中间 3 个月是内脏器官发育更趋完善的时期;后 3 个月为四肢发育更加迅速的时期。在胎儿期,母亲的身体状况、情绪、营养、用药不当及某些疾病,都可影响到胎儿正常的生长发育,严重的将导致死胎、流产、先天畸形和智力低下等(见图 2−1)。

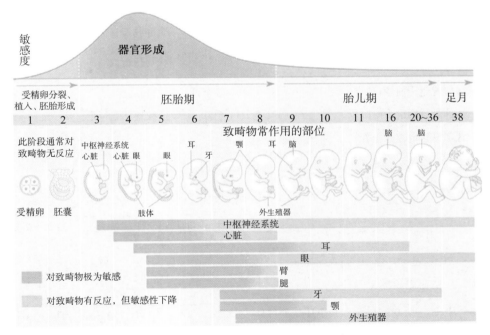

图 2−1 人胚发育中各器官对致畸因子的敏感期

因此,卫生保健工作应从胎儿期开始。例如,孕妇在孕期生活要有规律,避免发生过大的情绪波动;多摄取富含营养的物质,避免接触有害物质,预防病毒感染,谨慎用药,以保证胎儿的正常生长和发育,预防各种先天性畸形,从而达到优生的目的。同时,还可以利用胎教来促进胎儿的生长发育。

二、新生儿期

从出生到出生后 28 天为新生儿期。

新生儿由胎内依赖母体生活转到胎外独立生活,不断接触外界新环境。由于新生儿各系统发育不够健全,各种机体功能不够完善,抵抗力很差,生命特别脆弱,适应性差、死亡率高,因而必须注意科学护理和喂养,保护新生儿免遭外界不良因素的影响,帮助新生儿尽快适应环境的变化。

三、婴儿期(乳儿期)

从出生后第 29 天到 1 周岁为婴儿期,又称乳儿期。

婴儿生长发育特别迅速,身长在一年中增长 50%,体重增长 2 倍,头围增加 12 cm。乳牙开始萌出。在这一年中,作为人类特点的直立行走、双手动作、语言交际的能力已初步掌握(见表 2-1,图 2-2),大脑也迅速发育,条件反射不断形成,这为婴儿与外界环境发生复杂的暂时联系提供了物质基础。但大脑皮质功能尚未成熟,不能耐受一些不良的刺激,因而婴儿时期易发生高烧、惊厥等症状。同时,这个时期的婴儿由于来自母体的免疫抗体逐渐消失,自身的免疫功能尚在形成中,所以对各种疾病的抵抗能力较弱,容易患传染病,要重视传染病的预防,及时进行各种免疫接种和健康检查。培养良好的卫生习惯,加强生活护理,经常接触新鲜空气、晒晒太阳、保持口腔和皮肤清洁,避免环境中不良因素的影响,增强机体适应外界环境的能力。另外,由于婴儿从吃流质食物过渡到吃固体食物,其消化功能又未发育完善,故婴儿易患消化不良、营养不良、佝偻病、贫血等疾病。因此,婴儿期营养应以母乳为主,并逐渐添加辅助食品。

表 2-1　婴儿身体动作发育

平均月龄	动作能力	平均月龄	动作能力
2 周	俯卧位时将头转向侧方	7.5 个月	腹部与支撑面保持接触地爬行
2.5 个月	俯卧位时将头和前胸抬离支撑面	8 个月	拉站(自己从坐位拉到站立位)
4 个月	从仰卧位翻滚为侧卧位	8.5 个月	腹部脱离支撑面,依靠手和膝爬行
4.5 个月	手臂支撑着俯卧;双臂支撑在支撑面上坐立	9 个月	扶物行走
5 个月	弓着背躯干前倾,独立坐着	10.5 个月	独自站立
5.5 个月	从仰卧位翻滚为俯卧位	11 个月	连续地独立行走三步
6 个月	背部挺直地独立坐着		

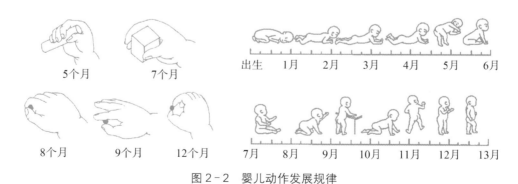

图 2-2　婴儿动作发展规律

四、幼儿前期

从 1 周岁至 3 周岁为幼儿前期,又称托儿期。

儿童在幼儿前期的生长速度减慢,而脑的结构和功能都在逐渐改善,第二信号系统迅速建立。身长第 2 年增加 10 cm,第 3 年只增加 8 cm;体重第 2 年增加 2.5～3.5 kg,第 3 年增加 2 kg 左右;骨骼加速钙化过程,前囟门一般在 12～18 个月时闭合;乳牙在 2 岁左右全部出齐,由母乳喂养转为普通食物喂养。此时儿童已有较为复杂的情感体验,这也是个性品质形成的阶段。因而,及时地进行早期教育有着重要的意义。

这个时期的儿童活动范围扩大了,与人交往多,接触面广,与周围环境的接触增加,促进了动作的发育(见表2-2),也促进了语言、思维和交往能力的发展,但免疫力仍低,传染病发病率较高。同时,儿童好奇、好动,对生活缺乏经验,易发生意外。另外,断奶后营养供应不足,会造成营养不良。因此,为儿童调配合理的膳食,加强安全保护以及注意预防疾病是这个时期保健工作的重点。

表2-2　幼儿前期动作能力发展

年龄	大动作发展	精细动作发展
13~15个月	能在平地上行走,但步伐不稳,容易摔倒	能用手打开和合上盖子 能握粗杆的笔
1.5岁	能拉着玩具或抱着玩具走 扶着栏杆能自己走上楼梯 能笨拙地小跑 会爬椅子	能准确地拿起物体 能叠2~3块积木 握紧笔乱涂 能投掷小件东西,如皮球
2岁	能独立上下楼梯	能翻书
2.5岁	基本掌握了跳、跑、攀登等动作 独脚跳(跳1~2次) 会骑小三轮车	会穿脱袜子 用匙吃饭 会叠起8块积木
3岁	能步行自如、稳步跑 上台阶仍小心翼翼	系纽扣 尝试折纸 能两手配合 开始临摹画直线和水平线

五、幼儿期

　　从3周岁至6、7周岁为幼儿期,又称学龄前期。

　　幼儿期的特点是身高、体重的生长缓慢下来,但四肢增长较快。身高每年增加4~6 cm,6岁儿童腿长可占身高的44.6%,对热量及各种营养素的需求量仍然较高。因此,要合理安排幼儿园、家庭的膳食,满足他们生长发育所需热量及各种营养素。同时,这一时期儿童的语言和动作迅速发展(见表2-3),大脑皮质的功能更加完善,智力活动非常活跃,是智力开发的有利时机。

表2-3　幼儿期动作技能发展

年龄	身体动作技能	手部动作技能
3~4岁	双脚交替上下楼梯 爬滑梯和攀登架 沿线或足迹走 熟练地单脚跳跃	用剪刀剪纸条 尝试填色 用积木搭桥
4~5岁	双手接球 双脚轮换着跳、单脚跳 走平衡木 投掷	用剪刀剪出简单的图形 系鞋带 串珠
5~6岁	绕弯跑,走动中接球 拍皮球 爬绳梯	用筷子进食 灵活操作物体 写简单的字

　　幼儿期对儿童性格的形成、智力的发展、行为习惯的养成有很大影响,因此要培养儿童良好的生活卫生习惯和独立活动的能力,发展语言和思维,培养爱学习的良好习惯,特别要重视早期教育和智力开发,但在早期教育中要避免儿童负担过重。另外,要培养儿童对游戏及各种体育活动的兴趣,发展基本动作,培养想象力和创造力,提高机体的功能,增强体力,注意加强体格锻炼,增强儿童体质,积

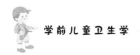

极促进儿童的生长发育。

儿童对疾病的抵抗力虽已增强,但由于生活范围广,其活动范围已超出了家庭和幼儿园,与外界环境的接触日益增多,患病和受伤的机会增多,所以应积极预防各种传染病及意外事故的发生。同时,加强户外活动、充分利用日光、空气和水进行体格锻炼("三浴"),增强体质。儿童活动量大,应供给充足的营养,要对儿童进行安全教育和生活习惯的培养。保教人员要注意言传身教,为儿童树立榜样。

 拓展阅读

《3～6岁儿童学习与发展指南》——动作发展

目标　具有一定的平衡能力,动作协调、灵敏

3～4岁	4～5岁	5～6岁
1. 能沿地面直线或在较窄的低矮物体上走一段距离 2. 能双脚灵活交替上下楼梯 3. 能身体平稳地双脚连续向前跳 4. 分散跑时能躲避他人的碰撞 5. 能双手向上抛球	1. 能在较窄的低矮物体上平稳地走一段距离 2. 能以匍匐、膝盖悬空等多种方式钻爬 3. 能助跑跨跳过一定距离,或助跑跨跳过一定高度的物体 4. 能与他人玩追逐、躲闪跑的游戏 5. 能连续自抛自接球	1. 能在斜坡、荡桥和有一定间隔的物体上较平稳地行走 2. 能以手脚并用的方式安全地爬攀登架、网等 3. 能连续跳绳 4. 能躲避他人滚过来的球或扔过来的沙包 5. 能连续拍球

《3～6岁儿童学习与发展指南》——动作发展

目标　具有一定的力量和耐力

3～4岁	4～5岁	5～6岁
1. 能双手抓杠悬空吊起 10 秒左右 2. 能单手将沙包向前投掷 2 m 左右 3. 能单脚连续向前跳 2 m 左右 4. 能快跑 15 m 左右 5. 能走 1 km 左右(途中可适当停歇)	1. 能双手抓杠悬空吊起 15 秒左右 2. 能单手将沙包向前投掷 4 m 左右 3. 能单脚连续向前跳 5 m 左右 4. 能快跑 20 m 左右 5. 能连续行走 1.5 km 左右(途中可适当停歇)	1. 能双手抓杠悬空吊起 20 秒左右 2. 能单手将沙包向前投掷 5 m 左右 3. 能单脚连续向前跳 8 m 左右 4. 能快跑 25 m 左右 5. 能连续行走 1.5 km 以上(途中可适当停歇)

《3～6岁儿童学习与发展指南》——身心状况

目标　具有健康的体态

3～4岁	4～5岁	5～6岁
1. 身高体重适宜 参考标准: 男孩: 身高:94.9～111.7 cm 体重:12.7～21.2 kg 女孩: 身高:94.1～111.3 cm 体重:12.3～21.5 kg 2. 在提醒下能自然坐直、站直	1. 身高体重适宜 参考标准: 男孩: 身高:100.7～119.2 cm 体重:14.1～24.2 kg 女孩: 身高:99.9～118.9 cm 体重:13.7～24.9 kg 2. 在提醒下能保持正确的站、坐和行走姿势	1. 身高体重适宜 参考标准: 男孩: 身高:106.1～125.8 cm 体重:15.9～27.1 kg 女孩: 身高:104.9～125.4 cm 体重:15.3～27.8 kg 2. 经常保持正确的站坐和行走姿势

注:身高和体重数据来源于《2006 年世界卫生组织儿童生长标准》4、5、6 周岁儿童身高和体重的参考数据。

第二节　学前儿童生长发育的规律

儿童生长发育状况,是反映其健康状况的一面镜子。学前儿童生长发育的规律是指群体儿童在生长发育过程中的一般现象。虽然在生长发育过程中,受到环境、营养、体育锻炼、疾病等因素的影响,而出现个体差异,但一般的规律还是存在的。

一、生长发育是由量变到质变的过程

儿童的生长发育是由不明显的细小的量变到根本的质变的复杂过程。不仅表现为身高、体重的增加,还表现为全身各个器官的逐渐分化,机体功能的逐渐成熟。儿童生长发育的量变和质变通常是同时进行的,但各有一定的缓急阶段。例如,消化系统由新生儿到达成人时,各器官在不断长大、长重的同时,结构和机能也逐渐复杂和完善起来。如儿童的胃容积小,胃腺数目少分泌液的量少,胃酸的浓度和胃蛋白酶的效能低,随着年龄增长,胃腺变大、数目增多,质也发生了变化,效能也提高了(新生儿只能接受少量流质食物,随着消化器官的发育,结构和机能的加强,逐渐能消化固体食物),由此可见,儿童不是成人的缩影。儿童不仅身体比成人小,而且是一个比较简单的个体。儿童动作笨拙,情感简单,是一个没有成熟、缺少经验的个体,他们对环境的适应和对自身的保护,以及各种知识及能力,都在不断地发展和加强。因此,在进行卫生保育、教育工作时,必须结合儿童生长发育的特点来安排具体措施,绝不能脱离儿童的实际,以成人的标准来安排儿童的生活和教育。

二、生长发育是有阶段性和程序性的连续过程

学前儿童的生长发育是由一个个具体的发育阶段组成的,如胎儿期、新生儿期、婴儿期、幼儿前期、幼儿期(见图2-3)。儿童自出生后,每一个阶段的发展都有其特点,各个阶段彼此有规律地交替与衔接,不能跳跃。前一阶段为后一阶段的发展奠定必要的基础,任何一个阶段的发育受到阻碍都会对下一阶段的发育带来不良影响。例如,出生时只能吃流质食物,只会躺卧和啼哭,到1岁时便能吃多种普通食物,会走路和说单词,这是很明显的变化,但在这之前必须经过一系列的变化。又如,在说单词之前,必须先学会发音,同时要学会听懂单词;能吃固体食物之前必先能吃半流质食物;会走路之前必先经过抬头、转头、翻身、直坐、站立等发育步骤。其中任何一个环节产生障碍,都会影响整个婴儿期的发育,并使幼儿前期的发育延迟。

身体各部分的生长发育有一定的程序,一般遵循由上到下、由近到远、由粗到细、由低级到高级、由简单到复杂的规律。例如,胎儿期的形态发育的顺序:头部领先,其次是躯干,最后为四肢。再如,婴儿期的动作发育的顺序:首先是头部的运动(抬头、转头),以后发展到上肢(取物),再发展到躯干的活动(翻身与直坐),最后发展到下肢的活动(爬、立、行)。这个由头部开始逐渐延伸到下肢的发展趋向又叫"头尾发展规律"(见图2-4)。从上肢的发育又可以看出,初生儿只会无意识地乱动,手几乎不起任何作用;4~5个月时,才能有意识地去拿东西,但这时只会用全手一把抓;到10个月左右才

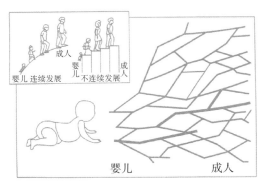

图2-3　儿童发展的动态系统观

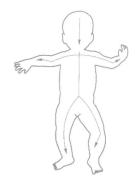

图2-4　婴幼儿身体发展倾向图

会用指尖去拿东西;要在 1 岁左右才会灵巧地用两个手指捏起细小的物体。这说明动作是由整个上肢逐渐发展到手指,由身体正中向侧面发展,称为"正侧发展规律",又称"向心发展规律"。身体各部分的形态发育顺序是:下肢先于上肢,四肢早于躯干,呈自下而上,自肢体远端向躯干的规律性变化。

聚焦国考

下列符合儿童动作发展规律的是(　　)。
A.从局部动作发展到整体动作　　B.从边缘部分动作发展到中央部分动作
C.从粗大动作发展到精细动作　　D.从下部动作发展到上部动作

三、生长发育的速度呈波浪式

儿童身体的生长发育是快慢交替的,因此发育速度曲线并不是随年龄呈直线上升,而是呈波浪式上升的。在整个生长发育期间,全身和大多数器官、系统有两次生长突增高峰,第一次是在胎儿期,第二次是在青春期,而且女性比男性大约早两年出现。以身高、体重为例,由胎儿到成人有两个"突增"阶段。

第一"突增"阶段:由胎儿中期开始到 1 周岁,表现为"头尾发展规律"。胎儿中期(4~6 个月),身长增加最快,在这短短的 3 个月的时间里,约增加 27.5 cm,占整个胎儿时期身长增加的 1/2,是一生中身长增加最快的阶段。胎儿后期(7~9 个月)皮下脂肪积累很快,这 3 个月的时间内,体重约增加

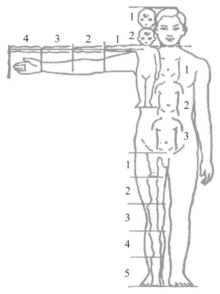
图 2-5 新生儿及成人身体各部分发育的比例

2.3 kg,占整个胎儿期体重增长的 2/3,是一生中体重增加最快的阶段。儿童出生后头两年的身体增长速度仍比后几年快些。第一年结束婴儿体重增加 6~7 kg,身高增加 20~25 cm,是出生后增长最快的一年。2 岁后,增长速度急剧下降,直到青春发育期前,一直保持平稳的、较慢的增长速度。

第二"突增"阶段:青春发育期,表现为"向心发展规律"。男孩身高每年增加 7~9 cm,女孩身高每年增加 5~7 cm。体重每年平均增加 5~6 kg。以后增长速度又减慢,直到发育成熟。

在生长发育的过程中,身体各部分的生长速度不完全相同,因此身体各部分的增长幅度也不一样。一个人从出生到发育成熟,头部增大了 1 倍,躯干增长了 2 倍,上肢增长 3 倍,下肢增长 4 倍(见图 2-5)。头部增长最少,下肢增长最多。从身体形态上看,从出生时一个较大的头颅(占身长的 1/4),较长的躯干和短小的双腿,逐渐发展为成人时较小的头颅(占 1/8)、较短的躯干和较长的双腿(见图 2-6)。

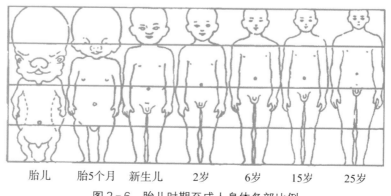
胎儿　　胎5个月　　新生儿　　2岁　　6岁　　15岁　　25岁
图 2-6 胎儿时期至成人身体各部比例

四、身体各系统的发育不均衡,但统一协调

身体不同器官或系统的发育也不是同时进行的。某一器官可能增长得快,另一些器官增长得比较慢,有的器官却在一定阶段趋于退化,呈现出不同的发育趋势(见图2－7)。

(一)神经系统领先发育

神经系统发育得最早,尤其是大脑,在胎儿期和出生后发育一直是领先的。出生时脑重约0.35 kg,相当于成人的25％,而同期的体重仅为成人的5％左右;6岁时脑重已相当于成人的90％。在这段时间里,伴随着大脑的迅速发育,儿童的各种身体机能、语言发展和动作发展也是比较快的。

(二)淋巴系统发育得最快

淋巴系统在第一个10年中表现出特殊的速度,在第二个10年间逐渐退缩。因为儿童时期机体对疾病的抵抗力弱,需要淋巴系统来进行保护,因而,出生后淋巴系统的发育特别迅速(10岁左右达到高峰,几乎达到成人时期的200％)。10岁以后随着其他各系统的逐渐成熟和对疾病的抵抗力增强,淋巴系统逐渐萎缩。

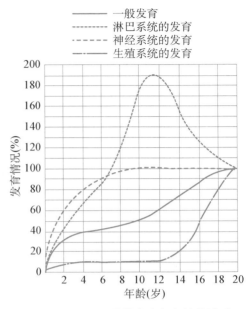

图2－7　不同系统的发育与年龄的关系

(三)生殖系统发育较晚

生殖系统在第一个10年中发育缓慢,在第二个10年,特别是在青春期迅速发育并达到成人水平。

身体各系统的发育时间和速度虽然各有不同,但机体是一个统一的整体,各系统的发育并非孤立地进行,而是互相联系、互相影响、互相适应的。因此,任何一种对机体起作用的因素,都可能影响到多个系统。例如,适当的体育锻炼不仅促进骨骼、肌肉的发育,也促进呼吸系统、循环系统和神经系统的发育。

正是这种生长发育的不均衡性,才使得由一个细胞组成的受精卵分化发育成为胎儿,经过新生儿、婴儿、幼儿、青少年等阶段,发育成为长、宽、围、厚、重量等不同形态各异的人体各部分,最终形成了成年人的体型。成年人的体型虽然是在儿童的体型的基础上发展而来的,但是绝不是儿童体型的简单放大,人的体型是随着年龄的增长而发生变化的。

聚焦国考

人体各大系统中,发育最早的是(　　)。

A.淋巴系统　　　　B.生殖系统　　　　C.神经系统　　　　D.消化系统

五、生长发育具有个体差异性

学前儿童的生长发育有一般的规律,但由于儿童的遗传素质与先天、后天的环境条件并不完全相同,因而无论是身体的形态还是机体的功能都存在着明显的个体差异。每个儿童的体型(高、矮、胖、瘦)、生理功能(强、弱)和心理特点(智力高、低)是各不相同的,没有两个儿童的发育水平和发育过程完全一样,即使在一对同卵双生子之间也存在微小的差别。因此,先天遗传因素决定一个孩子发育的可能性,后天因素决定他发育的现实性。

因此,在评价儿童的生长发育状况时,不能简单地将其指标数据同标准平均数比较,并由此做出片面的结论,而应考虑到个体发育的差异性,将他们以往的情况与现在的情况进行比较,观察其发育

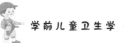
动态,才更有意义。

六、生理的发育和心理的发展密切联系

生理和心理的发育在儿童身上是统一的。生理发育是心理发育的基础,而心理的发展也同样影响生理功能。

儿童生理和心理之间相互发生重要的影响。生理上的缺陷会引起儿童心理活动的不正常。例如,斜视的儿童,若没有及时纠正,常受到成人或同伴的讥笑,就会引起自卑,于是经常主动地闭上斜眼来掩盖自己的缺点,结果会造成一只眼大,一只眼小;耳聋的孩子,因为听不到别人清楚的语言,易造成发音不正确,若经常受到教师或家长斥责,在说话时就会犹豫不决,容易出现"口吃"现象;有的儿童明显矮小体弱,学习和活动能力都比较低,这种儿童容易产生自卑感,信心不足,不爱参加集体活动等。因此,对儿童生理上的缺陷除了应进行及时的治疗外,不能歧视他们,而应热情关心帮助他们,鼓励他们克服困难,树立奋发向上的信心,使儿童身心都能得到健康的成长。

心理的状态也会影响生理的发育。情绪影响人的生理功能,当儿童情绪不好时,消化液分泌会减少,导致食欲减退,直接影响儿童的消化和吸收。如果经常这样,会引起消化机能紊乱,影响儿童获得营养,妨碍生长发育。相反,在精神愉快时,食欲旺盛,消化吸收的效率也高,有利于生长发育。心理的正常发展能保证和促进儿童身体的正常发育。国外学者研究认为,家庭破裂的子女和父母再婚的子女易遭受虐待歧视,影响正常的身体发育,严重的可导致身体发育矮小,骨龄落后,性发育迟缓,成为社会心理性侏儒。

总之,要想促使儿童生长发育达到最高水平,就必须认识和掌握儿童从小到大生长发育的规律,以及影响儿童生长发育的因素,才能有的放矢地、更有效地采取各种有力的措施,保证儿童在体、智、德、美各方面都得到全面的发展。

资料贴吧

婴幼儿的生长发育指标

1 个月生理指标:

满月时,男婴体重 2.9～5.6 kg,身长 49.7～59.5 cm;女婴体重 2.8～5.1 kg,身长 49.0～58.1 cm。

1 个月发育指标:

满月时,俯卧抬头,下巴离床 3 秒钟;能注视眼前活动的物体;啼哭时听到声音会安静;除哭以外能发出叫声;双手能紧握笔杆;会张嘴模仿说话。

2 个月生理指标:

满 2 个月时,男婴体重 3.5～6.8 kg,身长 52.9～63.2 cm;女婴体重 3.3～6.1 kg,身长 52.0～63.2 cm。

2 个月发育指标:

逗引时会微笑;眼睛能够跟着物体在水平方向移动;能够转头寻找声源;俯卧时能抬头片刻,自由地转动头部;手指能自己展开合拢,能在胸前玩,会吸吮拇指。

3 个月生理指标:

满 3 个月时,男婴体重 4.1～7.7 kg,身长 55.8～66.4 cm;女婴 3.9～7.0 kg,身长 54.6～64.5 cm。

3 个月发育指标:

俯卧时,能抬起半胸,用肘支撑上身;头部能够挺直;眼看双手、手能互握,会抓衣服,抓头发、脸;眼睛能随物体转 180 度;见人会笑;会出声答话,尖叫,会发长元音。

4 个月生理指标:

满 4 个月时,男婴体重 4.7～8.5 kg,身长 58.3～69.1 cm,女婴体重 4.5～7.7 kg,身长56.9～67.1 cm。

4 个月发育指标：

俯卧时宝宝上身完全抬起，与床垂直；腿能抬高去踢衣被和吊起的玩具；视线灵活，能从一个物体转移到另外一个物体；开始咿呀学语，用声音回答大人的逗引；喜欢吃辅食。

5 个月生理指标：

满 5 个月的男婴体重 5.3～9.2 kg，身长 60.5～71.3 cm。女婴 5.0～8.4 kg，身长 58.9～69.3 cm。

5 个月发育指标：

能够认识妈妈以及亲近的人，并与他们应答；大部分孩子能够从仰卧翻身变成俯卧；可靠着坐垫坐一会儿，坐着时能直腰；大人扶着，能站立；能拿东西往嘴里放；会发出辅音一两个。

6 个月生理指标：

满 6 个月时，男婴体重达 5.9～9.8 kg，身长 62.4～73.2 cm，女婴体重 5.5～9.0 kg，身长 60.6～71.2 cm。头围 44 cm，出牙两颗。

6 个月发育指标：

手可玩脚，能吃脚趾；头、躯干、下肢完全伸平；两手各拿一个玩具能拿稳；能听声音看目的物两种；会发两三个辅音；在大人背儿歌时会做出一种熟知的动作；照镜子时会笑，用手摸镜中人；会自己拿饼干吃，会咀嚼。

7 个月生理指标：

满 7 个月时，男婴体重达 6.4～10.3 kg，身长 64.1～74.8 cm，女婴体重 5.9～9.6 kg，身长 62.2～72.9 cm。出牙齿 2～4 颗。

7 个月发育指标：

会坐，在大人的帮助下会爬；手能拿起玩具放到口中；会表示喜欢和不喜欢；能够理解简单的词义，懂得大人用语言和表情表示的表扬和批评；记住离别一星期的熟人 3～4 人；会用声音和动作表示要大小便。

8 个月生理指标：

满 8 个月时，男婴体重达 6.9～10.8 kg，身长 65.7～76.3 cm。女婴体重达 6.3～10.1 kg，身长 63.7～74.5 cm。出牙齿 2～4 颗。

8 个月发育指标：

能够扶着栏杆站起来；可以坐得很好；会两手对敲玩具；会捏响玩具；会把玩具给指定的人；展开双手要大人抱；用手指抓东西吃；会用 1～2 种动作表示语言。

9 个月生理指标：

满 9 个月时，男婴体重达 7.2～11.3 kg，身长 67.0～77.6 cm。女婴体重达 6.6～10.5 kg，身长 65.0～75.9 cm。出牙齿 2～4 颗。

9 个月发育指标：

扶物站立，双脚横向跨步；拇指和食指能捏起细小的东西；能听懂自己的名字；能用简单语言回答问题；会随着音乐有节奏地摇晃；认识五官；会做 3～4 种表示语言的动作；知道大人谈论自己，懂得害羞；会配合穿衣。

10 个月生理指标：

满 10 个月时，男婴体重 7.6～11.7 kg，身长 68.3～78.9 cm。女婴体重 6.9～10.9 kg，身长 66.2～77.3 cm。出牙齿 4～6 颗。

10 个月发育指标：

会叫妈妈、爸爸；认识常见的人和物；能够独自站立片刻；能迅速爬行；大人牵着手会走；喜欢被表扬；主动地用动作表示语言；主动亲近小朋友。

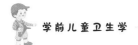

11 个月生理指标：

满 11 个月时，男婴体重 7.9～12.0 kg，身长 69.6～80.2 cm。女婴体重 7.2～11.3 kg，身长 67.5～78.7 cm。出牙齿 4～6 颗。

11 个月发育指标：

大人牵一只手就能走；能准确理解简单词语的意思；会叫奶奶、姑、姨等；会指出身体的一些部位；会竖起手指表示自己一岁；不愿意母亲抱别人；有初步的自我意识。

12 个月生理指标：

满 12 个月时，男婴体重达 8.1～12.4 kg，身长 70.7～81.5 cm，女婴体重达 7.4～11.6 kg，身长 68.6～80.0 cm。出牙齿 6～8 颗。

12 个月发育指标：

不必扶，自己站稳能独走几步；认识身体部位 3～4 处；认识动物三种；会随儿歌做表演动作；能完成大人提出的简单要求；不做成人不喜欢或禁止的事；开始对小朋友感兴趣，愿意与小朋友接近、游戏。

1～3 岁儿童生长发育特点：

一是生长发育速度仍很快。1～3 岁的宝宝，虽然生长发育的速度比婴儿时期有所减慢，可仍然非常迅速，对各种营养素的需求都还很高。加上处于断乳期，正是由乳品转变为主食的饮食过渡阶段。因此，应该更注意保证各种营养素及热能的供应。不然，容易使宝宝出现生长缓慢、停滞甚至营养不良。

二是胃肠消化功能仍不完善。宝宝的牙齿正在逐步长出，2 岁时基本出齐，咀嚼和消化能力比婴儿时期大为增强。但牙齿尚未完全出齐，咀嚼能力还相对较差。加之胃肠道蠕动及调节能力较低，各种消化酶的活性远不及成人，因此，消化功能仍还未发育完善，容易发生疾病。

三是身体对蛋白质的需求量大。宝宝的整个身体正在处于各个器官组织建造中，对蛋白质的需求量很大，特别是大脑的生长发育，不然就会影响到智力发育。身体肌肉发育也较快，特别是下肢、臀部和背部肌肉的发育。

第三节　影响学前儿童生长发育的因素

学前儿童的生长发育是先天因素和后天因素相互作用的结果，也是机体在外界环境中，遗传性和适应性矛盾统一的过程。遗传决定机体发育的可能范围，而环境、教育则影响遗传潜力的发挥，以至决定发育的速度及达到的程度。学前儿童卫生学就是要通过研究影响学前儿童生长发育的各种因素，充分发挥有利于学前儿童健康成长的因素，尽可能地消除和克服不利因素，保证孩子健康地成长。

一、先天因素

（一）遗传因素

遗传是指子代和亲代之间在形态结构和生理功能上的相似。学前儿童生长发育的特征、潜力、趋向、限度等都受父母双方遗传因素的影响。早在胚胎期，受精卵中来自父母双方各种基因的不同组合，决定了个体出生后的各种遗传性状。通过各种方式的基因传递，子代可以显现亲代的各种形态、功能、性状和心理素质等方面的特征，这就是个体的生长潜力。但是，这种潜力能否充分发挥，却受到环境因素的制约。如同卵双生子的身高的差别很小，头围测量值也很接近，说明骨骼系统发育受遗传因素的影响较大，但体重却易受环境因素的影响而有差别。

（二）非遗传因素

1．先天环境

孕妇营养不良可造成胎儿先天性脑细胞减少；孕妇注射链霉素、卡那霉素、庆大霉素等，有可能引起胎儿先天性耳聋；孕妇服用四环素能使孩子乳牙变黄、牙齿变脆，骨髓发育受到影响；孕妇若大量饮酒，可使胎儿患"酒精中毒综合征"，表现为身材矮小、面貌丑陋、智力低下等。要特别注意围产期（指胎儿28周至生后7天），这一期间容易遭受生物因素的刺激，尤其是脑中毒和损伤后会导致终身发育损害与残疾。

2．内分泌不足

儿童的生长发育主要受各种激素的调控，其中以生长激素、甲状腺激素和性激素尤为重要。若在儿童时期缺乏生长激素将会导致身材矮小；婴幼儿时期缺乏甲状腺激素将导致智力低下、身材矮小；性激素会影响骨骺的愈合，影响长骨的生长。

聚焦国考

生活在不同环境中的同卵双胞胎的智商测试分数很接近，这说明（　　　）。

A．遗传和后天环境对儿童的影响是平行的

B．后天环境对智商的影响较大

C．遗传对智商的影响较大

D．遗传和后天环境对智商的影响相对

二、后天因素

（一）营养

合理而充足的营养是学前儿童生长发育的物质基础，儿童年龄越小，受营养的影响就越大。处于幼儿期的孩子新陈代谢旺盛，其同化过程占优势，所以对各种营养的需要量很大。研究表明，如果幼儿期营养不良，对儿童的生长、智力以及行为都有不良的影响。儿童必须不断由外界摄取各种营养素，尤其是足够的热量。优质的蛋白质、各种维生素、矿物质以及微量元素等都是儿童生长发育的物质基础，只有新陈代谢过程中同化过程超过异化过程时，才能促进儿童的生长发育。

学前儿童营养调查资料证实，营养丰富且平衡的膳食能促进生长发育；反之，营养缺乏的膳食不仅会影响发育，而且会导致疾病。长期营养不良，则会影响骨骼的增长，致使身体矮小。营养过剩或营养不平衡也会导致诸如肥胖等疾病，影响学前儿童的生长发育。

（二）体育锻炼和劳动

体育锻炼和劳动是促进学前儿童身体发育和增强体质的有效手段。学前儿童经常参加体育锻炼和适当的劳动，可以加快机体的新陈代谢，使人的全身各个器官和系统充分发挥其作用和互相更好地协调，提高呼吸系统、运动系统、循环系统、免疫系统及消化系统的功能，尤其对骨骼和肌肉的影响比较显著。锻炼和劳动能促进骨骼钙化，增强骨骼硬度，使肌肉生长得粗壮。还可以调节精神的压力，增强儿童的体质，促进生长发育，提高健康水平。因此，从小养成经常参加体育锻炼的习惯不仅是促进生长发育的需要，也是人生健康的需要。

（三）生活制度

合理安排有规律、有节奏的生活制度，可以保证儿童有足够的户外活动、适当的学习时间、定时进餐及充分的睡眠。在合理的生活制度下，儿童的生活有规律、有节奏，有利于形成良好的"动力定型"，养成良好的生活习惯；儿童身体各部分包括大脑皮质在内，活动与休息都能得到适宜的交替，营养消耗也能得到及时的补充，这将有利于促进儿童的生长发育。若儿童能从小养成良好的饮食、起居习惯，必将受益终身。

（四）疾病

儿童生长发育可受各种疾病的直接影响，其影响程度取决于病变涉及的部位、病程的长短和疾病的严重程度。疾病可以干扰正常的能量代谢,尤其是体温过高时,可使酶系统正常功能受到影响,代谢率升高,增加各种营养物质的消耗。有些疾病还能严重影响器官和系统的正常功能,如急性胃肠道疾病对消化吸收能力有明显的干扰。营养不良不仅使体重减轻,而且可能推迟语言和动作的发展。有些传染病,如流行性脑脊髓膜炎、流行性乙型脑炎、脊髓灰质炎等,不仅会造成严重的后遗症,还可能威胁儿童的生命。

（五）环境

1. 生活环境

生活环境直接影响着儿童的生长发育。贫穷落后、营养缺乏、居住拥挤、卫生保健设施落后、疾病流行,都会严重影响儿童的身心健康。1949 年后,儿童保健工作迅速发展,国家免费为儿童定期进行预防接种,有力地控制了麻疹、脊髓灰质炎、白喉等传染病的流行。

2. 地理环境、气候等其他环境因素

地理环境、气候等环境因素也综合地影响儿童的发育,形成了北方和南方的差异。如体重方面,除城市男、女孩初生儿,城市与农村男孩 1 个月者外,均表现为北方儿童重于南方儿童;身高方面,城市农村男、女孩各年龄组均为北方儿童高于南方儿童;胸围方面,城市儿童 6 个月以后,所有年龄组北方儿童均大于南方儿童,所有这些都与气候、地理环境有一定关系。

另外,季节对生长发育也有一定的影响。一般来说,春季身高增长较快,秋季体重增长较快,当然,学前儿童的生长发育是各种因素综合作用的结果,因此,在对学前儿童进行教育评价时,要综合考虑各种因素,这样才能更好地促进儿童的发展。

第四节　学前儿童生长发育测量与评价

生长发育受遗传、环境、营养、劳动与体育锻炼、疾病等众多因素影响。生长发育水平反映了儿童生长发育的速度、营养状况和健康状况。生长发育的测量与评价是幼儿园保育工作的重要内容之一。

一、生长发育测量与评价的意义

开展学前儿童生长发育测量与评价具有非常重要的意义,通过对学前儿童生长发育的测量,总结和研究学前儿童生长发育规律和特点,从而提出卫生保健工作要点,促进学前儿童健康发展;通过大范围儿童生长发育的测量,制定国家、地区学前儿童生长发育正常值或评价标准,同时为政府制定学前儿童保健工作政策与措施提供依据;通过对个体儿童或集体儿童生长发育测量,实施生长发育监测,及时了解个体儿童的发育水平和发育速度,开展有针对性的保健工作;通过生长发育测量与评价对生长发育障碍儿童进行筛查和诊断,以便及时发现问题、实施保健干预。

二、生长发育评价指标

儿童生长发育变化涉及人体的方方面面。因此,选择客观、可靠、易于测量,同时能反映机体发育水平和功能状况的指标作为生长发育监测指标尤为重要。通常采用形态指标、生理功能指标和其他体格评价指标来综合评价儿童的生长发育状况。

（一）形态指标

形态指标是指身体及其各部分在形态上可测量的各种量度（如:长、宽、围度、厚度及重量,又称体格发育指标）。它反映儿童身体外形的变化。其中使用最广泛的形态指标为身高、体重、头围和胸围。另外,坐高、上肢长、下肢长、足长、肩宽、皮脂厚度、上臂围和大腿围等指标也常作为评价指标。

1. 身高

身高（身长）是指从头顶到足底的垂直长度。身高既是反映身体长度变化的重要指标,也是综合反映儿童生长发育速度和水平的指标。

人体的身高在一日之内有一定的波动,清晨起床时身高最高,晚上睡觉前则最矮,所以测量身高最好是安排在一个相对固定的时间段,以减少不同时间段身高波动对测量值的影响。一般幼儿园会安排在午睡起床时测量身高和体重。

2. 体重

体重是指人体各器官、系统、体液的总重量,体重在一定程度上反映了儿童的骨骼、肌肉、皮下脂肪和内脏重量及其增长的综合情况。体重易于测量,结果也比较准确,是最容易获得的反映学前儿童生长与营养状况的指标。体重与身高相结合,可用以评价机体的营养状况和体型特点。

3. 头围

头围即头颅的围长。头围能反映颅和脑的大小以及发育情况,是反映学前儿童脑发育的重要指标,也是脑积水、小头畸形等疾病的主要诊断依据。学前儿童在 3 岁以前因大脑发育快,故头围增长变化明显,新生儿头围平均值为 34 cm,1 周岁时为 45 cm,2 周岁时为 47 cm,3 周岁时头围平均为 48 cm,以后增加的更少,所以对头围的监测在出生后头 2 年尤为重要。

4. 胸围

胸围是胸廓的最大围度,能反映学前儿童胸廓的容积以及胸部骨骼、胸肌、背肌和脂肪层的发育情况,是人体宽度和厚度最具有代表性的指标,在一定程度上表明身体形态和呼吸器官的发育状况,也可反映体育锻炼的效果。新生儿胸围平均为 32 cm,比头围小 1～2 cm,1 岁左右胸围与头围大致相等,1 岁后胸围超过头围。营养物质摄入不足、缺乏体育锻炼以及疾病造成的胸廓畸形均会影响胸围的增长。

聚焦国考

评价儿童生长发育最重要的指标是(　　)。

A. 体重和头围　　　B. 头围和胸围　　　C. 身高和胸围　　　D. 身高和体重

(二)生理功能指标

生理功能指标是指身体各系统、器官在生理功能上可测量的各种量度。体检常用的生理指标有血压、心率、脉搏、肺活量、握力、背肌力、新陈代谢率、体温等。生理功能指标有助于对学前儿童生长发育状况进行全面评价,学前儿童常用的生理指标有心率、血压、肺活量等。

1. 心率

心率是心脏搏动的频率,反映心脏的生理机能是否正常。婴幼儿年龄越小,心率越快,且易加速。

2. 血压

血压是反映心血管系统功能的另一重要指标。

3. 肺活量

肺活量是指受测者在深吸气后能够呼出的最大空气量,它在一定程度上代表着呼吸肌的力量和肺的容量及其发育状况。

(三)其他体格评价指标

1. 血红蛋白

血红蛋白(Hb)是红细胞的主要成分,测定 Hb 能较好地反映贫血的类型和程度。儿童各年龄 Hb 的平均正常值为:出生后 2 周 150 g/L,3 个月为 111 g/L,6 个月为 123 g/L,1～2 岁为 118 g/L,4～5 岁为 134 g/L,8～14 岁为 139 g/L。

2. 视力

对 3 岁以下婴幼儿的视力可用客观观察的方法粗略地测知。3 岁以上儿童能配合作一定的视力检查,可用辨认形象的儿童视力表来测查。5 岁以上可用国际标准视力表或对数视力表、儿童图形视力表等测查视力。

3. 听力

听力检查或称测听,是通过测查声刺激所引起的反应来了解儿童的听觉功能状态。最常用的有主观测听法中的耳语检查和秒表检查法。

三、生长发育评价标准与方法

（一）生长发育评价标准

生长发育标准是评价个体或集体儿童生长发育状况的统一尺度。一般通过一次大数量（横剖面）发育调查,搜集发育指标的测量数值,经过统计学处理,所获得的资料即可成为该地区个体和集体儿童发育的评价标准。

在生长发育标准中,常用的形态指标有身高、体重、胸围、坐高、头围（5 岁以内）、臂围等,常用的生理功能指标有心率、血压、肺活量等,常用的心理功能指标一般通过感觉、知觉、语言、记忆、思维、情感、意志、能力和性格等进行观察。

一般而言,生长发育标准都是相对的、暂时的,只能在一定地区和一定的时间内使用。这是因为儿童生长发育过程始终受遗传和环境的影响,致使不同地区儿童的生长发育水平有一定的差异,应根据各地区内不同年龄组的生长发育调查资料制定各自相应的标准。在不同的历史年代,各地区卫生事业的状况及人群的平均营养水平不同,因此,每过若干年,儿童的生长发育水平会发生显著差异,因而,生长发育的标准只能在一定的时间内使用。

（二）生长发育评价方法

儿童身体生长发育的评价应包括发育水平、发育速度以及发育匀称程度三个方面,为此而建立的评价方法是多种多样的,如等级评价法、发育曲线评价法、指数评价法、发育年龄评价法、百分位数评价法、相关回归评价法等。这些方法有简有繁,所说明的问题各有侧重,但是任何一种方法都不能完全满足对生长发育进行全面评价的要求。因此,在运用这些方法时,一方面应结合评价的目的选择适当的方法,另一方面还须将评价结果与身体检查等情况结合起来进行综合分析。幼儿园多使用等级评价法和百分位数法评价儿童的体格发育。

1. 等级评价法

等级评价法是将个体儿童生长发育数值与标准均值及标准差进行比较的一种评价方法。该方法以均值$(\overline{X})$为基准值,标准差（S）为离散距,将儿童生长发育划分为 5 个发育等级。凡儿童生长发育数值在 $\overline{X} \pm 2S$ 范围内均属正常,高于或低于 2 个标准差需做进一步的分析、调查和评价。通常在幼儿园卫生保健管理中,将身高、体重低于两个标准差归为不达标,体重超过两个标准差称为超标（见表 2-4）。

表 2-4　发育等级评价法

等级	标准	等级	标准
上等	$\overline{X}+2S$ 以上	中下等	$\overline{X}-S$ 至 $\overline{X}-2S$
中上等	$\overline{X}+2S$ 至 $\overline{X}+S$	下等	$\overline{X}-2S$ 以下
中等	$\overline{X}+S$ 至 $\overline{X}-S$		

等级评价法是目前幼儿园使用最广泛的评价方法。该方法的优点是简单、易操作,能直观反映个体儿童发育水平和好坏。

2. 百分位数法

百分位数法是以第 50 百分位数为基准值,第 3、25、50、75、97 等百分位数值为离散距,将儿童生长发育划分为 5 个发育等级,评价儿童的生长发育状况（见图 2-8）。凡实测值在 P3～P97 数值范围内均属正常。

图 2-8 是 0～7 岁男孩体重百分位数曲线图。其中横坐标表示年龄,纵坐标表示体重。评价时,只需将儿童体重测量值按纵坐标在图上标出,然后找对应的年龄,其交叉点所在位置就是该儿童的体重发育水平和等级范围。

百分位数法被广泛地应用在 0～3 岁儿童生长发育监测和评价中。该方法的优点是简便、易于掌握,能动态反映儿童的生长发育变化。家长只需要将体检结果标注在百分位数曲线图中,即可了解自己孩子的生长发育水平和发展走向。

3. 指数法

指数法是根据身体各部分的比例关系,采用数学公式将两项或多项身体发育指标联系起来,用以评价身体生长发育的一种方法。身体质量指数(BMI),又称体重指数,是目前国际上用于衡量成人胖瘦程度及是否健康的常用标准。世界卫生组织(WHO)指出,人体理想体重指数是 22,指数等于或大于 25 为超重,等于或大于 30 为肥胖。同时,随着身体质量指数的增高,相关疾病发生的危险性也随之增高。

$$BMI = 体重(kg) / 身高^2(m)$$

4. 三项指标综合评价法

三项指标综合评价法是世界卫生组织近年来推荐的儿童营养状况的判断方法。这种评价方法既要称体重又要量身高,然后查按年龄的体重、按年龄的身高、按身高的体重标准,将三项指标结合起来对学前儿童的生长发育和营养状况进行综合评价(见表 2－5)。

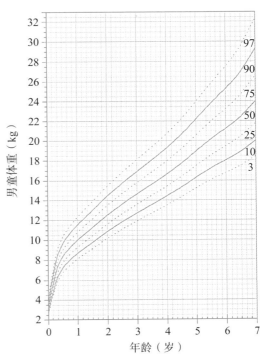

图 2－8　0～7 岁男孩体重百分位数曲线图

表 2－5　三项指标综合评价

按身高的体重	按年龄的身高	按年龄的体重	评 价
高	低	高	肥胖＋＋
高	中	高	目前营养过剩
高	低	中	高个子,既往营养不好
高	高	高	高个子,近期营养过度
中	高	高	高个子,体型匀称,营养正常
中	中	中	营养正常
中	中	高	营养正常
中	中	低	营养尚可
低	高	中	瘦高体型,目前轻度营养不良
低	中	低	目前营养不良＋
低	高	低	目前营养不良＋＋
低	低	低	近期营养不良,过去营养不良

实践与训练:学前儿童生长发育测量方法

一、身高(身长)的测量

3 岁以下的婴幼儿可采用量床测量身长(卧位时颅顶到脚跟的垂直长度),测量时应脱去婴幼儿的鞋袜和帽子,仰卧于量床底板中线上,测量者扶住婴幼儿头部,使其面向上,两耳在水平线上,颅顶轻触头板,另一位测量者位于婴幼儿右侧,左手握住婴幼儿双膝,使其双腿伸直并紧贴量床底板,双足接触移动的足板,读量床两侧的刻度数,以厘米为单位,记录小数点后 1 位(见图 2-9)。

3 岁以上的儿童可用身高计测量身高(站立时颅顶点到脚跟的垂直高度),受测者脱去鞋帽,取立正姿势站在身高计的底板上,上肢自然下垂,足跟并拢,足尖分开。足跟、骶骨部和肩胛间三点靠在身高尺上,躯干自然地挺直,两眼平视前方,头部保持正直。测量者将滑测板轻压受测者头顶,测量者的眼睛与滑测板呈水平位,读数以厘米为单位,记录小数点后 1 位(见图 2-10)。

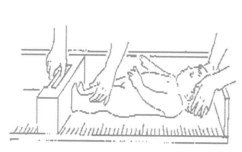 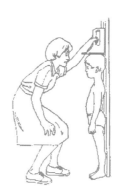

图 2-9　3 岁以下婴幼儿身长测量方法　　　　图 2-10　3 岁以上儿童的身高测量方法

不同年龄段儿童身高(身长)的估算方式:

- 出生时身长平均为 50 cm
- 1~6 个月平均每月增长 2.5 cm
- 7~12 个月平均每月增长 1~1.5 cm
- 1 周岁时身长约为出生时身长的 1.5 倍,即 75 cm
- 2~12 岁身高的估算公式为:身高(cm)≈年龄×5+80(或 75)

二、体重的测量方法

常用测量工具为杠杆秤。测量前先检查 0 点,即把游锤放到"0"刻度上,若杠杆不呈水平位,调节杠杆侧端的螺丝。受测者排空大小便,脱去外衣、鞋、帽。1 岁以下婴儿可取卧位进行测量(见图 2-11A),1~3 岁儿童可取坐位进行测量(见图 2-11B),3 岁以上儿童可取立位进行测量(见图 2-11C)。记录以千克为单位,记录小数点后 2 位。

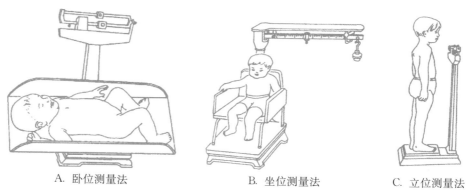

A. 卧位测量法　　　　　　B. 坐位测量法　　　　　　C. 立位测量法

图 2-11　体重测量方法

三、头围的测量方法

头围采用软尺进行测量。测量时儿童取立位、坐位或仰卧位,将软尺"0"点固定于头部一侧眉弓上缘(软尺下缘恰于眉毛上缘),将软尺紧贴头皮绕枕骨粗隆,再经另一侧眉弓上缘回至"0"点即为头围的长度,以厘米为单位,记录小数点后1位(见图2-12)。

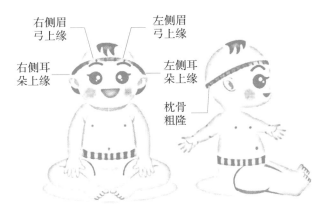

图2-12　头围测量方法

四、胸围的测量方法

胸围是指经过乳头点或胸中点的胸部水平围度,也称胸中围。

胸围采用软尺进行测量,3岁以下儿童取卧位,3岁以上儿童取立位,均不取坐位。被测者处于平静状态,双手自然平放或下垂,两眼平视,双肩放松,呼吸均匀。测量者立于儿童前方或右方,用左手拇指将软尺"0"点固定于被测者胸前乳头下缘,右手拉软尺经两肩胛骨下角下缘,经左侧面回至"0"点,取平静呼、吸气时的中间读数,单位为厘米,记录小数点后1位(见图2-13)。

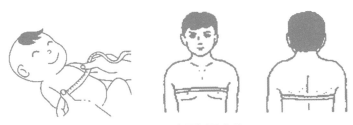

图2-13　胸围测量方法

 本章练习

一、选择题

1. 在胎儿期和出生后发育一直处于领先的系统是(　　　　)。

　　A．呼吸系统　　　　　　B．消化系统　　　　　C．神经系统　　　　　D．生殖系统

2. 人体出生到发育成熟增长了2倍的是(　　　　)。

　　A．头部　　　　　　　　B．躯干　　　　　　　C．上肢　　　　　　　D．下肢

3. 按公式推算,儿童2岁以后平均每年身高增长为(　　　　)。

　　A．3 cm　　　　　　　　B．4 cm　　　　　　　C．5 cm　　　　　　　D．6 cm

4. 按粗略的评价方法计算,一个6岁儿童的体重约为(　　　　)。

　　A．16 kg　　　　　　　B．18 kg　　　　　　　C．20 kg　　　　　　　D．22 kg

5. 季节对儿童生长发育有一定影响,其中儿童身高增长较快的季节是(　　　　)。

　　A．春季　　　　　　　　B．夏季　　　　　　　C．秋季　　　　　　　D．冬季

6. (　　　　)时期身长体重的增长在一生中是最快的阶段。

　　A．胎儿期　　　　　　　B．婴儿期　　　　　　C．幼儿期　　　　　　D．青春期

7. 人体的质量称为(　　)。

　　A．体格　　　　　B．体能　　　　　C．体质　　　　　D．适应能力

8. 新生儿期是指从出生到(　　)。

　　A．生后 12 天　　B．生后 28 天　　C．生后 3 月　　D．生后 100 天

9. 凡胎龄满 37～42 周,体重(　　),为"足月正常体重儿",这样的新生儿适应环境的能力较强。

　　A．不足 2 500 g　　　　　　　　　B．等于或大于 2 500 g

　　C．等于或大于 4 000 g　　　　　　D．等于或大于 5 000 g

10. 出生时,新生儿头围和胸围的关系为(　　)。

　　A．头围比胸围大 1～2 cm　　　　　B．头围比胸围小 1～2 cm

　　C．头围与胸围大致相等　　　　　　D．头围比胸围小 2～3 cm

11. 胎儿时期,身体各部位发育顺序为(　　)。

　　A．躯干—脑—四肢　　　　　　　　B．脑—四肢—躯干

　　C．脑—躯干—四肢　　　　　　　　D．四肢—躯干—脑

12. 以下不属于新生儿的本能是(　　)。

　　A．一侧面颊被触及,头即转向该侧

　　B．用手指触及新生儿的手心,立即被他握住

　　C．出生十来天的新生儿,刚把他抱起来,准备喂奶,他就"知道"要喂奶了

　　D．将新生儿扶至立位,身体略向前倾,脚底着床,新生儿能两脚交替向前迈出几步

二、简答题

1. 什么是生长发育?

2. 简述儿童动作发育的规律。

3. 简述儿童生长发育的规律。

4. 分析影响儿童体格发育的因素有哪些。

5. 简述生长发育测量与评价的意义。

6. 请列举适合小中大班儿童促进手部动作灵活及协调性的活动。

7. 请列举适合小中大班儿童促进大肌肉及运动技能发展的活动。

三、材料分析

一个 5 岁孩子,其身高 103 cm,体重 28 kg。

试分析阐述:

(1) 用粗略评价方法估算,该儿童的身高体重是否正常?

(2) 根据该儿童的发育现状,你有哪些教育建议?

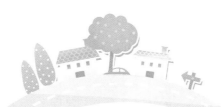

第三章

学前儿童营养与膳食管理
——健康的物质基础

学习目标

1. 掌握营养学的基本概念,明确各营养素对学前儿童健康发展的影响,懂得七大类营养素的生理功能及其食物来源。

2. 了解学前儿童的营养需求,掌握各种营养素对学前儿童健康发展的影响,掌握为儿童提供合理膳食的方法,掌握食物中毒的特点。

3. 掌握儿童食谱编制方法及评价分析;掌握食物中毒的处理及预防措施,为学生今后从事幼儿园保教工作奠定基础。

学前导学

在健康中国成为国策的今天,人体健康问题越来越受到重视。人的正常生命活动需要营养供给,营养是维持人体正常生理、生化、免疫功能以及生长发育、代谢修补等生命现象的物质基础。对学前儿童来说,形体的迅速发育及大脑神经系统的增长和成熟,生活及社会知识的积累,以及生活技能的逐步提高,所需各种营养素和能量相对成人更多,必须从膳食中摄取足够的营养素和能量,才能满足其生长发育的需要。加之营养对学前儿童生长发育的影响是一个渐进过程,营养失调对机体的不利影响需经过较长时间的生物化学变化,最终才以各种形式的营养性疾病表现出来,很多成年期疾病(如:动脉硬化、肥胖症等)的预防,也需要从幼儿期调整饮食营养。作为幼儿教师的我们应该掌握哪些知识和技能呢?

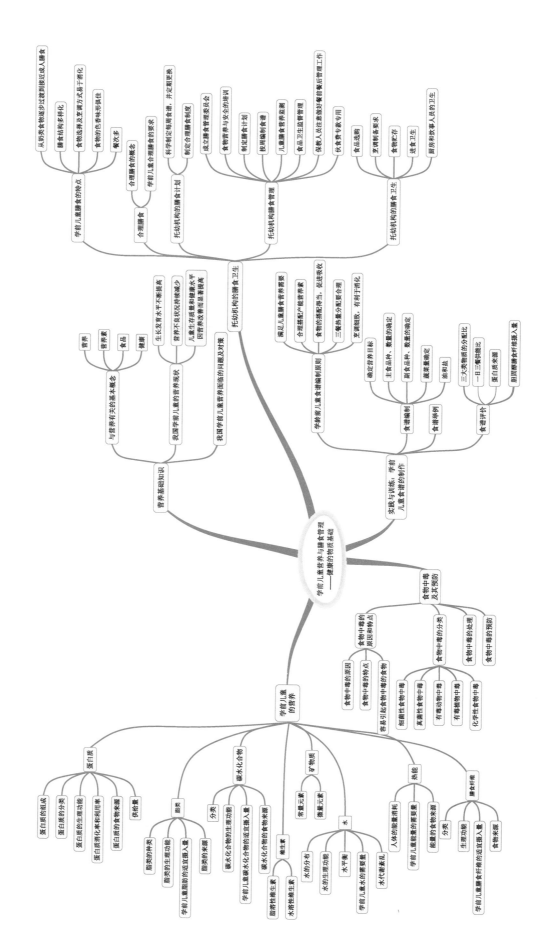

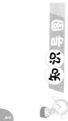

第一节 营养基础知识

一、与营养有关的基本概念

营养素是学前儿童生长发育和身心健康的物质基础,良好的营养可促进体格的生长和智力的发育,营养缺乏或过剩都会对机体产生不利影响。因此,研究学前儿童的营养卫生,确保儿童对营养的需要,具有十分重要的意义。

(一)营养

营养是指有机体从外界摄取食物来维持生命活动的需要,是人体摄取和利用食物的综合过程,它包括消化、吸收、代谢和排泄等过程,人类通过营养才能维持新陈代谢、生长发育,才能完成各种活动。

儿童营养与成人营养的根本区别在于儿童所特有的生命现象——生长发育。营养除了维持人体新陈代谢和一切正常生理活动、修补组织损耗,对于儿童还要保证其生长发育。

(二)营养素

营养素是指食物中可给人体提供能量、机体细胞组成成分和组织修复以及生理调节功能的化学成分。凡是能维持人体健康以及提供生长、发育、繁衍和劳动所需要的各种物质均称为营养素。

现代医学研究表明,人体所需的营养素不下 100 种,其中一部分可由自身合成,如无法自身合成或合成量不足,必须从食物中摄取的称为必需营养素,约有 40 余种(见表 3−1)。近年来研究证据表明,除了营养素之外,天然存在于蔬菜、水果、坚果、全谷物等食物中的其他膳食成分,如膳食纤维对降低慢性病发病风险有着重要的作用。

表 3−1 人体必需的营养素及其他膳食成分①

必需的营养素	宏量营养素	蛋白质、脂类、碳水化合物
	常量元素	钙、磷、钾、钠、镁、硫、氯
	微量元素	铁、碘、锌、硒、铜、铬、锰、钼、钴等
	维生素	维生素 A、维生素 B_1、维生素 B_2、维生素 B_6、维生素 B_{12},维生素 C、维生素 D、维生素 E、维生素 K、叶酸、生物素、泛酸、烟酸、胆碱
其他膳食成分		膳食纤维、番茄红素、植物甾醇、原花青素、姜黄素、大豆异黄酮、叶黄素、花色苷、氨基葡萄糖等

人体所必需的营养素可概括为六大类:蛋白质、脂类、碳水化合物(糖类)、无机盐(矿物质)、维生素、水。其中,人体所需三大宏量营养素(蛋白质、脂肪、碳水化合物)在体内代谢过程中可产生能量,被称为产能营养素。它们是人体必需的营养素,不仅具有重要的生理作用,还是机体热能的来源,人体利用这些热能维持正常的生命活动、生长发育以及从事各种活动;无机盐、维生素、水又称为非产能营养素。近年来发现膳食纤维也是维持人体健康必不可少的物质,称为第七类营养素。

(三)食品

根据 2015 年修订的《中华人民共和国食品安全法》的规定,食品是指各种供人食用或者饮用的成品和原料以及按照传统既是食品又是药品的物品,但是不包括以治疗为目的的物品。

人类为了维持生命与健康,保持生长发育和从事劳动,每日必须摄取足够的、含有人体需要的各种营养的食物,为人体提供必要的营养素,满足人体营养需要,食品中的某些成分具有调节人体新陈代谢、增强防御疾病、促进康复等作用,同时还能满足人们的不同嗜好和要求。

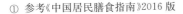

① 参考《中国居民膳食指南》2016 版

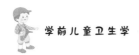

（四）健康

世界卫生组织对健康的定义是：健康不仅仅是没有疾病或不虚弱，而是身体的、精神的健康和社会适应的完好状态。营养是维持人体生命的先决条件，是保证身心健康的物质基础，也是人体康复的重要条件。

健康的标志有：生机勃勃，富有进取心；性格开朗，充满活力；正常身高与体重；保持正常的体温，脉搏和呼吸；食欲旺盛；明亮的眼睛和粉红的眼结膜；不易得病，对流行病有足够的耐受力；正常的大小便；淡红色的舌头，无厚的舌苔；健康的牙龈和口腔黏膜；光滑的皮肤柔韧而富有弹性，肤色健康光滑；带光泽的头发，指甲坚固而带微红色。

二、我国学前儿童的营养现状

儿童营养状况是衡量一个国家社会经济发展和社会进步的重要指标，国际上已将 5 岁以下儿童的营养状况作为生存与发展的重要指标。

卫生部 2012 年 6 月 1 日发布的《中国 0～6 岁儿童营养发展报告（2012）》表明如下。

（一）生长发育水平不断提高

近 20 年来，我国儿童的生长发育水平不断提高。城乡不同年龄组的儿童身高和体重均有增长，增幅随年龄的增长而增大。农村儿童的身高增幅大于城市儿童，城市儿童的体重增幅大于农村儿童，城乡儿童生长发育差异正在逐渐缩小。目前，我国城市儿童的平均生长发育水平已达到甚至超过世界卫生组织推荐的儿童生长标准，接近西方发达国家同龄儿童的平均水平。

（二）营养不良状况持续减少

2010 年，我国 5 岁以下儿童低体重率为 3.6%，比 1990 年下降了 74%，已提前实现联合国千年发展目标；生长迟缓率为 9.9%，比 1990 年下降了 70%；消瘦率为 2.3%，长期保持在低水平。中国 5 岁以下儿童的低体重率和生长迟缓率低于多数发展中国家，明显低于东南亚国家，在金砖国家中处于中等水平，与美国等发达国家的差距逐渐缩小。儿童常见微量营养素缺乏状况也有所改善。5 岁以下儿童贫血患病率从 2005 年开始持续下降，从 19.3% 下降到 2010 年的 12.6%；2011 年在全国水平上实现了消除碘缺乏病的目标；临床上维生素 D 缺乏性佝偻病已不多见。

（三）儿童生存质量和健康水平因营养改善而显著提高

我国 5 岁以下儿童死亡归因于儿童营养不良的比例由 2000 年的 22% 降为 2010 年的 13%；儿童营养状况的改善促进了 5 岁以下儿童死亡率的下降，2010 年全国 5 岁以下儿童死亡率为 16.4‰，比 1990 年下降了 73%，提前实现了联合国千年发展目标。

三、我国学前儿童营养面临的问题及对策

《中国儿童发展纲要（2011～2020 年）》将改善儿童营养提出了降低生长迟缓率、低体重率、贫血患病率等多个具体目标，进一步明确了儿童营养改善的策略措施。中国 0～6 岁儿童营养与健康状况改善发展战略的内容：一是重视孕期妇女营养与健康状况的改善；二是全社会都要关注和支持母乳喂养；三是科学、合理添加辅食，维持婴幼儿良好的生长发育速率；四是防治婴幼儿的铁缺乏和缺铁性贫血。制订有效改善措施成为当务之急；五是进一步研究评估婴幼儿喂养状况的新指标；六是注重幼儿园和散居学前儿童营养状况的改善；七是制订中国婴幼儿和学前儿童喂养指导建议。

重视和加大营养知识的宣传与教育，落实国家有关部门营养干预的政策与法规，倡导平衡膳食与良好饮食习惯，开展营养相关疾病的预防和治疗，应对食品安全等是目前我国在学前儿童营养中要解决的问题。为此，迫切需要建立和造就一支能够从事营养教育和营养指导的专门队伍。托幼机构是对学前儿童进行集体教养的机构，培养具有系统儿童营养保健理论知识和实践操作能力，能在托幼机构、早教中心等从事营养膳食管理、营养指导及儿童健康教育的幼儿教师，对学前儿童营养与健康状况的改善，具有重要作用。

第二节　学前儿童的营养

人体所需营养素主要包括：蛋白质、脂类、碳水化合物（糖类）、无机盐、维生素和水六大类。

一、蛋白质

蛋白质是构成一切细胞和组织结构必不可少的成分，它是人类生命活动最重要的物质。蛋白质的含量在人体中居第二位，仅次于水，约占体重的18%。蛋白质不仅是构成人体组织的基本材料，也是机体合成多种具有特殊性生理功能物质的原料。蛋白质与人体的生长、发育、运动、遗传、繁殖等一切生命活动有着非常密切的关系，对生长发育期的学前儿童尤为重要。

（一）蛋白质的组成

蛋白质是生物大分子，其基本构成单位是氨基酸。营养学上将氨基酸按照其来源分为必需氨基酸和非必需氨基酸两大类。

1. 必需氨基酸

必需氨基酸是指人体自身不能合成或合成速度不能满足人体需要，必须从食物中摄取的氨基酸。对成人而言，必需氨基酸有8种，包括异亮氨酸、亮氨酸、赖氨酸、蛋氨酸、苯丙氨酸、色氨酸、缬氨酸、苏氨酸。另外，组氨酸在婴幼儿时期自身不能合成，随着年龄的增加，逐渐可以自身合成，所以婴幼儿的必需氨基酸有9种。

2. 非必需氨基酸

非必需氨基酸是指人体可以自身合成或由其他氨基酸转化而得到，不一定非从食物直接摄取。这类氨基酸有丙氨酸、甘氨酸、丝氨酸、谷氨酸、脯氨酸、精氨酸等。

（二）蛋白质的分类

1. 完全蛋白质

完全蛋白质是指所含必需氨基酸种类齐全、数量充足、比例适当，不但能维持成人的健康，而且能促进儿童生长发育的蛋白质，如乳类中的酪蛋白、乳白蛋白，蛋类中的卵白蛋白，肉类中的白蛋白等。

2. 半完全蛋白质

半完全蛋白质是指所含必需氨基酸种类齐全，但有的数量不足、比例不适当，可以维持生命，但不能促进生长发育的蛋白质，如小麦中的麦胶蛋白等。

3. 不完全蛋白质

不完全蛋白质是指所含必需氨基酸种类不齐全，既不能维持生命，也不能促进生长发育的蛋白质，如玉米中的玉米胶蛋白等。

（三）蛋白质的生理功能

1. 维持组织的生长、更新和修补

蛋白质是一切生命活动的基础，是机体细胞的主要成分。人体每天都有一定的蛋白质被分解、排出体外，因而需要摄取相应的蛋白质，用以弥补组织的消耗。学前儿童不仅需要蛋白质维持生命和一切活动以及修补组织损耗之外，而且还要满足其生长发育的需要。另外，为保证儿童的健康成长，对生长发育期的儿童、孕妇提供足量优质蛋白质尤为重要。人体内的蛋白质处于不断合成和分解的动态平衡中。

2. 调节生理功能

机体生命活动之所以能够有条不紊地进行，有赖于多种生理活性物质的调节。而蛋白质在体内是构成多种具有生理活性物质的成分，参与调节生理功能。如核蛋白构成细胞核并影响细胞功能；血红蛋白具有运输氧的功能；免疫蛋白具有维持机体免疫功能的作用；酶蛋白具有促进食物消化吸收和利用的功能；收缩蛋白如肌球蛋白具有调节肌肉收缩的功能；白蛋白具有调节渗透压、维持体液平衡的功能；血液中的肌脂蛋白、运铁蛋白、视黄醇结合蛋白具有运送营养素的作用；由白蛋白或蛋白质衍

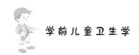

生物构成的某些激素,如垂体激素、甲状腺素、胰岛素以及肾上腺素等,都是机体的重要调节物质。

3.供给能量

蛋白质可为人体提供能量,是三大产能营养素之一。每克蛋白质在体内氧化可释放能量约4 kcal,正常人体每日所需能量的 10%～15% 由蛋白质提供。蛋白质在体内的主要功能并非供给能量,在碳水化合物和脂肪供给量不足时,体内的蛋白质才分解供给能量,促进机体的生物合成,维持体温等。同时大量摄入蛋白质分解产生的代谢产物会加重肾脏等器官的负担。

婴幼儿时期若蛋白质摄取不足,可导致婴幼儿身体发育迟缓、体重减轻、抵抗力下降,甚至会妨碍婴幼儿智力的发展。

（四）蛋白质消化率和利用率

1.蛋白质消化率

蛋白质消化率是指一种食物蛋白质可被消化酶分解的程度。蛋白质消化率越高,被人体吸收利用的可能性越大,营养价值也越高。

蛋白质消化率的计算方法:

$$蛋白质消化率＝蛋白质中被消化吸收的氮的数量／食物中含氮总量×100％$$

蛋白质消化率受人体和食物两方面因素的影响。人体因素包括消化功能、人的精神状态、饮食习惯和食物的适应性等;食物因素包括食物的属性、加工方式等。比如,在日常生活中,大豆类产品,豆腐和豆浆中的蛋白质消化率都很高,但大豆整粒食用,蛋白质消化率仅为 60%,加工成豆腐和豆浆后,蛋白质消化率可以提高到 90%。

2.蛋白质利用率

蛋白质利用率是指食物蛋白质在机体内消化吸收后被利用的程度。决定蛋白质利用率的主要因素是蛋白质中所含必需氨基酸的量和相互比例,其比例越接近机体需要,利用率就越高。

（五）蛋白质的食物来源

1.动物性食物及制品

动物性食物,如各种肉类(猪肉、牛肉、羊肉以及家禽)、鱼类等的蛋白质都有接近人体所需各种氨基酸的含量,贝类蛋白质也可与肉禽鱼类相媲美,它们都是人类膳食蛋白质的良好来源,其蛋白质含量一般为 10%～20%。乳类和蛋类的蛋白质含量较低,前者为 1.5%～3.8%,后者为 11%～14%,但是它们的营养价值都很高,其必需氨基酸的含量类似人体必需氨基酸需要量模式,奶类(牛奶)是婴幼儿除母乳外蛋白质的最佳来源。

2.植物性食物及其制品

植物性食物是人类膳食蛋白质的重要来源。谷类含蛋白质 6%～10%,但其必需氨基酸中有一种或多种含量低。薯类含蛋白质 2%～3%。某些坚果类如核桃、花生、杏仁等含有蛋白质 15%～30%。豆类植物如某些干豆的蛋白质含量可高达 40% 左右,尤其是大豆,不仅蛋白质含量高,质量也较高,是人类食物蛋白质的良好来源,其蛋白质在食品加工中常作为肉的替代品。

3.非传统性食物

随着科技不断进步,人类正在积极开发非传统性新食物蛋白质资源,如单细胞蛋白质、食菌类以及昆虫等的开发利用。许多食用菌如蘑菇、木耳等的蛋白质含量颇高,其作为蛋白质食物来源,越来越受到人们的重视,产量不断增长。值得一提的是昆虫蛋白质含量高但脂肪和胆固醇低,有的昆虫蛋白质还含有有益人体的营养保健功能的成分。

（六）供给量

中国营养学会建议学前儿童蛋白质参考摄入量为每天 45～60 g。儿童的蛋白质供能为总量的12%～15%,而成人的蛋白质摄入量占总能量的 10%～15%,其中来源于动物性食物的蛋白质应占50%,包括一个鸡蛋(约提供 6.5 g 蛋白质)、300 ml 牛奶(约提供 9 g 蛋白质)、100 g 鱼或鸡或瘦肉(约提供 17 g 蛋白质)。其余蛋白质可由植物性食物谷类、豆类等提供。在农村应充分利用大豆所含的优质蛋白质来预防儿童蛋白质营养不良引起的低体重和生长发育迟缓。学前儿童的各种组织正处于旺盛的发育阶段,它们不仅需要蛋白质来维持正常的生理功能,而且还需要它来增长和构成新的组织,因而需要蛋白质的量较成人多(见表3-2)。

表3-2　学前儿童每日膳食中蛋白质的推荐摄入量

年龄(岁)	蛋白质(g)	年龄(岁)	蛋白质(g)
0～1	1.5～3.0 g/kg(体重)	4～5	50
1～2	35	5～6	55
2～3	40	6～7	60
3～4	45	7～8	65

资料贴吧

蛋白质互补作用

两种或两种以上食物蛋白质混合食用,其中所含的必需氨基酸可以取长补短,互相补充,从而提高蛋白质的利用率,称为蛋白质的互补作用。如在儿童膳食指导中提及在儿童日常饮食中,定期添加豆饭、豆粥、豆沙包、腊八粥等正是应用"蛋白质互补作用"这一原理将多种植物性食物混合食用,提高食物营养价值。此外,植物性食物与动物性食物混合食用同样可以达到这一作用,如菜肉馅包子和饺子等。因此,儿童膳食应多样化,种类要丰富,做到粗细粮结合、荤素菜搭配,以使食物的营养相互补充,提高他们的营养价值。

为充分发挥食物蛋白质的互补作用,在调配膳食时应遵循以下三个原则。

第一,食物的生物学种属越远越好,如动物性和植物性食物之间的混合比单纯植物性食物之间的混合要好。

第二,搭配的种类越多越好。

第三,食用时间越近越好,同时食用最好,因为单个氨基酸在血液中的停留时间约4小时,然后到达组织器官,再合成组织器官的蛋白质,而合成组织器官蛋白质的氨基酸必须同时到达才能发挥作用。

二、脂类

(一)脂类的种类

脂类是一类复杂的化学物质,难溶于水而易溶于有机溶剂。脂类包括脂肪和类脂。脂肪是脂类的一种,是甘油和脂肪酸的化合物;类脂是磷脂、糖脂、固醇等化合物的总称。

1. 脂肪

脂肪是甘油和脂肪酸组合而成的化合物。脂肪不仅是人体代谢的主要能源,而且也是人类发育及健康所必需的物质。脂肪分解后生成的脂肪酸具有很强的生物活性,是脂肪发挥各种生理功能的重要成分,膳食脂肪中的脂肪酸根据其碳链上相邻的两个碳原子间是否含有不饱和双键及脂肪酸的饱和程度可分为饱和脂肪酸和不饱和脂肪酸两大类。

人体自身能合成多种脂肪酸,人体自身可以合成的脂肪酸称为非必需脂肪酸;还有一些是人体不能合成,但对人体有重要生理功能的脂肪酸(如亚油酸和亚麻酸等),是人体正常生长和维护健康所必须的,能由植物和海鱼合成,营养学将这些必须由食物供给的脂肪酸称为必需脂肪酸。必需脂肪酸是人体不可缺少的,对皮肤和微血管有保护作用,可降低血液胆固醇,减少血小板的黏附性,对儿童的生长发育,尤其是中枢神经的发育十分重要。

2. 类脂

类脂主要包括磷脂、胆固醇和脂蛋白。

(1)磷脂:除三酰甘油外,磷脂是体内含量最多的脂类。按其结构不同,可分为磷酸甘油酯和神

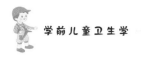

经鞘脂两类。磷脂中较重要的卵磷脂和脑磷脂都属于磷酸甘油酯类。

（2）胆固醇：是一种类脂化合物，是人体必不可少的，可从食物摄入或在体内合成。胆固醇是人体细胞膜的重要组成成分，又是一些人体类固醇激素的前体，如维生素 D、肾上腺皮质激素、性激素等。人体内 90％的胆固醇存在于细胞内，其中有部分形成胆固醇酯。

胆固醇以游离型和脂化型存在血液中，由于胆固醇不溶于水基介质，如血浆，因此，它以脂蛋白的形式在血液中运输。血浆脂蛋白包括乳糜微粒、极低密度脂蛋白、低密度脂蛋白、高密度脂蛋白。

（二）脂类的生理功能

脂类除了是重要的产能营养素、人体的热能储存库外，还有其他重要的功能。

1. 构成人体细胞和组织的重要成分

人体所有细胞都含有磷脂，它是细胞膜和血液的组成物质，脑、神经、心、肝中含量特别高。磷脂能促进体内胆固醇运转，对降低血内胆固醇有良好的作用；磷脂能在脂肪吸收过程中起重要的乳化作用，是一种高效的乳化剂；磷脂还与神经兴奋性有关；磷脂可与蛋白质结合成脂蛋白并以这种形式构成细胞的各种成分和维持细胞器的正常功能和形态，磷脂中的不饱和脂肪酸有双键，使生物膜具有良好的流动性和特殊的通透性。

胆固醇是细胞膜和细胞器的重要构成成分，它不仅关系到膜的通透性，而且是某些酶在细胞内有规律分布的重要条件，胆固醇还是血浆脂蛋白的组成成分，可携带大量三酰甘油和胆固醇酯在血液中运输。胆固醇是体内合成维生素 D 和胆汁酸盐的原料。

2. 供给热能和保护机体

脂肪是人体热能的重要来源之一。1 g 脂肪能提供 9 kcal 的热量，脂肪是蛋白质和碳水化合物供热的 2 倍。脂肪不易传热，分布在皮下的脂肪能够减少体内热量散失，有助于御寒。分布于脏器周围的脂肪，如同软垫一样，对这些脏器进行保护和固定，使其免受撞击和振动，从而减少运动造成的摩擦，起着固定、保护内脏的作用。

3. 促进脂溶性维生素的吸收

食物中维生素 A、维生素 D、维生素 E、维生素 K 等不溶于水，但溶于脂肪，常与脂质共存并随同脂肪在肠道中吸收。膳食中缺乏脂肪或脂肪消化吸收发生障碍时，会引起脂溶性维生素缺乏病。胡萝卜素的吸收也必须在有脂肪的环境中进行。

4. 供给必需脂肪酸

脂肪在人体内可分解为脂肪酸，脂肪酸又分为饱和脂肪酸和不饱和脂肪酸两种。必需脂肪酸是人体内不能合成、必须通过食物供给的不饱和脂肪酸。必需脂肪酸是构成人体组织细胞的重要成分，它对皮肤和微血管有保护作用，可降低血液中的胆固醇，减少血小板的粘附性，为儿童生长发育所必需，尤其是对中枢神经的发育至关重要，一旦缺乏便会影响儿童的生长发育，表现为皮肤病变、伤口愈合不良、心肌收缩力降低、免疫功能发生障碍、血小板聚集、生长迟滞等。

5. 增进食欲和饱腹感

富含脂肪的食物经过烹调后可以提高食物滋味，刺激人的食欲；同时脂肪在消化道内停留 4～6 小时，比其他营养素停留时间长，可以增加饱腹感，不易饥饿。

（三）学前儿童脂肪的摄入量

中国营养学会推荐：成人脂肪摄入量占总摄入能量的 20％～30％，其中饱和脂肪酸＜10％，单不饱和脂肪酸 10％，多不饱和脂肪酸 10％，即三种脂肪酸的比例为 1∶1∶1。

根据中国居民膳食营养素参考摄入量，学前儿童每日膳食中脂肪的推荐摄入量（见表 3－3）。

表 3－3 学前儿童每日膳食中脂肪的推荐摄入量（占总热能的百分比）

年龄（岁）	脂肪（％）	年龄（岁）	脂肪（％）
0～0.5	45～50	1～6	30～35
0.5～1	35～40	7 岁以上	25～30

若脂肪摄取不足,可使儿童体重下降,易发生脂溶性维生素缺乏症。若脂肪摄入过多,会导致儿童消化功能差,摄入的脂肪超过机体消耗的脂肪,会在体内堆积,造成肥胖,而且会为成年以后的高血压、冠心病、高血脂等疾病埋下隐患。因此,合理的脂肪摄入,有利于预防疾病,增进健康。摄入适量的脂肪对儿童是十分重要的,尤其要适当限制摄入胆固醇含量过高的食物。

(四) 脂类的来源

脂肪主要存在于植物性、动物性食物中。一般植物性脂肪如大豆油、花生油、葵花籽油、芝麻油、菜籽油等主要含不饱和脂肪酸。如每 100 g 红花油含 75 g 多不饱和脂肪,100 g 葵花籽油含多不饱和脂肪 66 g,每 100 g 小麦胚油含多不饱和脂肪 62 g,每 100 g 玉米油含多不饱和脂肪 59 g,每 100 g 大豆油含多不饱和脂肪 58 g。不是所有的植物脂肪都富含不饱和脂肪,如椰子油、可可、黄油、棕榈油所含饱和脂肪较高,每 100 g 椰子油含饱和脂肪 87 g,每 100 g 黄油含饱和脂肪 51 g,每 100 g 棕榈油含饱和脂肪 49 g。

动物性脂肪主要含有饱和脂肪,如猪油、牛油、羊油等,如 100 g 猪油含多不饱和脂肪酸只有 11 g,它的营养价值较低,常吃可导致血液胆固醇增高,引起动脉硬化,不利于人体健康。但海生动物和鱼富含不饱和脂肪。

含磷脂较多的食物有蛋黄、肝脏、大豆、麦胚和花生等。含胆固醇较为丰富的食物主要有动物脑、肝脏、肾脏等内脏和蛋类,如每 100 g 鸡蛋黄中含胆固醇 1 602 mg,每 100 g 炖牛肾中含胆固醇 804 mg。植物性食物所含胆固醇较少。

三、碳水化合物

碳水化合物是由 C、H、O 三种元素构成的一类有机化合物,又称糖类。

(一) 分类

碳水化合物根据其分子是否能水解以及水解产物的不同,可分为单糖、双糖、寡糖和多糖。

1. 单糖

单糖为不能再水解为更简单分子结构的糖。主要有葡萄糖、果糖和半乳糖等。

葡萄糖是构成食物中各种糖类的最基本的单位,主要由淀粉水解而来,它是机体吸收利用最好的单糖,机体各器官都能利用它作为能量来源。

果糖主要存在于水果和蜂蜜中,是饮料、冷冻食品、糖果蜜饯生产的重要原料。果糖的甜度很高,通常是糖类中最甜的物质。若以蔗糖的甜度为 100,则葡萄糖的甜度为 74,而果糖的甜度为 173,因而果糖是食品工业中重要的甜味物质。果糖吸收后经肝脏转变为葡萄糖被人体利用,也有一部分转变为糖原乳糖和脂肪,它的代谢不受胰岛素的制约,故糖尿病患者可食用果糖,但大量食用也会产生不良反应。

半乳糖很少以单糖的形式存在于食品之中,而是作为乳糖的重要组成成分,半乳糖在人体中要先转变为葡萄糖后才能被利用。

2. 双糖

双糖是由二分子单糖缩合而成的,常见的天然存在于食物中的双糖有蔗糖、乳糖和麦芽糖等。蔗糖大量存在于植物的根、茎、叶、花、果实和种子内,是食品工业中最重要的含甜味物质。日常食用白砂糖的主要成分是蔗糖。

3. 寡糖

寡糖是由 3～10 个单糖构成的一类小分子多糖。常见的寡糖有棉籽糖、水苏糖、低聚果糖、异麦芽低聚糖等。

4. 多糖

多糖是由 10 个以上单糖组成的一类大分子碳水化合物的总称。主要有三种,即糖原、淀粉和纤维。

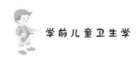

（二）碳水化合物的生理功能

1. 储存和提供能量

碳水化合物是人体最主要的供能物质。1 g 碳水化合物可产生 4 kcal 的热量，每日进食的碳水化合物远比蛋白质、脂肪多，它是人类从膳食中获取能量的最经济和最主要的来源，是神经系统和心肌的主要能源，也是肌肉活动时的主要燃料，对维持神经系统和心脏的正常功能、提高耐力、提高工作效率等都有重要意义。在维持人体健康所需要的能量中，有 55%～65% 由碳水化合物提供。碳水化合物氧化的最终产物为二氧化碳和水，对人体无害。

2. 构成组织及重要生命物质

碳水化合物是构成机体组织的重要物质，参与细胞组成和多种活动。每个细胞都有碳水化合物，含量为 2%～10%，主要以糖脂、糖蛋白和蛋白多糖的形式存在，分布在细胞膜、细胞器膜、细胞质以及细胞间质中。如糖与蛋白质结合生成的糖蛋白，是一些具有重要生理功能的物质，如抗体、某些酶和激素的组成部分；糖与脂类形成的糖脂，是细胞膜与神经组织的构造成分之一；作为遗传物质基础的核酸就含有五碳糖——核糖及脱氧核糖。

3. 解毒作用

碳水化合物代谢可产生葡萄糖醛酸，是体内一种重要的结合解毒剂，在肝脏中能与许多有害物质（如酒精、细菌毒素、砷等）结合成水溶性的物质，随尿液排出体外，以消除有害物质的毒性或生物活性，从而达到解毒的作用。

碳水化合物能增加肝脏内肝糖元的储存量，机体肝糖元丰富时对有害物质的解毒作用增强，肝糖元不足时，机体对有害物质的解毒作用显著下降。

4. 调节血糖

被吸收的单糖进入血液，有的直接被组织利用，有的以糖元的形式储存在于肝脏、肌肉组织。饥饿时，血糖降低，糖原分解为葡萄糖，使血糖维持在正常范围内。

5. 节约蛋白质

当膳食中碳水化合物供应不足时，机体为了满足自身对葡萄糖的需要，通过糖原异生作用将蛋白质转化为葡萄糖供给能量，而当摄入足够的碳水化合物时，可防止体内蛋白质消耗，不需要动用蛋白质来供能，即碳水化合物具有节约蛋白质的作用。

6. 抗生酮作用

葡萄糖在体内氧化可生成草酰乙酸，脂肪在体内代谢要被彻底氧化，必须有草酰乙酸的参与。当体内缺乏碳水化合物时，机体要用储存的脂肪来提供能量，但机体对脂肪酸的氧化能力有一定的限度，动用脂肪过多，其分解代谢的中间产物不能完全氧化，即产生酮体，酮体是一种较强的有机酸，在血液中达到一定浓度时就会发生代谢性酸中毒。摄入足够的碳水化合物可预防体内酮体生成过多，即抗生酮作用。碳水化合物可以防止由于脂肪分解代谢产生过多酮体而导致酮血症和酮尿症，即酸中毒。

7. 促进消化和排泄

碳水化合物中有一种物质叫膳食纤维。膳食纤维是一种不能被人类的胃肠道中消化酶所消化的、且不被人体吸收的多糖，主要包括纤维素、果胶等，通常分为非水溶性膳食纤维和水溶性膳食纤维两大类。膳食纤维虽然不能被消化吸收，供热极少，但却是人体不可缺少的营养素，它能刺激胃肠的蠕动，可以清洁消化道壁和增强消化功能，有"肠道清道夫"之称。同时可稀释和加速食物中的致癌物质和有毒物质的移除，保护脆弱的消化道和预防结肠癌，还可减缓消化速度和最快速的排泄胆固醇，降低血糖和血胆固醇，从而使血液中的血糖和胆固醇控制在最理想的水平。膳食纤维也有它的不足，若食入过多，则会影响人体对其他营养素的吸收，故每日膳食纤维的摄入量应适宜。儿童不宜吃粗纤维，每天可以从蔬菜、水果、谷薯类中摄取适量的柔软的纤维素，如吃较嫩的蔬菜、水果去皮吃或食物煮熟再吃等。

（三）学前儿童碳水化合物的摄入量

经幼儿期的逐渐适应，学前儿童的膳食基本完成了从奶类和奶制品为主到以谷类为主的过渡，谷类所含有的丰富碳水化合物是能量的主要来源。根据《中国居民膳食营养素参考摄入量》，推荐学前儿童每日每千克体重约需碳水化合物 15 g,为总能量的 50%～60%,但不宜食用过多的糖和甜食,而应以含有复杂碳水化合物的谷类为主,如大米、面粉、红豆、绿豆等。有专家建议,学前儿童蛋白质、脂肪、碳水化合物供能比为 1∶1∶6 比较适宜。

(四) 碳水化合物的食物来源

碳水化合物来源广泛,除了纯品(如糖类和淀粉)含量在 90%～100%之外,碳水化合物含量高的食物主要是谷类(如面粉、大米、玉米等)和薯类(如白薯、土豆等),谷类食物一般含碳水化合物 60%～80%;薯类脱水后高达 80%左右;豆类为 40%～60%。常见食物的碳水化合物含量见表 3-4。

表 3-4　常见食物碳水化合物含量(g/100 g)

食品名称	含量	食品名称	含量	食品名称	含量	食品名称	含量
粉条	83.6	木耳	35.7	葡萄	9.9	番茄	3.5
粳米(标二)	77.7	鲜枣	28.6	酸奶	9.3	牛乳	3.4
粳米(标一)	77.3	甘薯	23.1	西瓜	7.9	芹菜	3.3
挂面	74.4	香蕉	20.8	杏	7.8	带鱼	3.1
小米	73.5	黄豆	18.6	梨	7.3	白菜	3.1
小麦粉(标粉)	71.5	柿	17.1	花生仁	5.5	鲜贝	2.5
莜麦面	67.8	马铃薯	16.5	南瓜	4.5	猪肉	2.4
玉米	66.7	苹果	12.3	萝卜	4.0	黄瓜	2.4
方便面	60.9	辣椒	11.0	鲫鱼	3.8	冬瓜	1.9
小豆	55.7	桃	10.9	豆腐	3.8	鸡蛋	1.5
绿豆	55.6	橙	10.5	茄子	3.6	鸡肉	1.3

我国营养学会建议,碳水化合物摄入量占总摄入能量的 55%左右,相当于一天摄入 300～500 g 的谷类食物。

四、维生素

维生素是维持机体生命活动过程所必需的一类微量的小分子有机化合物。种类很多,化学结构各不相同,在生理上既不是构成各种组织的主要原料,也不是体内的能量来源,然而它在能量产生的反应中以及调节机体物质代谢过程中起着十分重要的作用。维生素一般不能在体内合成或合成量很少,必须从食物中获得。人体对维生素的需要量很小,但缺乏会导致相应的缺乏症,过量时则会导致中毒。

根据维生素的溶解性质,可将其分为水溶性维生素和脂溶性维生素两大类(见表 3-5)。

表 3-5　水溶性、脂溶性维生素的异同点

类　别	水溶性维生素	脂溶性维生素
维生素	B 族、C	A、D、E、K
溶解性	溶于水	溶于脂肪
化学性质	比较活泼,在碱性环境和加热时会破坏	比较稳定,但易氧化
吸收与排泄	从肠道经血液吸收,过量时从尿液、汗液等排泄	随脂肪吸收,少量从胆汁排泄
储存性	一般在体内很少储存	可储存于肝脏等处
缺乏症	出现的时间比较快	出现的时间比较缓慢
过多症	几乎不会出现,除非在极大量摄入的情况下	一次性摄入大量或长期摄入较多时会引起过多症
食物来源	植物性食物,如蔬菜、水果、谷类	动物性食物,如肝脏、肾脏、瘦肉等

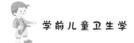

（一）脂溶性维生素

学前儿童较易缺乏的脂溶性维生素是维生素 A 和维生素 D。

1. 维生素 A

维生素 A 的化学名为视黄醇，主要存在于哺乳动物和鱼的肝脏，植物组织中的胡萝卜素在人体内可以转变成维生素 A，故胡萝卜素又称为维生素 A 原。

（1）维生素 A 的功能：① 促进视觉细胞内感光物质的合成与再生，维持正常视觉，保护视力；②维持全身上皮细胞（皮肤和黏膜）生长与分化，提高机体免疫功能；③促进生长发育，促进骨骼和牙齿的生长。

（2）食物来源：维生素 A 主要存在于动物性食物中，以动物的肝脏、奶油、鱼肝油、乳类禽蛋等含量较高；植物性食物中只有胡萝卜素，胡萝卜素进入人体后，在小肠壁及肝脏中可转化为维生素 A，含胡萝卜素较多的食物主要有胡萝卜、菠菜、木瓜、芒果等（见表 3－6）。

表 3－6　富含维生素 A 及胡萝卜素的食物

动物性食物名称	胡萝卜素(μg 视黄醇/100 g)	植物性食物名称	维生素 A(μg 视黄醇/100 g)
鸡肝	15 270	白薯(红心)	853
羊肝	8 370	胡萝卜(黄)	676
猪肝	2 610	胡萝卜(红)	325
黄油	810	韭菜	582
乳酪	384	菠菜	646
牛奶	42	空心菜	357
鸡蛋	432	油菜	266
鸡蛋黄	1 050	辣椒	261
河蟹	1 788	芒果	636
带鱼(咸)	145	杏	537

（3）缺乏和过量。

维生素 A 缺乏是发展中国家普遍存在的营养问题，严重威胁着儿童的生存。学前儿童维生素 A 的需要量相对比成人多，不同年龄儿童每日膳食中维生素 A 的供给量分别为：0～1 岁为 200 mg，1 岁为 300 mg，2 岁为 400 mg，3～4 岁为 500 mg，5～7 岁为 750 mg。

若对婴幼儿的喂养不合理，如长期以脱脂乳、乳儿糕、稀粥等为学前儿童主食，长期慢性腹泻等都可引起维生素 A 缺乏。婴幼儿和儿童维生素 A 缺乏的发生率远高于成人。维生素 A 缺乏会引起暗适应时间延长，易患夜盲症及干眼病，严重者可致失明；还可有皮肤、黏膜疾病发生；特别是儿童，会影响骨骼发育和牙釉质形成，使牙齿停止生长。

一般正常膳食不会引起维生素 A 摄入过多，但若给婴幼儿服用过多浓缩鱼肝油或维生素 A 制剂，则可导致中毒。维生素 A 急性中毒表现为食欲减退、烦躁、呕吐、颅内压增高，前囟隆起，皮肤干燥、肝脾肿大、四肢疼痛等。维生素 A 慢性中毒表现为骨痛、毛发脱落、体重不增等。

2. 维生素 D

维生素 D 又名抗佝偻病维生素，是具有钙化醇生物活性的一类物质。目前已知有 10 种左右，最主要的是维生素 D_2 和维生素 D_3，其中维生素 D_2 由紫外线照射植物中的麦角固醇产生，但在自然界存在很少，维生素 D_3 则由人体表皮和真皮内含有的 7-氢脱氢胆固醇经日光中紫外线照射转变而成，又称"阳光维生素"。

（1）生理功能。维生素 D 最主要的生理功能是提高血浆中钙和磷的水平到超饱和的程度，以适应骨骼矿物化的需要，对骨骼形成极为重要；维生素 D 还可增加小肠对钙、磷的吸收。

（2）食物来源及供给量。维生素 D 有两个来源：一个为外源性，依靠食物来源；另一个为内源性,通过阳光照射,由人体皮肤产生是维生素 D 的主要来源。维生素 D 在鱼肝和鱼油含量丰富,在鸡蛋、乳牛肉、黄油和沙丁鱼、鲱鱼等含量相对较高。水果、蔬菜、人乳、牛乳、谷类几乎不含维生素 D(见表 3-7)。《中国居民膳食营养素参考摄入量》建议学前儿童维生素 D 的推荐摄入量为 10 μg,过多或过少都对人体产生影响。

表 3-7 几种食物的维生素 D 含量(IU/100 g)

食品名称	含量	食品名称	含量
鸡蛋	50~60	鱼肝油	8 000~30 000
蛋黄	150~400	鲮鱼	1 100
小虾	150	沙丁鱼(罐头)	1 150~1 570
黄油	80~320	鸡肝	50~67
干酪	12~15	猪肝	44~45
牛奶	0.3~0.4	牛肝	9~42

（3）缺乏与中毒。维生素 D 缺乏不仅影响人体骨骼系统健康,而且涉及人体全身几乎所有器官和系统的健康。维生素 D 缺乏根据年龄不同有不同的临床表现,如婴幼儿时期维生素 D 缺乏可引起佝偻病,而成人阶段维生素 D 缺乏则可能形成骨软化症、骨质疏松症。过量摄入维生素 D 制剂易引起维生素 D 中毒,表现为烦躁、睡眠不安、食欲不振、恶心、呕吐、血钙过高,发生肾及其他脏器钙盐沉着,使心、肾功能受到损害。

（二）水溶性维生素

学前儿童容易缺乏的水溶性维生素是 B 族中的 B_1、B_2 及维生素 C。

1. 维生素 B_1

维生素 B_1 又名硫胺素,俗称抗脚气病维生素,是最早发现的维生素。维生素 B_1 溶于水,在碱性溶液中及加热时极易被破坏。

（1）生理功能。维生素 B_1 是构成辅酶的重要成分,该酶对调节体内糖代谢乃至热量代谢具有重要作用,以促进儿童生长发育;维持神经组织、肌肉、心脏活动的正常;维持神经肌肉的正常生理功能;协助氨基酸的分解代谢;还能促进肠胃蠕动,增加食欲。

（2）食物来源及供给量。维生素 B_1 主要在植物的种子和根茎叶中分布广泛,谷胚中含量尤高;豆类、坚果、酵母、乳品蛋黄、瘦肉、白菜和芹菜等(见表 3-8)也都是维生素 B_1 的丰富来源。谷类加工越精细,损失维生素 B_1 就越多。同时,食物存放时间过久也会导致维生素 B_1 的流失。《中国居民膳食营养素参考摄入量》建议学前儿童维生素 B_1 的推荐摄入量为 0.7 mg/天。

表 3-8 常见食物中维生素 B_1 含量(mg/100 g)

食品名称	含量	食品名称	含量
糙米	0.34	猪肉(肥、瘦)	0.53
稻米	0.13	猪肝	0.4
标准粉	0.46	猪肾	0.38
富强粉	0.24	鸡肝	0.38
精白粉	0.06	羊肝	0.42
小米	0.57	鸡蛋	0.16
玉米	0.34	鸡蛋黄	0.27

续表

食品名称	含量	食品名称	含量
黄豆	0.79	鸡蛋白	0
赤小豆	0.43	鸭蛋	0.15
绿豆	0.53	鸭蛋（咸）	0.18
豌豆	1.02	牛奶	0.04
花生米	1.07	干酵母	6.56

（3）维生素 B_1 缺乏症。维生素 B_1 缺乏常因摄入不足、需要量增高和吸收利用障碍引发，肝损害、饮酒也可引起。长期透析的肾病患者、完全胃肠外营养的病人以及长期慢性发热病人都可发生。在食用精米地区，特别是习惯吃蒸饭和米汤的地区的小孩，常有轻度腹泻、声音嘶哑、烦躁不安、夜间啼哭、吃奶无力、四肢较弱、心跳加快，甚至嗜睡、昏迷、抽筋等症状，人们常称之为"脚气病"。

2. 维生素 B_2

（1）生理功能。维生素 B_2 又称为核黄素，是机体中许多重要辅酶的组成成分，在氨基酸、脂肪和碳水化合物的代谢中起重要作用。

（2）食物来源及供给量。食用富含维生素 B_2 的食物是预防维生素 B_2 缺乏的根本途径。维生素 B_2 溶于水，耐热、耐酸，不易被氧化，但在碱性溶液中和光照下易被破坏。维生素 B_2 在人体内无法储存，但人体每天又需要，所以必须每天从食物中获取，食物中以动物肝、肾、心等为维生素 B_2 的主要来源，绿叶蔬菜中的维生素 B_2 含量比根茎类和瓜茄类高，天然谷类食品中的维生素 B_2 含量比较低。《中国居民膳食营养素参考摄入量》建议学前儿童维生素 B_2 的推荐摄入量为 0.7 mg/天。

（3）维生素 B_2 缺乏症。膳食中维生素 B_2 供应不足，2～3 个月后即可发病。维生素 B_2 缺乏，早期可出现虚弱疲倦、口痛和触痛、眼部发热、眼痒等症状，可能有性格方面的变化，进一步发展，可能有唇炎、口角炎、舌炎、鼻及脸部的脂溢性皮炎。另外还可能出现角膜血管增生，贫血和脑功能失调。缺铁性贫血的儿童常伴有维生素 B_2 缺乏。

3. 维生素 C

维生素 C 又名抗坏血酸，它是人体每日需要量最多的维生素。维生素 C 是一种最不稳定的维生素，易溶于水，在氧化、高温、接触碱类和铜器的情况下，易被破坏。

（1）生理功能。维生素 C 是很强的抗氧化剂，维生素 C 具有提高机体免疫机能，促进铁的吸收，维持牙齿、骨骼、肌肉、血管的正常功能，促进伤口愈合，防癌和抗癌等作用。

（2）食物来源及供给量。人体不能合成维生素 C，人体每天所需的维生素 C 必须由食物供给，维生素 C 主要来源于新鲜蔬菜和水果。《中国居民膳食营养素参考摄入量》建议学前儿童维生素 C 的推荐摄入量 3 岁为 60 mg/天，4～6 岁为 70 mg/天。

（3）维生素 C 缺乏症。维生素 C 缺乏临床以亚健康状态较为多见，如抵抗能力下降，容易患伤风感冒等疾病，影响关节软骨结构中蛋白质分解的稳定性，容易引起骨骼问题，易致伤口愈合不良，牙龈出血、牙齿松动以及引起牙周病，与高血压动脉粥样硬化关系密切，增加罹患呼吸系统疾病的机会。维生素 C 缺乏严重时，会引起坏血病。

各种维生素的主要食物来源及生理功能见表 3－9。

表 3－9　维生素的主要食物来源及生理功能

维生素	食物来源	主要功能	摄入量不足或缺乏时出现的症状
维生素 B_1	肉类、动物内脏、蛋类、豆类、酵母、粮谷类、麸皮、糠、坚果类	维持神经系统正常功能；参与机体内碳水化合物的代谢；促进能量代谢；增进食欲	脚气病，食欲不振，消耗不良，生长迟缓，神经及肌肉组织损伤

续表

维生素	食物来源	主要功能	摄入量不足或缺乏时出现的症状
维生素 B_2	乳类、肝、肉、蛋、鱼、绿叶蔬菜、豆类、粗粮	多种辅酶的组成成分；参与蛋白质、碳水化合物、脂肪的代谢	口角炎、唇炎、舌炎、阴囊皮炎及脂溢性皮炎等
维生素 B_6	酵母粉、米糠或白米、肉类、家禽、鱼、马铃薯、甜薯、蔬菜等	体内多种酶的辅酶；帮助碳水化合物、脂肪、蛋白质的分解利用	有与烟酸类似的缺乏症
维生素 B_{12}	肝脏、肾脏、牛肉、猪肉、鸡肉、鱼类、蛤类、蛋、牛奶、乳酪等	促进红细胞的发育和成熟；参与神经组织中一种脂蛋白的形成	巨红细胞性贫血（恶性贫血）
叶酸	酵母、绿叶蔬菜、肝脏、豆类等	对氨基酸代谢、核酸合成、及蛋白质的生物合成密切相关；促进骨髓造血功能	巨红细胞性贫血；生长不良
烟酸（维生素PP）	肝脏、肉类、谷物、花生、豆类、酵母、鱼类等	辅酶Ⅰ和辅酶Ⅱ的组成部分；为细胞内呼吸作用所必需；维持皮肤和神经组织的健康	癞皮病，其典型症状为：皮炎、腹泻、痴呆
维生素 C	新鲜的蔬菜和水果及动物的肝脏，野生的酸枣、猕猴桃等	激活羟化酶；促进组织中胶原的形成；参与体内氧化还原反应，起抗氧化剂的作用；促进铁的吸收	坏血病
维生素 A	动物肝脏、奶油、鱼肝油、奶制品，深绿色、红色、黄色蔬菜水果中有胡萝卜素（称维生素A原）	维持上皮组织与视力正常；促进生长、繁殖	夜盲症；上皮组织萎缩；皮肤干燥，脱屑，降低对传染病的抵抗力
维生素 D	肝脏、禽蛋、鱼肝油、脱脂牛奶、海鱼、乳类等；维生素D还来源于自身在太阳光照射下的合成制造	帮助钙和磷在肠道中的吸收，调节钙和磷的正常代谢，促进骨骼和牙齿的矿质化和机体的正常生成	儿童佝偻病；成人股指软化病

五、矿物质

矿物质是人体中的无机盐，又称为灰分。在人体内，除碳、氢、氧、氮四种元素主要以有机物质形式存在外，其余各种元素大部分以无机化合物形式发挥其生理功能。维持机体正常功能所必需的元素约有 20 种，其中氢、碳、氧、氮、磷、硫、钠、镁、钾、钙是含量较多的元素，约占体重的 99.95%。矿物质主要包括常量元素和微量元素。

（一）常量元素

人体内含量大于 0.01% 的元素称为常量元素，有钙、磷、钾、钠、硫、氯、镁 7 种。

1. 钙

钙是构成人体的重要组成部分，正常成人体内含钙量 1 000～1 200 mg（占体重的 2%），是含量最多的矿物质。其中约 99.3% 集中在骨骼和牙齿中，其余的钙存在于软组织、细胞外液和血液中。

学前儿童生长发育旺盛，对钙的需求量相对较大，钙是影响学前儿童生长发育的一个重要元素。

（1）生理功能包括以下两个方面。

① 构成机体的骨骼和牙齿。钙对保证骨骼正常生长发育和维持骨骼健康有至关重要的作用。钙是骨骼和牙齿的重要组成部分，骨骼中钙占瘦体重的 25%。

② 钙还维持多种正常生理功能。分布在体液和其他组织中的钙，在机体多方面的生理活动和生物化学过程中起重要的调解作用。如血液中游离的钙参与调解神经肌肉兴奋性，是血液凝固过程中所必需的凝血因子，同时还与细胞的吞噬、分泌、分裂等活动密切相关。

（2）钙的吸收及影响因素。在膳食的消化过程中，钙从复合物中游离出来，成为可溶性的离子状态才能被吸收。

影响钙吸收的因素很多。首先是机体因素，在生命周期的不同阶段，钙的吸收与机体需要量密切相关，婴儿时期需要量大，吸收率可高达 60%，幼儿期为 40%，年轻成人保持在 25% 上下，成年人仅为 20%。钙吸收率随年龄增长而逐渐减小。其次是膳食因素，膳食中钙的摄入量高，吸收量相应也高,但吸收量与摄入量并不成正比,摄入量增加时,吸收率相对降低;膳食中维生素D的存在与量的多少,对钙的吸收亦有明显影响。此外,膳食中的植酸、草酸(如菠菜、苋菜、竹笋等)在肠道内形成相应的钙盐也会影响钙的吸收。

(3) 食物来源及供给量。学前儿童生长发育旺盛,每日平均骨骼钙储留量100~150 mg。钙需要量3岁为350 mg/天,4~6岁为450 mg/天,食物钙的平均吸收率为35%。奶及奶制品钙含量丰富,吸收率高,是儿童最理想的钙来源。豆类及其制品,尤其是大豆、黑豆含钙量也较为丰富(见表3-10)。要保证学前儿童钙的适宜摄入水平,每日奶的摄入量应不低于300 ml,也不宜超过600 ml/天。因为长期缺乏钙和维生素D可导致儿童生长发育迟缓、骨软化及骨骼变形,严重者可导致佝偻病,中年人尤其是孕妇易患骨质软化症,老年人尤其是绝经后的女性易患骨质疏松症;钙缺乏者牙齿质量也不高,易患龋齿。钙过量同样会影响健康,可能增加肾结石的危险性;持续摄入大量钙会使降钙素分泌增多,以及发生骨硬化。

表3-10　常见食物中的钙含量(mg/100 g)

食物	含钙量	食物	含钙量
人奶	30	豆腐	164
牛奶	104	黑豆	224
蛋黄	112	青豆	200
大米	13	杏仁	71
小麦粉	31	花生仁	284
瘦猪牛羊肉	69	油菜	108
虾皮	991	红苋菜	178
干海带	348	柠檬	101
紫菜	364	枣	80

资料贴吧

补钙应注意的问题

1. 一个人的身高,除了遗传因素外,还必须有健全的内分泌系统以及维生素D、钙等的协同作用,才能保障骨骼的充分生长。婴幼儿和青春期儿童骨骼生长最快,钙储存量最多,保证钙摄入量是必要的,但过量补钙、重复补钙、大量服用维生素D等做法并不科学,不但影响儿童胃口,还容易出现厌食、便秘及胀气,甚至可能患上结石。同时,高钙摄入还会影响铁、锌、镁等元素的吸收,对于贫血以及缺锌的孩子影响就更大。

2. 4个月以内婴儿母乳可以满足其钙的需要。一般情况下对于4个月以内婴儿,每天母乳所产生的钙就完全可以满足其生理需要,在孩子长到五六个月时适当增加辅食,补充如奶制品、豆制品等含钙量丰富的食物。1岁以内的孩子每天奶量在800 ml也足以提供生长所需要的钙量,对于那些不吃母乳而吃牛奶的婴儿,可在医生指导下服用补钙类产品进行适当补钙。

3. 均衡营养、合理运动保证儿童骨健康。在冷暖适宜的秋季,对于不明显缺钙的孩子可以通过豆制品、奶制品和鱼肉等食物来补充,并且鼓励孩子多做户外活动,配合阳光的紫外线作用以促进钙在体内的吸收,因为晒太阳和户外运动是最好的天然钙制剂。

2. 磷

正常人体含磷600~700 g/kg,体内85.7%的磷集中于骨和牙齿,其余分布于全身各组织及体液中,其中一半存在于肌肉组织中。磷的代谢过程与钙相似,一般不会由于膳食原因引起营养性磷缺乏，只有在一些特殊情况下会出现，如早产儿若仅母乳喂养，因母乳含磷量较低，不能满足早产儿骨磷沉积的需要，可发生磷缺乏，出现佝偻病样骨骼异常。

磷是骨及牙齿的重要组成部分，构成机体支持和承担负重作用，并作为磷的储存库，其重要性与骨、牙齿中的钙盐相同。磷是组成核酸、磷蛋白、磷脂及多种酶的成分。磷是细胞内化学能的主要来源，三磷酸腺苷及磷酸肌醇等高能磷酸化合物为能量载体，在细胞内的能量转换、代谢以及作为能量物质在生命活动中具有重要作用。

磷在食物中分布非常广泛，无论动物性食物或植物性食物细胞中都含有丰富的磷。如瘦肉、蛋、奶、动物的肝、肾磷的含量都很高，芝麻酱、海带、紫菜、坚果、干豆类、粗粮含磷也较丰富，中国居民膳食营养素参考摄入量推荐 3 岁儿童磷参考摄入量为 450 mg，4～6 岁儿童磷参考摄入量为 500 mg。

（二）微量元素

1. 铁

铁是人体必需的一种微量元素，也是体内含量最多的微量元素。

体内的铁按照功能和储存部位可分为功能性铁和储存铁。功能性铁存在于血红蛋白、肌红蛋白及含铁酶（血红蛋白 60％～75％，肌红蛋白 3％，含铁酶 1％）；储存铁以铁蛋白和血铁黄素的形式存在于肝脏、网状内皮细胞和骨髓中，占体内总铁量的 25％～30％。

人体内的铁为血红蛋白、肌红蛋白、细胞色素以及某些呼吸酶的组成成分，参与体内氧气的运输和组织呼吸过程。红细胞中含铁量约占机体总铁量的 2/3，铁在骨髓造血细胞中与卟啉结合形成高铁血红素，再与珠蛋白结合成血红蛋白，缺铁可影响血红蛋白的合成，甚至影响 DNA 的合成及儿童红细胞的增殖。铁还与维持正常免疫功能、催化 β-胡萝卜素转化为维生素 A、嘌呤与胶原的合成、脂类从血液中转运以及药物在肝脏中解毒等多种人体生命活动有密切关系。

铁的缺乏多见于婴幼儿、孕妇及乳母。主要因机体需要量增加而膳食铁摄入量不足引起。另外，因消化道溃疡、肠道寄生虫等疾病的出血，也是引起铁缺乏的重要原因。铁缺乏会引起缺铁性贫血、智力发育损害、行为改变、损害儿童的认知能力、降低抗感染能力、增加机体对铅的吸收；还可出现易烦躁、易疲劳、头晕、工作能力下降、恶心、便秘、腹泻及神经精神功能紊乱等。托幼机构和家庭应积极帮助儿童纠正不良饮食习惯，尽量提高膳食的质量，多为儿童提供含铁量丰富的食物，如动物肝脏、动物血、瘦肉、豆类等；此外，蛋黄中铁含量较高，但其中的卵黄高磷蛋白可干扰铁吸收；同时还应多提供维生素 C 含量丰富的蔬菜和水果，以促进铁的吸收。

2. 锌

锌作为人体必需微量元素之一，广泛分布于人体所有组织和器官，以肝、肾、肌肉、视网膜、前列腺为高，对机体的生长发育、免疫功能、物质代谢、生殖功能等均有重要作用，主要表现在是多种酶的组成成分或酶的激活剂；促进生长发育，促进性器官和性机能的正常发育；维持细胞膜结构；对激素的调节和影响等。

引起学前儿童缺锌的原因较多。膳食摄入不平衡，动物性食物偏少，挑食、偏食、长期营养不良等造成锌摄入不足；特殊生理需要增加，如孕妇、哺乳期妇女和婴幼儿对锌的需要量增加，学前儿童生长发育迅速，容易造成锌的相对不足；腹泻、急性感染、发热时增加锌的分解与排出，锌的需要量增加，也会缺锌。锌缺乏可引起生长发育迟缓，第二性征迟现、性器官发育不良，生殖功能障碍，主要表现为食欲降低，味觉迟钝，皮肤干燥、粗糙，伤口愈合延迟，免疫功能下降。

中国居民营养素参考摄入量提出：婴儿每日锌的需要量为 5 mg，学前儿童锌推荐摄入量为 12 mg/天。锌的食物来源主要是动物性食物，如瘦肉、牛肉、动物内脏、蛋黄、鱼及其他海产品，尤以牡蛎和墨鱼卵含量较高。

3. 碘

碘是人体必需的微量元素之一，是合成甲状腺激素的原料。正常成人体内碘的总量约为 30 mg，其中 70％～80％存在甲状腺组织内，其余分布在骨骼肌、肺、卵巢、肾、淋巴结、肝、睾丸和脑组织。甲状腺含碘量随年龄、摄入量及腺体的活动性不同而有差异。碘在体内主要参与甲状腺激素的合成，其生理功能主要显示甲状腺激素的生理作用，是维持生长发育和健康的重要激素，可促进人体正常的新

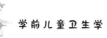

陈代谢,促进儿童生长发育和中枢神经系统的发育。我国山区坡度大,雨水冲刷,碘易从土壤中丢失。土壤缺碘可引起甲状腺激素合成不足,引起甲状腺肿大。婴幼儿缺碘会导致生长发育减慢、智力低下,甚至患呆小症。

聚焦 国考

缺锌会导致婴幼儿( )。

A．食欲减退　　　　B．夜盲症　　　　C．佝偻症　　　　D．肌无力

六、水

人体就像一条生命之河,在这条河里水载着生命所必需的营养素沿着各种代谢途径徐徐航行,没有水,其他营养素就像干结于干涸河床上的泥沙,失去了它们的功能。可以说,没有水就没有生命。

〔一〕水的分布

水是构成组织和细胞的重要成分,在体内含量最高,占人体体重的65%,占脑组织重量的85%,占血液的92%。因此,水是维持生命极其重要的营养素之一。

根据水在体内的分布,可分成两部分,即细胞内液和细胞外液。细胞内液聚集在细胞膜内,占人体总水分的55%;细胞外液占人体总水分的45%。细胞外液又称为体液,可分为三部分:血管内体液,指动脉、静脉和微血管内的血浆,为人体总水分的7.5%;细胞间液,指血液以外,在细胞间隙中的液体,约为人体总水分的20%;其他体液,如脑脊液、关节液、眼液、起特殊作用的液体,还包括结缔组织、软骨、骨骼中的水分。

因年龄差异,体内水的含量也有所不同:胎儿期水含量为90%,婴儿期水含量为80%以上,成年人水含量为60%～70%,老年人则在60%以下。就重量而言,人体重量的60%由水和溶解在其中的电解质、低分子化合物和蛋白质组成,因此一旦机体丢失20%以上的水就不能维持生命。

〔二〕水的生理功能

水的生理功能主要有以下六个方面。

(1) 水是人体的重要组成成分。水占人体体重的2/3,分布在所有的组织、细胞内,也是细胞和体液的重要组成部分。

(2) 参与人体代谢的全过程。在人体消化、吸收、循环、排泄过程中,可加速协助营养物质的转运和废物的排泄,使体内新陈代谢和生理化学反应得以顺利进行。

(3) 保持人体一定的血容量。人体血液含水量约占92%,如大量失水,会使血容量减少,而影响各种器官的功能。

(4) 对人体关节肌肉和体腔起润滑作用。对体内关节、肌肉、体腔有润滑作用,使摩擦面润滑而减少损伤;如关节、肌肉间的润滑液体。

(5) 提高膳食的营养价值。水样消化液有助于食物吞咽、消化吸收。

(6) 调节体温。通过蒸发汗液而散发热量,通过血液循环调节体温。

〔三〕水平衡

正常情况下,人体对水的摄入和排出应大致相等,为2 000～2 500 ml,即水的平衡值趋于零。当水的摄入与排出量不平等时,则提示机体有异常情况。一般而言,人体每日对水的摄入和排泄基本相等,达到动态平衡,两者出入不超过150 ml。

1. 水的损失

人体为维持正常的生理功能,需从多渠道排出一定量的水分:尿——每日约1 400 ml;汗——通过皮肤蒸发失去的水分,与天气、运动量有关,为350～700 ml,平均约500 ml,最高1小时失水可达2 500 ml;呼吸——随呼出气体而失去的水分,约为500 ml;粪便——每日通过粪便带走的水分约为100 ml。以上累积便是每日失水量约为2 500 ml。

2. 水的来源

为维持水平衡，机体每日必须摄入相应的水分。水的来源是多方面的：随固体食物同时摄入的水分(如饭菜、水果等)每日约可补充 1 000 ml，占人体水分总来源的 30%～40%；饮水每日平均供给量约为 1 100 ml，占人体水分总来源的 30%～40%；代谢水，又叫内生水，约 300 ml，约占总水量的 10%。

(四) 学前儿童水的需要量

儿童水代谢相对较快，有利于排泄代谢废物，对水的需要量相对多于成人，早产儿尤甚，因其皮肤组织发育不健全，肾功能发育也不完善，失水量约是足月婴儿的 20 倍。儿童年龄越小需水量越多；进食量大、摄入蛋白质和矿物质多者，水需要量也相应增多。儿童每个阶段每日水的需要量大约为：2～3 岁每千克体重为 100～140 ml；4～7 岁每千克体重为 90～110 ml(见表 3－11)。

表 3－11　正常儿童水需要量参考表

年龄(岁)	体重(kg)	24 小时总入量(ml)	24 小时每千克体重入水量(ml)
1	9.5	1 150～1 300	120～135
2	11.8	1 350～1 500	115～125
4	16.2	1 600～1 800	100～110
6	20	1 800～2 000	90～100

(五) 水代谢紊乱

水是人体最重要的营养物质，饥饿时，可失去 100% 的体脂肪，40%～50% 的体蛋白质，40% 的体重仍能生存，但失去体重 2% 的水就会感觉严重口渴；失水 5%，可有烦躁不安，失水 10%，可出现脱水症状，失水 15% 就会出现神志不清，失水达 20% 将危及生命。相反，当机体所摄入水总量大大超过了排出水量，以致水分在体内潴留，引起血浆渗透压下降和循环血量增多，称之为水中毒，又称稀释性低钠血症。

七、热能

人体维持生命、进行活动、保证生理功能和生长发育均需要一定的能量，又称为热能。人体每时每刻都在消耗能量，但人体不能直接利用太阳所提供的光能，也不能利用外部供给的电能、机械能等，唯一能利用的是人体每天摄入的食物中的蛋白质、脂肪、碳水化合物三大产热营养素在代谢过程中氧化所释放出的能量。

在机体新陈代谢的过程中，同时伴有各种形式的热量转换。长期能量供应不足，会使儿童生长减慢，体重减轻；而长期热量摄入过多，同样会引起生理功能的改变，甚至导致疾病的发生。因此，为学前儿童提供合理而适宜的热量是保证其健康的必要前提。

(一) 人体的能量消耗

1. 基础代谢

基础代谢是指机体在清醒、安静、空腹、卧床的情况下，在气温为 18～25℃ 的适宜环境中维持基本生命活动(如机体体温、呼吸、心跳、胃肠蠕动、神经腺体活动等)所消耗的能量。单位时间内人体每平方米体表面积所消耗的基础代谢热能称为基础代谢率。基础代谢率随体表面积的增加而逐渐减少，婴儿期每日每千克体重约需热量 55 kcal，7 岁时每日每千克体重约需 44 kcal，12 岁以后至成年每日每千克体重约需 30 kcal。婴幼儿每日热能消耗约有 60% 为基础代谢。

2. 食物的特殊动力作用

食物的特殊动力作用指机体摄取食物、消化食物时引起体内能量消耗增加的现象。各种营养素的特殊动力作用因其分子结构、分解过程的不同而不同，以蛋白质的特殊动力作用最高，相当于其本身所供热能的 20% 左右，脂肪为 4%～5%，碳水化合物为 5%～6%。

3. 生长发育

这是学前儿童特有的能量消耗,其需要量与生长发育的速度呈正比。

4. 动作需要

人不论从事任何活动都要消耗能量,包括脑力活动。其消耗量与动作的强度、持续时间、熟练程度、灵活性等有关。

5. 排泄的损失

摄入人体的食物有少量未被吸收而随粪便排出,通常相当于代谢的 10%。

（二）学前儿童能量的需要量

一般情况下,当人的正常食欲得到满足时,其热能需要一般得以满足,对儿童来说则表现为生长发育和身心活动正常。

学前儿童正处于生长发育阶段,所需要的热量相对比成人多。1～3 岁的婴幼儿每天需要 1 100～1 350 kcal 的热量;4～6 岁的儿童每天需要 1 350～1 700 kcal 的热量。为保证健康,为儿童提供的食物中应含有较充足的热能。若长期能量供给不足,机体会动用自身的能量储备甚至消耗自身的组织以满足生命活动的能量需要,将导致婴幼儿营养不良、生长发育迟缓、消瘦、活力消失,对疾病的抵抗力降低,还会影响婴幼儿智力的正常发育;若长期能量供给过多,多余的能量变成脂肪贮存起来,天长日久,积少成多,就胖起来了,使心、肝、肾负担加重,行动笨拙,心理偏异。婴幼儿每日膳食中热能供应量的推荐标准见表 3-12。

表 3-12　婴幼儿每日膳食中热能供给量(kcal)

	初生～6 个月 每千克体重	6～12 个月 每千克体重	1 岁～	2 岁～	3 岁～	4 岁～	5 岁～	6 岁～
男	504	420	1 104	1 205	1 355	1 456	1 606	1 707
女			1 054	1 154	1 305	1 405	1 506	1 606

（三）能量的食物来源

三大产能营养素即蛋白质、脂肪、碳水化合物是机体的主要能量来源,其产热比为 4∶9∶4。即 1 g 蛋白质∶脂肪∶碳水化合物可供应 4 kcal∶9 kcal∶4 kcal 的热能。

1. 蛋白质不应作为热能的主要来源

蛋白质可以产生热能,但若作为热能的主要来源既不经济也不科学。膳食中蛋白质供应的热能占总热能的 10%～15%,学前儿童供能占 12%～15%。

2. 碳水化合物是热能的主要来源

碳水化合物在体内分解成葡萄糖,葡萄糖氧化释放出能量,供应人体的需要,尤其是神经系统所需要的能量,完全由葡萄糖来供应。当膳食中的碳水化合物充足时,可以起到节约蛋白质的作用。学前儿童膳食中碳水化合物的热能占总热能的 55%～60%。另外,富含碳水化合物的食物丰富而价廉,主要有谷类、根茎类、蔗糖、果糖、乳糖等,应作为热能的主要来源。

3. 脂肪是人体的热能仓库

脂肪是产热的重要营养素,当机体能量供大于求时,可转化为自身的脂肪储存于体内;当能量供给不足时,又能首先动用体内脂肪,保护体内蛋白质不被消耗。学前儿童膳食中脂肪的热能供应占总热能的 25%～30%。富含脂肪的食物主要是动植物油,其中植物油的营养价值相对较高,应多选用。

人体在一般情况下主要利用碳水化合物和脂肪供能。但在某些特殊情况下,机体所需能源物质供能不足,如长期不能进食或消耗量过大时,体内的糖原和贮存脂肪也大量消耗之后,将依靠组织蛋白质分解产生氨基酸来供应能量。

八、膳食纤维

膳食纤维是一类结构复杂不能被人体消化酶分解,但却是维持人体健康不可缺少的碳水化合物。

早在 1991 年 WTO 专家组在日内瓦就将膳食纤维推荐入《人群膳食营养目标》,将其列为第七大营养素。

（一）分类

根据在水中溶解性的差异,膳食纤维可以分为水溶性膳食纤维和水不溶性膳食纤维两大类。

1. 水溶性膳食纤维

主要包括水果中的果胶,植物种子中的胶,海藻中的海藻酸、琼脂、卡拉胶和微生物发酵产物黄原胶等。

2. 水不溶性膳食纤维

包括纤维素、半纤维素、木质素、原果胶、植物蜡和动物性的甲壳素和壳聚糖等。

（二）生理功能

膳食纤维可吸附胆汁酸、脂肪等使吸收率下降,达到降血脂的作用;可降低血浆胆固醇水平,尤其可降低低密度脂蛋白胆固醇;可溶性纤维可降低餐后血糖升高幅度,降低血清胰岛素水平或提高胰岛素的敏感性;大多数纤维可改善大肠功能,具有促进肠道蠕动和吸水膨胀的特性,一方面可使肠道平滑肌保持健康和张力,另一方面粪便含水量较多而体积增加和变软,有利于粪便排出;还可以改善大肠代谢,减少毒素和致癌物的产生,起到抗癌作用;稀释进入肠道的毒素,加快毒素的排出。可溶性纤维可减缓食物由胃进入肠道的速度,还有吸水作用,从而产生饱腹感而减少能量摄入,达到控制体重和减肥的作用。

对儿童而言,现代城市儿童食物选择的机会较多,但普遍膳食纤维不足,加上食用油炸食品的概率较高,容易引起肥胖和其他疾病。保持膳食纤维正常的摄入量,对儿童有以下四方面益处。

（1）控制体重。我国青少年平均肥胖率已达 10.7％,发达城市的儿童肥胖率为 16％。膳食纤维有饱腹作用,可减少能量摄入,调节血脂,控制体重。

（2）改善视力。膳食纤维增加咀嚼,加强了脸部肌肉运动,使视神经受到刺激,眼部肌肉的运动能降低近视发生的概率。

（3）提高智力。膳食纤维可促进铅等重金属以及肠内其他毒素的排出,减少儿童血液负担,增加抗病能力,提高大脑供氧量,达到改善智力的效果。

（4）清洁牙齿。不断的咀嚼可帮助儿童清除牙缝中的病菌,保持口腔清洁,减少炎症发生的概率。

（三）学前儿童膳食纤维的适宜摄入量

膳食纤维对维持人体健康是必不可少的,但膳食纤维并不是越多越好。我国营养专家建议膳食纤维的摄入量为:7～10 岁儿童每人每日 10～15 g;青少年每人每日 15～20 g;普通成人每人每日 20～25 g;成人中的肥胖者每人每日 25～30 g。儿童应逐渐摄入纤维,避免过量,太多的纤维可能会在摄入足够食物及满足营养需要前塞满孩子的胃,阻碍身体对钙、锌、铁等基本矿物质的吸收,会给饮食中矿物质已经含量有限的孩子带来问题。若长期摄入高膳食纤维,会影响矿物质和维生素的吸收,导致缺铁、缺锌和缺钙等营养问题,摄入过量的膳食纤维,还会增加肠道蠕动和产气量,导致腹胀不适。

（四）食物来源

膳食纤维的供给量取决于食物种类及加工方法。多吃粗杂粮、蔬菜水果,食物纤维的供给量相对高些。谷类食物中的麦麸、米糠含量最高,糙粉中食物纤维的含量约为白面粉的 2 倍;蔬菜中的鲜豆荚、嫩玉米的含量高于瓜果类;水果中草莓、菠萝含纤维较多;坚果中的花生、核桃等纤维含量较高。随着人们对膳食纤维的关注,一些高纤维食品越来越受青睐,菌藻、果蔬在膳食结构中的比例逐渐增加。

资料贴吧

有利于婴幼儿生长发育的食物

1. 富含蛋白质的食物

构成人体组织的基本单位是细胞,蛋白质是细胞的重要构成物质,因此也是生长发育的重

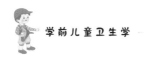

要物质基础。优质蛋白质的食物来源包括动物性食品和豆类及其制品。蛋类食品富含卵磷脂，能够改善脑组织代谢，可促进儿童智力发育。在蛋类中以鹌鹑蛋含的磷脂类物质尤为丰富，对于处在生长发育期的儿童，每餐加一个鹌鹑蛋，有良好效果。此外，酸奶含乳酸菌，能分解乳糖产生半乳糖，有助于儿童脑及神经系统的发育，同时还能提高钙、磷、铁的吸收利用率。

2. 富含铁的食物

营养调查计算往往指出，摄入铁量已超过供给量标准，但因非血红素铁多，血红素铁少，故吸收率低。因此，防治缺铁性贫血时必须注意这一点。婴儿应尽量及时添加含铁辅食与断奶食品；2 岁以后应多用含铁多的食物如肝脏、动物血、瘦肉、禽、鱼、木耳、海带、芝麻等等。

3. 富含锌的食物

此类食物如牡蛎、海鱼、蛤贝等海产品与肉类；精制米、面中锌含量低，不宜长期食用精白米面。人乳中有含锌的配位体，故婴儿应尽量多摄入母乳，还要矫正儿童的偏食习惯以便能摄入较多锌。由于大量的钙和铁可妨碍锌的吸收，故食用加强钙或铁的强化食品时更要注意锌的供给。

4. 富含钙的食物

奶和奶制品是钙的主要来源，其含量和吸收率均高。虾皮、鱼、海带、芝麻酱含钙量也高。豆类、绿色蔬菜（如甘蓝菜、花椰菜）因含钙丰富含草酸少，也是钙的较好来源。

5. 其他

虾皮富含钙、碘及其他成分，海藻类食品富含钙、磷，是促进儿童生长发育的良好食品。铜元素缺乏会产生少年白发或贫血，贝壳类、动物内脏、豆类食品含铜丰富，常食有益。锰与脑垂体代谢有关，儿童缺锰会造成智力低下。母亲缺锰，会殃及胎儿。如儿童出现各种皮炎、白发、体重下降要想到缺锰。多吃水果、蔬菜和粗粮可补其不足。

第三节　托幼机构的膳食卫生

托幼机构是学前儿童生活的主要场所，学前儿童膳食的 60%～70% 由托幼机构来供给。因此，托幼机构的膳食卫生对学前儿童的生长发育和身心健康的发展都有着极其重要的作用。

一、学前儿童膳食的特点

在婴幼儿断奶以后，随着其消化功能的完善，对食物种类和烹调方法的要求也逐渐接近成人，但不同年龄的儿童具有不同的膳食特点。不同年龄阶段的儿童对膳食的要求各不相同（见图 3-1）。因此，托幼机构内学前儿童的膳食应科学合理、营养平衡、增进食欲、利于消化。根据学前儿童的年龄特点及生长发育的需要，学前儿童的膳食一般具有以下几个特点。

（一）从奶类食物逐步过渡到接近成人膳食

婴儿在 4 个月以前提倡母乳喂养，因为母乳所含营养素能完全满足婴儿生长发育的需要量，4 个月后要逐步添加辅食，因母乳中的营养成分已不能满足孩子生长发育的需要。到 1 岁以上，奶类不再是主食，食物形式由流质、半流质逐渐过渡到软食等，到 3 岁基本接近成人膳食。

学前儿童膳食中优质蛋白质比例较高，应不低于蛋白质总量的 50%，以保证学前儿童旺盛的新陈代谢和迅速生长发育的需要。

（二）膳食结构多样化

营养来源于食物，不同食物所含营养成分不完全相同，为保证学前儿童的健康，促进学前儿童的生长发育，应让学前儿童摄取多种食物，遵循主食与副食相搭配，粗粮与细粮相结合，荤食与素食相结合的原则，尽可能保证每天摄入五大类食物，以获得丰富的营养和充足的热能。食物多样化还有利于

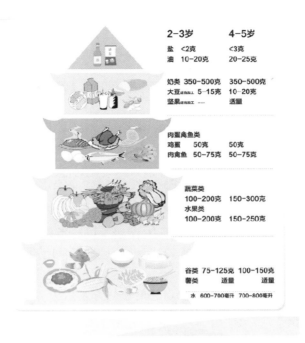

扫码看彩图

图 3-1　中国学龄前儿童平衡膳食宝塔

矫治学前儿童在家庭中养成的偏食等不良习惯。

（三）食物选择及烹调方式易于消化

学前儿童的消化系统尚未发育完善，对食物的消化能力弱，所以膳食要切碎煮烂、软硬适中，避免高温油炸，温度适宜。如：面条软烂、面食以发面为好、肉要切碎或切末、富含粗纤维的食物少用、刺激性食物要少用或不用等。

（四）食物的色香味形俱佳

儿童膳食一般要求色彩鲜艳、香甜可口、咸淡适宜，即要做到色诱人、香气浓、味道好、形状可爱，色香味形俱佳，以引起孩子食欲。

（五）餐次多

学前儿童胃容量较小，每餐进食量相对较小，加上孩子代谢旺盛、好动，容易饥饿，学前儿童应适当增加进餐次数，在三餐之外，增加 1～2 餐，或增加 1～2 次点心。

二、合理膳食

（一）合理膳食的概念

合理膳食又叫平衡膳食、健康膳食。合理膳食是指多种食物构成的膳食，这种膳食不但要提供给用餐者足够数量的热量和所需的各种营养素，以满足人体正常的生理需要，还要保持各种营养素之间的比例平衡和多样化的食物来源，以提高各种营养素的吸收和利用，达到平衡营养的目的。

（二）学前儿童合理膳食的要求

1. 供给充足的能量和优质蛋白质

蛋白质是人体生命活动的物质基础，人体在生命活动过程中，任何活动都离不开蛋白质。蛋白质对儿童的脑以及各个系统的发育具有极为重要的意义。母乳可为孩子提供充足的优质蛋白质和能量，但 4 个月后母乳不能满足孩子的营养需求，需及时科学地添加辅食。对大一些的孩子必须保证供应充足的优质蛋白，学前儿童每日饮奶或相应的奶制品不少于 350 ml，还要注意提供蛋和蛋制品、半肥瘦的禽畜肉、肝类、加工好的豆制品等。能量供应应首选碳水化合物，因碳水化合物燃烧快而安全，又是脑组织所需要的热源。

2. 合理搭配膳食，均衡营养

学前儿童的膳食要营养素供给均衡，五大类食物要齐全、数量充足、比例合适，还要注重主副食、

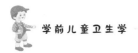

荤素菜、粗细粮、干稀、色彩、咸甜味等的合理搭配,才能激发孩子食欲的同时,易于消化吸收,保证为其供给充足的营养。

3. 食物的色香味形等感官性状要讲究美感

膳食感官性状要良好,色香味俱佳,并随时变换花样,以提高儿童的进食兴趣,增加食欲。不用或少用味精等人工调味剂。

4. 餐次安排上要一日多餐

最好每天 4 餐,同时应定时定量进食。其热量分配:早餐占 20％～25％,午餐占 30％～35％,晚餐占 25％～30％,午点占 10％～15％。

5. 科学合理地选择零食

零食可分为经常食用的零食、适当食用的零食和限制食用的零食三类。水果、坚果等富含维生素和膳食纤维可经常食用,为健康零食;肉干、巧克力、酸奶等可适当食用;糖果、糕点、卤制熟食、各种膨化食品等因含有香料、色素、防腐剂等添加剂,有害健康,尽量不食用。

6. 口味上少盐、不甜、不腻

初生婴儿对食物的味道没有偏好,对食物口感的偏好都是后天养成的,所以儿童膳食应少盐、不甜、避免油腻,避免龋齿、肥胖等疾病的发生,有利于儿童的健康成长。

三、托幼机构的膳食计划

托幼机构制定膳食计划的依据:婴幼儿的年龄特征和对营养的需要以及饮食习惯、气候地理条件、市场情况等,制定膳食计划时,在尊重当地当时饮食习惯的基础上,要根据儿童膳食费用标准,从市场供应的实际出发,选择营养丰富、价格合理的食品,进行最优化的搭配,以最经济、最合理的方式来达到膳食计划的目的。

（一）科学制定每周食谱,并定期更换

根据学前儿童的年龄、生理特点、活动强度的特点,保证营养平衡的前提下,按照《中国居民每日营养素参考摄入量》计算各种食物用量,使一周内平均每日热量及营养素摄入量能达到膳食供给量标准,满足学前儿童的需要,并遵循膳食品种多样、数量充足,既要能满足就餐者需要,又要防止过量。

（二）制定合理膳食制度

1. 饮食次数和间隔时间

膳食制度是规定每日进餐次数和间隔时间、合理分配各餐食品数量和质量的一种制度。决定进餐的次数及两餐之间间隔时间应以食物停留在胃中的时间为依据。时间过长易引起饥饿感,过短易影响食欲。以 3.5～4 小时为宜,不宜少于 3 小时,3～6 岁儿童每日三餐两点,即早餐、中餐、晚餐、早点、午点。每餐用时 20～30 分钟为宜。保证吃好早餐,少吃零食,饮用清淡饮料。

2. 各餐营养和能量的分配合理

早餐应质量好、热能高;午餐应更丰富,数量充足,热量最高;晚餐宜清淡好消化。早中晚正餐之间加适量的加餐食物,既保证了营养需要,又不增加胃肠道负担,通常情况下三餐能量分配中早餐提供的能量约占 30％(包括上午 10 点的早点),午餐提供的能量约占一日的 40％(包括下午 3 点的午点),晚餐提供的能量约占一日的 30％(包括晚上 8 点的少量水果、牛奶等)。

四、托幼机构膳食管理

托幼机构是学前儿童生活的主要场所,儿童膳食的 60％～70％由托幼机构提供。因此托幼机构对学前儿童营养以及体格发育有着至关重要的作用。托幼机构应精心做好膳食管理,保证儿童健康成长,托幼机构膳食管理可以从以下几个方面进行。

（一）成立膳食管理委员会

膳食管理委员会由园长任主任,成员由营养师或监管儿童营养的卫生保健人员、膳食管理人员、食堂管理人员、保健人员、教师代表、家长代表以及财务人员共同组成。膳食管理委员会应定期召开例会,对儿童膳食计划、食谱制定、食物购买渠道等进行监督管理、评价、商讨儿童伙食中出现的问题,不断改进膳食质量,定期向家长汇报儿童膳食状况。

（二）食物营养与安全的培训

膳食管理委员会授权营养师或卫生保健人员或邀请相关专业人员对食堂管理人员、保教人员定期进行食物营养和安全的培训,并对食堂管理人员、保教人员的食物营养和安全知识掌握情况进行考核,将考核成绩纳入绩效考核。

（三）制定膳食计划

在营养师或卫生保健人员指导下,按照儿童年龄、生理、心理特点,根据中国居民膳食营养参考摄入量确定其营养需要的目标,制订膳食计划。

（四）按周编制食谱

营养师或保健医生每周制定儿童带量食谱,食物的调配力求做到平衡,主副食品种多样,每月做一次营养计算,并定期计算儿童进食量和营养素摄取量,食品采购员负责购买,炊事班长按营养要求和儿童的心理进行烹饪,一周食谱应做到不重复,每周的食谱应在上一周周末公布,以便家长了解,家长可根据幼儿园的食谱有效进行家庭食物安排,做到幼儿园膳食和家庭膳食互补,使儿童获得最好的营养。

（五）儿童膳食营养监测

各膳食管理员应详细登记所购买食物的种类和数量,建立入库和出库登记制度,财务人员每日记录入园儿童进餐人数,膳食管理委员会授权营养师或卫生保健人员按季度统计该季度的食物消耗及进餐人数,其目的是以记账法进行膳食调查,对该季度儿童的膳食营养进行粗略的评估。

（六）食品卫生监督管理

膳食管理委员会授权营养师或卫生保健人员对儿童膳食实施过程的卫生进行全程监督和指导,包括食物购买渠道、食物储存、食物烹饪前的处理、烹饪过程、炊具、餐具消毒、儿童进餐环境等,以保证食品安全。

（七）保教人员注意做好餐前餐后管理工作

进餐前后不处理儿童发生的问题,保证儿童有良好情绪进餐。餐前按要求对就餐环境进行规范消毒,饭后要散步,按时开饭,儿童进餐时间不得少于 30 分钟。

（八）伙食费专款专用

计划开支,合理使用,每月向家长公布伙食费开支情况。工作人员的伙食与儿童伙食要严格分开,做到公私分明,以便对儿童营养状况进行评价。

五、托幼机构的膳食卫生

托幼机构应加强对膳食卫生的管理,在食品选购、烹调制备、食物贮存等环节中保证食物的新鲜和卫生,同时还要加强保教人员和炊事人员的卫生监督,确保学前儿童身体健康。

（一）食品选购

学前儿童膳食的食品要选购营养丰富、保证热能供给、易被消化吸收、卫生和新鲜,不被致病微生物和有毒有害物质污染的食品原材料;不选购被细菌污染和腐烂变质,含亚硝胺和多环芳烃致癌物,天然有毒食物,被农药、化肥等污染,无生产许可证,无保质期的食品及食品原材料。

（二）烹调制备要求

1. 尽量保存食物中的营养素

淘米用冷水,不要用力搓,次数要少;做饭、煮粥和制作面食时不要放碱,最好蒸饭或焖饭;蔬菜要吃新鲜的,先洗后切、切后就炒、煮菜少放水,水沸后放菜;炒菜时加少量醋;动物性食物要切细切薄,用急火快火炒。

2. 避免有害物质的产生或去除有毒有害物质

避免采用烘烤、烟熏的方法;生豆浆、四季豆要煮透烧熟才能食用;避免用铁锅煮酸性食物,或用铁器盛醋、酸梅汤等。

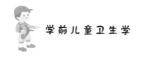

3. 尽量保持食品良好的感官性状

食物色香味形俱佳，能增进食欲，易于消化吸收。

（三）食物贮存

1. 低温冷冻

各种食物分别放在适宜的温度和湿度下贮存，并在期限内食用，冷藏后的食物再次食用前需加热至中心温度达 70℃以上。

2. 生熟食品要分开

生熟食品在一起存放容易发生交叉污染，接触生食品后再接触熟食必须要彻底洗手，做食品的刀具、案板、容器等也要注意生熟分开。

3. 密封保存食物

最好用密封容器保存食物，以避免动物、昆虫及其他物质污染食物。

4. 应在低温、通风、避光、干燥处储藏食物

潮湿、不通风都不利于食物贮存，加快食物变质。

（四）进食卫生

托幼机构在学前儿童进餐时要注意进食卫生，确保儿童身体和情绪健康。

1. 创设良好的物理环境

学前儿童用餐的环境应整洁、舒适、空气通畅、温度适宜。

2. 创设良好的心理环境

学前儿童的心理环境与保教人员的态度有极大的关系。要关心、爱护儿童，少批评、多鼓励，对独立进餐有难度的儿童应积极给予帮助。

3. 适当的进餐速度

学前儿童就餐时不能一味要求孩子吃得快，更不比谁吃得快，当然，也不能让孩子养成吃饭拖沓的不良习惯。

4. 进餐时不谈笑打闹

保教人员要随时提醒学前儿童就餐时不能随意谈笑甚至打闹，避免食物误入气管或发生意外。

5. 不强迫儿童进食

当学前儿童出现不吃或少吃食物时，不能强迫孩子吃下去，应及时和家长沟通，找出原因。

（五）厨房和炊事人员的卫生

1. 厨房的卫生

托幼机构的食堂要接受当地卫生主管部门的卫生监督，申领《卫生许可证》，并符合以下要求。

（1）应有合乎卫生要求的工作面积，各室的安排要适合工作程序。

（2）应有排烟、排气、防尘、防蝇、防鼠、防蟑螂的设备。

（3）应有提供清洁水源和排除污水的设施。

（4）生熟食品分开存放，生熟刀案严格分开。

（5）应有消毒的设备，食具每餐用后洗净消毒。

（6）应有垃圾和污物处理的设施，能及时处理废物。

2. 炊事人员的卫生

炊事人员在制作和供应食物的过程中应做到如下四个方面。

（1）职前必须进行严格体检，接受卫生知识培训。上岗后每年进行 1～2 次体检，发现患有传染病要立即调离。

（2）工作时必须穿工作服，工作帽要能包住头发，戴好口罩。

（3）要勤洗头、勤换衣服、勤剪指甲、勤洗手。

（4）在烧菜、分菜时不直接从食具中取食物尝味，也不对着食物咳嗽、打喷嚏或说话。

第四节　食物中毒及其预防

食物中毒是指食用了不利于人体健康的物品而导致的急性中毒性疾病,通常都是在不知情的情况下发生。

一、食物中毒的原因和特点

食物中毒是健康的人经口摄入正常数量的可食状态食品后所发生的疾病。

(一) 食物中毒的原因

(1) 食品在加工、运输、贮存或销售的过程中污染。

(2) 食品被病原微生物污染后,产生大量毒素。

(3) 食品在生产、加工、运输、贮存过程中被有毒的化学物质污染。

(4) 某些有毒的动植物,因外形和常用食品难以分辨而导致误食、中毒。

(5) 有的食品因贮存不当,自身产生了毒素。

(二) 食物中毒的特点

(1) 潜伏期短,来势凶猛。短时间内可能会有多人发病,呈爆发性,发病曲线呈突然上升趋势。

(2) 发病与食物有关。中毒者在相近时间内均食用过某种相同的可疑中毒食物,发病范围与污染食品的供应范围基本一致,未食用者不发生中毒,停止食用该食物后,流行状况亦呈下降趋势。

(3) 一般无人与人之间的直接传染。

(4) 中毒病人的临床表现基本相似。一般表现为急性胃肠炎症状,如腹痛、腹泻、呕吐等。

(三) 容易引起食物中毒的食物

(1) 容易被细菌污染的食物:肉、鱼、蛋、乳等及其制品,如烧、卤肉类,凉菜,剩饭菜等。

(2) 被有毒有害化学物质污染的食物,被农药污染的蔬菜、水果,受有毒藻类污染的海产、贝类等。

(3) 本身含有天然有毒成分的食品:河豚鱼、毒蘑菇,腐烂变质的青皮红肉的鱼类,如金枪鱼、青鱼、池鱼等。

(4) 在某一特定环境下能产生有毒物质的食品:发芽的马铃薯,霉变的甘蔗,未加热煮透的豆浆、四季豆、杏仁、木薯、鲜黄花菜等。

二、食物中毒的分类

根据病原学方法将食物中毒分为细菌性食物中毒、真菌性食物中毒、有毒动物中毒、有毒植物中毒、化学性食物中毒。

(一) 细菌性食物中毒

细菌性食物中毒是指摄入了含有致病性细菌或细菌毒素的食物引起的食物中毒,为最常见的食物中毒,发病率高,但病死率不高。多发生于每年 5 月至 10 月高温季节。

(二) 真菌性食物中毒

真菌性食物中毒是指摄入了被真菌及其毒素污染的食物引起的食物中毒。因一般烹调方法无法破坏被污染食品中的真菌毒素,所以发病率高,死亡率也较高。发病的地域性和季节性明显,如霉变甘蔗多见于初春的北方。

(三) 有毒动物中毒

有毒动物中毒是指食用有毒动物性食物所导致的食物中毒,如河豚鱼含有天然的有毒成分,处理不当极易中毒。

(四) 有毒植物中毒

有毒植物中毒指食用有毒的植物性食品引起的食物中毒,如四季豆等。

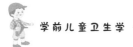

（五）化学性食物中毒

化学性食物中毒是指食用被化学污染物污染的食物引起的食物中毒。发病无季节性和地域性，病死率高，如鼠药、有机磷农药中毒等。

三、食物中毒的处理

（1）发生食物中毒事故应立即报告主管校领导，同时报教育行政部门及卫生行政部门，不得拖延时间，不得瞒报、迟报。

（2）对食物中毒患儿立即送往医院组织抢救。

（3）切断污染源，对所食用有关食物全部封存，供化验和查明原因之用。

（4）做好善后工作，使食物中毒人员尽快恢复健康，并控制食物中毒事态的扩大。

（5）积极配合卫生行政部门进行食物中毒的调查，保留现场。

四、食物中毒的预防

俗话说"病从口入"，预防食物中毒的关键在于把牢饮食关，搞好饮食卫生。预防食物中毒措施主要有如下六个方面。

（1）规范采购进货渠道。

（2）避免污染：避免生熟食品接触，勤洗手，保持食品操作加工场所清洁，避免昆虫、鼠类等动物接触食品。

（3）食品原材料要清洗干净后再加工，尽量缩短食品存放时间，控制食品的加工量。

（4）对接触食品的所有物品应清洗干净并消毒。

（5）再加热的食品，中心温度必须达到70℃以上。

（6）坚持48小时留样制度，并放带有标识的专柜保存。

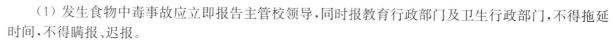

实践与训练：学前儿童食谱的制作

一、学龄前儿童食谱编制原则

（一）满足儿童膳食营养需要

学前儿童的膳食要满足其营养需要，不仅品种要多样，而且数量要充足。同时，应防止过量，并注意易缺营养素，如钙、铁、锌等的供给。应根据不同年龄儿童所需营养量的不同，调整食物的结构，不断完善儿童膳食的营养模式（见表3-13）。

表3-13　2~6岁儿童每日各种食物进食量

品种	年龄		
	2~3岁	3~4岁	4~6岁
盐、油、糖	盐3g，油、糖13~14g	盐4g，油、糖14~15g	盐4~5g，油、糖15~16g
肉、蛋、禽、鱼	90~100g	100~120g	120~140g
奶及奶制品	300g	300g	300g
蔬菜、水果	蔬菜140~150g，水果75g	蔬菜150~200g，水果75g	蔬菜180~250g，水果75g
粮、豆	粮食160~180g，豆及豆制品25~30g	粮食180~200g，豆及豆制品30~40g	粮食200~225g，豆及豆制品40~50g

（二）合理搭配产能营养素

膳食中的能量来源及其在各餐中的分配比例要合理。在学前儿童的每日膳食中，三种产能营养素占总热量的比例为：蛋白质 10％～15％，脂类 25％～30％，糖类 55％～65％。要保证膳食蛋白质中优质蛋白质占适宜的比例。要以植物油作为油脂的主要来源，同时要保证碳水化合物的摄入，各矿物质之间要配比适当。

（三）食物的搭配得当，促进吸收

（1）米面搭配——米饭、粥与面点的搭配，从多种组合上保证儿童碳水化合物的摄入。

（2）粗细搭配——粗粮与细粮的搭配，如红薯、玉米、南瓜、米仁和大米的搭配，以提高食物的营养价值。

（3）干湿搭配——牛奶与饼干的搭配，米饭与汤的组合，粥与午点的组合，提高儿童营养的吸收率，增加水分以达到补充营养的作用。

（4）咸甜搭配——干湿甜点心与咸点心的搭配，以控制食用糖和盐的过量摄入，使儿童能每天均衡地食用糖和盐。

（5）动物蛋白与植物蛋白的搭配——动物类食品（鱼、肉、虾、鸡、鸭、蛋等）与豆制类（豆腐、香干、黄豆、赤豆等）食品的搭配，重视植物蛋白的摄入，保证儿童获得优质蛋白质，提高蛋白质的互补作用及生理价值。

（6）深绿色蔬菜、浅色蔬菜和水果的搭配——大多数深色蔬菜所含的微量元素和维生素比浅色蔬菜和水果高。餐后或餐前一小时供应适量的水果，保证微量元素和维生素的摄入，并提高利用率。

根据季节特点提供恰当食物，食物的品种宜丰富多样，一周内菜式、点心尽可能不重复。每日膳食应由适宜数量的谷类、乳类、肉类（或蛋、鱼类）、蔬菜和水果类四大类食物组成，在各类食物的数量相对恒定的前提下，同类中的各种食物可轮流选用，使膳食多样化，从而发挥出各种食物在营养上的互补作用，使其营养全面平衡。主食粗细搭配、粗粮细作，副食荤素搭配、色彩搭配，食物尽可能自然、清淡少盐。

（四）三餐热量分配要合理

学龄前儿童生长发育快，活泼好动，但胃的容量小，容易饥饿，应适当增加餐次以适应学龄前期儿童的消化能力。以三餐两点制为宜。食物及营养素分配原则如下：早上活动多，早餐、早点共 30％；午餐宜丰盛，午点低能量，以避免影响晚餐，午餐加午点 40％左右；晚餐较清淡，以避免影响睡眠，晚餐 30％左右。

（五）烹调细致，有利消化

学龄前儿童咀嚼和消化能力仍低于成人，他们不能进食一般家庭膳食和成人膳食。此外，家庭膳食中的过多调味品儿童也不宜食用。因此，儿童的食物要专门制作，软饭逐渐转变成普通米饭、面条及包点；肉类食物加工成肉糜后制作成肉糕或肉饼，或加工成细小的肉丁使用；蔬菜要切碎、煮软；尽量减少食盐和调味品的使用量；烹调方式多采用蒸、煮、炖等；每天的食物要更换品种及烹调方法，一周内不应重复，并尽量注意色香味的搭配。将牛奶（或奶粉）加入馒头、面包或其他点心中，用酸奶拌水果色拉也是保证膳食钙供给的好办法。随着年龄的增长，逐渐增加食物的种类和数量，烹调向成人膳食过渡。

二、食谱编制

（一）确定营养目标

根据儿童性别、年龄查中国居民膳食营养素参考摄入量表，3 岁儿童每日所需能量按 1 350 kcal 计算，其中蛋白质占 13％，脂肪占 30％，碳水化合物占 57％，换算成质量约为蛋白质 1 350×13％/4＝45 g，脂肪 1 350×30％/9＝45 g，碳水化合物 1 350×57％/4＝192 g，微量营养素钙 600 mg，铁 12 mg，锌 9 mg，维生素 A 500 μgRE。

（二）主食品种、数量的确定

已知能量和三种宏量营养素的膳食目标，根据食物成分表食物含量，可以确定主食的品种和数量。

主食的品种主要根据用餐者的饮食习惯来确定，北方习惯以面食为主，南方则以大米居多。由于

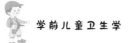

粮谷类是碳水化合物的主要来源,因此主食的数量主要根据各类主食原料中碳水化合物的含量确定。

假如主食只吃一种,根据食物成分表(2002 年)查出所选食物含碳水化合物的百分含量。

主食数量＝膳食中碳水化合物目标量÷某种食物碳水化合物的百分含量

根据上一步的计算,早餐、早点中应含有碳水化合物 57.6 g,若以小米粥和馒头为主食,并分别提供 20％和 80％的碳水化合物。查食物成分表得知,每 100 g 小米含碳水化合物 73.5 g,每 100 g 富强粉含碳水化合物 74.6 g,则:

所需小米质量＝57.6 g×20％÷73.5×100＝15.7 g

所需富强粉质量＝57.6 g×80％÷74.6×100＝61.8 g

（三）副食品种、数量的确定

蛋白质广泛存在于动植物性食物中,除了谷类食物能提供的蛋白质,各类动物性食物和豆制品是优质蛋白质的主要来源。因此,副食品种和数量应在已确定主食用量的基础上,依据副食应提供的蛋白质数量确定。计算程序如下:

（1）计算主食中提供的蛋白质数量,设为 A。

（2）蛋白质摄入目标量减去主食中蛋白质数量,即为副食应提供的蛋白质量。

副食应提供蛋白质量＝摄入目标量 45 g－主食提供量。

（3）设定副食中蛋白质的 2/3 由动物性食物供给,1/3 由豆制品供给,据此可求出各自的蛋白质供应量的食品。

（4）查表并计算各类动物性食物及豆制品的数量。

（5）设计蔬菜的品种和数量;考虑重要微量营养素的含量。

（6）确定纯能量食物的量。油脂应以植物油为主,并有一定动物脂肪的摄入量。因此以植物油作为纯能量食物的来源。由食物成分表可知每日摄入各类食物提供的脂肪量,将需要的总脂肪量减去主、副食物提供的脂肪数量即为每日植物油数量。

实例计算:仍以上一步的计算结果为例,已知该 3 岁男童午餐和午点含蛋白质 18.0 g、脂肪 20.0 g,碳水化合物 76.8 g。

◢ 主食

假设以米饭(大米)为主食,查食物成分表得知,每 100 g 粳米含碳水化合物 77.7 g。按上一步的方法,可算得米饭所需粳米数量为 98.8 g。

◢ 副食

计算主食中含有的蛋白质参考摄入量。查食物成分表得知,100 g 粳米含蛋白质 8.0 g。

主食中蛋白质提供量＝98.8×8.0÷100＝7.9 g。

副食应提供的蛋白质量＝蛋白质摄入目标量－主食中蛋白质含量＝18.0－7.9＝10.1 g。

设定副食中蛋白质的 2/3 由动物性食物供给,1/3 由豆制品供给,因此动物性食物应含蛋白质数量＝10.1×66.7％＝6.73 g。

如动物性食品由瘦猪肉供给,查食物成分表可知,每 100 g 瘦猪肉含蛋白质 20.3 g,则瘦猪肉数量＝6.73÷20.3×100＝33.2 g。

豆制品应含蛋白质数量＝10.1×33.3％＝3.36 g。

如豆制品由豆腐提供,查食物成分表得知,100 g 豆腐含蛋白质 8.1 g,则豆腐数量＝3.36÷8.1×100＝41.5 g。

（四）蔬菜量确定

确定动物性食物和豆制品的数量后,就可以保证蛋白质的摄入量。最后微量营养素和纤维的量选择蔬菜补齐。蔬菜的品种和数量可根据不同季节市场的蔬菜供应情况,以及考虑与动物性食物和豆制品配菜的需要来确定。

（五）油和盐

首先要考虑以上已经含有多少油和盐,如查食物成分表得知 100 g 瘦猪肉含脂肪 6.2 g,100 g 豆腐含脂肪 3.7 g,100 g 小米含脂肪 3.1 g,100 g 粳米(标二)含脂肪 0.6 g。

植物油＝20.0－98.8×0.6÷100－33.2×6.2÷100－41.5×3.7÷100＝15.8 g，晚餐以此类推。

三、食谱举例

表 3-14　男童一日食谱

餐别	菜名	材料	数量(g)	辅料及数量(g)
早餐	八宝粥	粳米(标一)	3	猪油(炼)3 盐 0.1 胡椒粉 0.1
		玉米(黄,干)	3	
		黄米	3	
		薏米(薏仁米,苞米)	3	
		绿豆	2	
		甘薯(地瓜粉)	3	
		麦芽糖	20	
	鸡蛋煎饼	鸡蛋(平均)	30	猪油(炼)3 盐 0.1 胡椒粉 0.1
		小葱	1	
		小麦粉(标准粉)	3	
	配菜	腐乳(臭)(臭豆腐)	3	
早点		小麦粉(标准粉)	33	
		牛乳(平均)	60	
		面包(平均)	20	
		马蹄软糖	13	
午餐	主食	米饭(蒸)	20	猪油(炼)3 盐 0.2 胡椒粉 0.1
	宫爆肠丁	猪大肠	25	
		洋葱(葱头)	10	
		甜椒(灯笼椒,柿子椒)	5	
		青萝卜	8	
		香菇	10	
		丁香	8	
		生菜(牛俐)(油麦菜)	3	
		方腿	15	
	蘑菇汤	蘑菇(鲜蘑)	10	
		芹菜叶	5	
		鸡蛋(平均)	20	
午点		儿童营养饼干	25	
		喜乐(乳酸饮料)	30	
		奶皮子	35	
		石螺	5	
		红玉苹果	50	

续表

餐别	菜名	材料	数量(g)	辅料及数量(g)
晚餐	麦片粥	麦片		猪油(炼)3 盐 0.2 胡椒粉 0.1
		麦芽糖		
	炒鸡肝	芹菜茎	40	
		豆腐干	10	
		鸡肝(肉鸡)	6	
		猪肉(瘦)	20	
	水果拼盘	蜜枣(无核)	8	
		蜜桔	30	
		苹果梨	10	
		香蕉	15	
		奶酪(干酪)	20	

四、食谱评价

（一）三大类物质的分配比

蛋白质：脂肪：碳水化合物＝（40×4）：（50×9）：（150×4）＝4：11：15

（二）一日三餐供能比

早餐：中餐：晚餐＝29.5％：41.9％：28.4％，约为3：4：3。

（三）蛋白质来源

蛋白质主要来源是鸡蛋、猪肉、乳及乳制品、豆类及制品、水果、蔬菜等。

优质蛋白质摄入比例：28/40.5×100％＝69％。

（四）胆固醇和膳食纤维摄入量

胆固醇摄入量151.68 mg，膳食纤维摄入量9 g。

该食谱基本符合标准，其中钙摄入量多于标准，可作为补钙食谱，由于其他部分营养素量不足或过量，可与其他天的食谱相互弥补。

 本章练习

一、单项选择题

1. 阳光中的紫外线照射到皮肤上可生成（　　）。

　　A．维生素A　　　　　B．维生素B　　　　C．维生素C　　　　D．维生素D

2. 缺乏维生素B_1可引起（　　）。

　　A．坏血病　　　　　B．佝偻病　　　　　C．夜盲症　　　　　D．脚气病

3. "坏血病"是一种以多处出血为特征的疾病，它是缺乏（　　）。

　　A．维生素A　　　　　B．维生素B_1　　　C．维生素D　　　　D．维生素C

4. 99％存在于骨骼和牙齿中，其余的1％存在于血液和细胞外液中的无机盐是（　　）。

　　A．钙　　　　　　　B．铁　　　　　　　C．碘　　　　　　　D．锌

5. 人体失水（　　）以上即可危及生命。

　　A．10％　　　　　　B．15％　　　　　　C．20％　　　　　　D．25％

6. 下列维生素中，对维持正常视力有重要作用的是（　　）。

　　A．维生素A　　　　　B．维生素B　　　　C．维生素C　　　　D．维生素D

7. 佝偻病是因为系缺乏(　　)所致。
　　A．蛋白质　　　　　　B．维生素 C　　　　　C．维生素 D　　　　　D．维生素 E

8. 不属于引起食物中毒原因的是(　　)。
　　A．食品被污染　　　　　　　　　　　B．动植物组织本身含有有毒物质
　　C．有毒化学物质被加入食品之中　　　D．食用致敏食物

9. 能为人体中枢神经系统提供能量的营养素是(　　)。
　　A．碳水化合物　　　B．脂肪　　　　　C．蛋白质　　　　　D．维生素

10. 异食癖是指儿童对食物以外的物品有不可自制的食欲。其影响因素是(　　)。
　　A．缺锌　　　　　　B．食欲亢进　　　C．缺钙　　　　　　D．食欲不振

11. 每餐热量分配中,早餐占(　　)。
　　A．10%　　　　　　B．25%　　　　　C．30%　　　　　D．35%

12. 人体的最主要也是最经济的热量来源是(　　)。
　　A．蛋白质　　　　　B．脂肪　　　　　C．碳水化合物　　D．无机盐

13. 维生素 C 存在于(　　)中。
　　A．菜干　　　　　　　　　　　　　　B．腌菜
　　C．熬菜　　　　　　　　　　　　　　D．新鲜蔬菜和水果

14. 在儿童的热能消耗中,儿童所特有的,且与其生长的快慢成正比的热能需要是(　　)。
　　A．基础代谢　　　　B．生长发育　　　C．活动　　　　　　D．食物特殊动力

15. 对婴幼儿来说,共有(　　)种氨基酸不能在体内合成,必须由膳食蛋白质供给。
　　A．8　　　　　　　　B．9　　　　　　　C．12　　　　　　D．14

16. 下列物质中与克汀病有密切关系的是(　　)。
　　A．钙　　　　　　　B．磷　　　　　　C．碘　　　　　　　D．锌

17. 下面选项中,都是脂溶性维生素的是(　　)。
　　A．维生素 A、B 族、K　　　　　　　　B．维生素 B 族、C、D
　　C．维生素 A、D、E　　　　　　　　　D．维生素 B 族、D、K

18. 缺铁的儿童可以补充下列哪种食物(　　)。
　　A．乳类食品　　　　B．西红柿　　　　C．猪肝　　　　　　D．胡萝卜

二、简答题

1. 食物中毒有哪些特点?怎样预防?
2. 蛋白质有哪些生理功能?
3. 钙、铁、锌、碘等矿物质分别有什么生理功能?
4. 什么是合理膳食?
5. 学前儿童合理膳食的要求有哪些?
6. 如何做好幼儿园膳食管理?
7. 学前儿童膳食的特点有哪些?
8. 如何维持人体的水平衡?
9. 人体热能消耗有哪些途径?

三、材料分析题

　　有儿童家长为孩子准备早点,有鸡蛋、牛奶,不吃或很少吃主食,因为他们认为蛋白质含量很丰富,对孩子的健康成长有利。

　　请问这种做法对吗?这样做的结果会给孩子的身体造成什么样的影响,表现为什么病症?如果你是孩子的家长,你将会给孩子准备什么样的早餐?

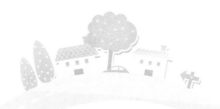

第四章

学前儿童疾病及其预防
——远离疾病的法宝

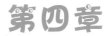

学习目标

1. 熟悉常见传染病的一般临床表现,理解传染病的特性及流行规律,掌握传染病的预防方法。

2. 学会观察并发现学前儿童生病的特殊现象,对学前儿童疾病的一般症状具有初步的辨别能力。

3. 掌握对患病儿童的基本护理技能。

学前导学

学前儿童正处于生长发育高峰期,对外界环境的适应能力和某些致病微生物的免疫能力较差。疾病不仅会影响学前儿童的生长发育,而且会影响其学习和活动。因此,托幼机构的工作人员必须掌握学前儿童疾病的基本知识,如致病的原因、主要症状、预防的方法、护理知识等,并对家长进行宣传教育,这将有利于学前儿童的生长发育,增进其健康。为了有效地预防学前儿童受到疾病的影响,或将疾病对生长发育的影响降到最低,作为幼儿教师的我们应该掌握哪些知识和技能呢?

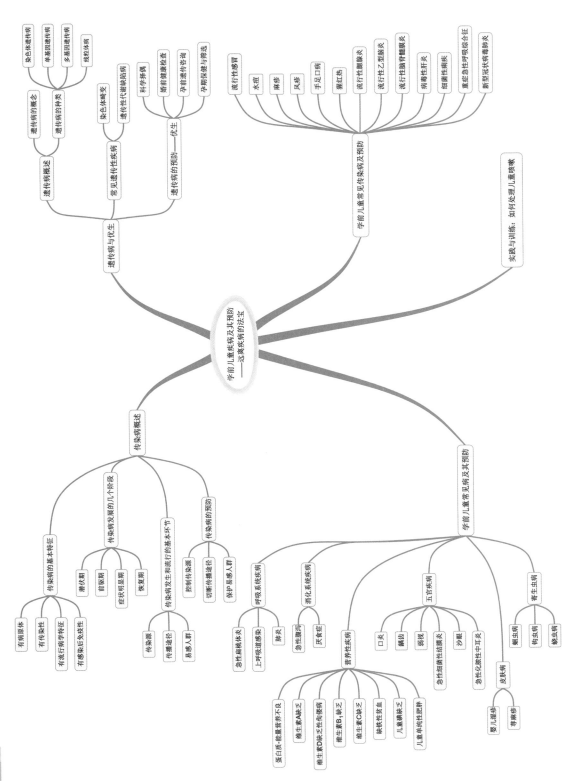

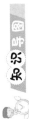

第一节　遗传病与优生

据统计,我国遗传病的发病率为 $20\%\sim25\%$;新生儿先天性遗传缺陷为 $0.91\%\sim1.04\%$;15 岁以下的儿童中死于遗传病或其他先天性疾病的约占 40%;自然流产中约有 50% 是染色体异常而引起的;我国 21-三体综合征每年出生的约有 2 万人,而总数不少于 100 万人。由此可见,各类遗传病在人体不同发育阶段的发病风险各不相同,且种类繁多,已发现的遗传病超过 3 000 种。遗传性疾病在儿科临床诊疗中较为常见,涉及范围广泛,虽然每种遗传病的发病率都较低,但遗传病的种类繁多,因此,遗传病总的罹患率不低。为了降低遗传病的发病率,提高人口质量,了解遗传病的相关知识和优生优育的措施显得尤为重要。

一、遗传病概述

(一)遗传病的概念

遗传病是指生殖细胞或受精卵的遗传物质(染色体、基因和线粒体)发生突变(或畸变)所引起的疾病,涉及人体各系统和各个器官。通常,遗传病可分为先天性发病和后天性发病。

人们常把遗传病和先天性疾病弄混。先天性疾病一般是指患儿出生时就表现出症状的疾病,先天性疾病中有些是遗传因素引起的,属遗传病,如 21-三体综合征;但也有因孕期受外界不良因素影响而引起的胎儿发育异常,不属遗传病范畴,如先天性心脏病。由此可见,先天性疾病并不全是遗传病。另一方面,并非所有的遗传病在出生时就有症状表现,部分遗传病要在个体发育到一定年龄时才表现出症状来。如进行性肌营养不良,一般 4~6 岁才发病。许多遗传性智力低下患者,在婴幼儿期亦不易发现。

(二)病因和种类

遗传病根据所涉及遗传物质的改变程序不同可分为以下四类。

1. 染色体遗传病

染色体遗传病主要是因细胞中遗传物质的主要载体——染色体的数目、形态或结构异常引起的疾病。通常分为常染色体病和性染色体病两大类。常染色体病由常染色体异常引起,临床表现为先天性智力低下、发育滞后及多发畸形,如 21-三体综合征。性染色体病由性染色体异常引起,临床表现为性发育不全、智力低下和多发畸形等。目前,已确诊的人类染色体异常综合征已超过 100 种,常见的有特纳氏综合征、克氏综合征、猫叫综合征等。在自然流产胎儿中有 $20\%\sim50\%$ 是由染色体异常所致。

2. 单基因遗传病

单基因遗传病是指一对基因突变而引起的遗传病,主要由于环境污染、生态平衡遭到严重破坏,使基因突变频率增高。不同染色体显性和隐性遗传各具不同遗传特点。

(1)常染色体显性遗传病。其遗传特点为连续遗传、无性别差异、家族性聚集等,如发育不全、并指、多指等。

(2)常染色体隐性遗传病。其遗传特点为隔代遗传、无性别差异,如白化病、先天性聋哑等。

(3)X染色体显性遗传病。遗传特点为连续遗传、交叉遗传、女性多于男性、男性患者的女儿均为患者,如抗维生素 D 佝偻病、遗传性肾炎等。

(4)X染色体隐性遗传病。遗传特点为隔代遗传、交叉遗传和男性多于女性,如血友病、进行性肌营养不良(假肥大症)、红绿色盲等。

3. 多基因遗传病

多基因遗传病是遗传信息通过两对或两对以上致病基因的累积效应所致的遗传病,其遗传效应较多地受环境因素的影响,如先天性心脏病、少年型糖尿病、消化性溃疡、重度肌无力、原发性癫痫、儿童精神分裂症、家族性智力低下等。

4. 线粒体病

线粒体病是遗传缺损引起线粒体代谢酶缺陷,致使 ATP 合成障碍、能量来源不足导致的一组异质性病变,较少见,如线粒体疾病。

二、常见遗传性疾病

（一）染色体畸变

1. 21-三体综合征

又称先天愚型或唐氏综合征。属常染色体畸变,是儿童染色体病中最常见的一种,发病率约为 1/800～1/600,母亲年龄越大,胎儿的发病率越高,60%患儿在胎儿早期即夭折流产。

21-三体综合征患儿的主要特征为智力低下、体格发育迟缓和特殊面容。患儿眼距宽,鼻梁低平,眼裂小,眼外侧上斜,有内眦赘肉,外耳小,硬腭窄小,舌常伸出口外,流涎多;身材矮小,头围小于正常,骨龄常落后于年龄,出牙延迟且常错位;头发细软而较少;四肢短,由于韧带松弛,关节可过度弯曲,手指粗短,小指向内弯曲。患儿在出生时即已有特殊面容,且常呈现嗜睡和喂养困难。随着年龄增长,其智力低下表现逐渐明显,动作发育和性发育都延迟。

2. 其他染色体畸变综合征

1～22 号常染色体畸变较性染色体多见。人单倍染色体组共有结构基因 10 万个左右,每条染色体平均有 2 000～5 000 个基因,染色体畸变必然会导致基因缺失或增加,从而产生各种异常状况的综合征,多数为多发畸形、生长迟缓和智能障碍等表现。

（二）遗传性代谢缺陷病

一切细胞,组织器官和机体的生存与功能维持,都必须依赖不断进行的物质代谢过程。这种过程的每一步骤都有多肽和蛋白组成的相应的酶、受体、载体膜泵等参与,当编码这一类多肽蛋白的基因发生突变,不能合成或合成了无活性的产物时,就会导致有关代谢途径不能正常运转,造成具有不同临床表现的各种代谢缺陷病。

三、遗传病的预防——优生

由于遗传病早在胚胎期间乃至精子和卵子结合的时候就埋下了病根,所以,预防遗传病的责任自然落在患者的父母身上。如何利用遗传病的原理避免遗传病的发生,使每一个家庭都生育出健康的孩子呢?预防遗传病的关键在于减少先天性疾病新生儿的出生率,提高人口遗传素质。为此,英国科学家高尔顿在 1883 年创立了优生学。其内容主要包括预防性优生学和演进性优生学两个部分:前者是防止或减少有严重遗传病和先天性疾病的个体出生,是劣质的消除;后者是促进体力和智力上优秀的个体出生,是优质的拓展。优生的主要措施有以下四点。

（一）科学择偶

避免患同种遗传病的男女结婚。从生育学来说,夫妻双方患有同一种遗传性疾病,会大大增加这种疾病遗传给后代的几率,这就会严重影响下一代的健康。

避免近亲结婚。近亲结婚是指直系血亲和三代以内的旁系血亲之间通婚。我国婚姻法明确规定:禁止近亲结婚。近亲结婚的夫妇,后代的死亡率高,出现痴呆、畸形儿和遗传病患者的几率也高。这是由于近亲结婚的夫妻双方具有相同血缘,可能携带同种遗传病基因而不表现出来,称为隐性遗传病基因携带者;但他们的子代就会将父母隐性遗传病外显成为显性,临床上表现为疾病,所以大大增加了遗传病发病率;如果他和非相同血缘的人结合(携带同一遗传病基因的机会很小),其子代得显性遗传病的机会就会降低。据统计,近亲结婚者的下一代儿童死亡率比非近亲结婚的高出 3 倍,后代遗传病的发病率比非近亲结婚的后代高出 150 倍。

（二）婚前健康检查

婚前健康检查是一次全面系统的健康检查,重点是遗传病方面的调查和生殖器官的检查。婚前健康检查的具体内容包括以下四点:

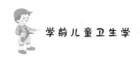

1. 健康询问及家族史调查

健康询问及家族史调查包括了解双方既往病史,如曾患何种疾病,有无遗传病,配偶双方间有无近亲血缘关系。了解父母、家族的健康情况,最好追溯三代有无遗传或先天缺陷等家族病史。对于有近亲血缘关系的婚配,医生将给予劝阻。

2. 全身一般检查

全身一般检查包括发育情况,有无畸形,重要脏器心、肝、肾、肺的功能状况等,有无医学上认为不能结婚的疾病。根据医生的判断进行必要的化验检查,如血型、梅毒、艾滋病检查等。

3. 生殖器官检查

检查生殖器官是否正常,及时发现有无生殖器官畸形或异常。例如,男性的尿道下裂、包茎等,女性的处女膜闭锁、先天性无阴道、阴道隔膜等,须经过治疗后方能结婚。若发现医学上认为不能结婚的疾病,医生会劝其不要结婚。

4. 性教育、优生学宣传、避孕方法的选择

青年男女在婚前对性生理、性心理、性卫生,往往了解甚少,甚至一片空白,因此对即将结婚的青年男女进行一次生殖生理、卫生及性道德的全面教育是非常必要的。

（三）孕前遗传咨询

通过遗传咨询可以了解家族遗传病、先天畸形及病因,预测本次妊娠的风险率,听取医生的建议和医学指导。具有以下情形之一者必须做遗传咨询:

（1）已生育过一个有遗传病或先天畸形患儿的夫妇。

（2）夫妇双方或一方,或亲属是遗传病患者或有遗传病家族史。

（3）夫妇双方或一方可能是遗传病基因携带者。

（4）夫妇双方或一方可能有染色体结构或功能异常。

（5）夫妇或家族中有不明原因的不育史、不孕史、习惯流产史、原发性闭经、早产史、死胎史。

（6）夫妇或家族中有性腺或性器官发育异常、不明原因的智力低下患者、行为发育异常者。

（7）近亲结婚的夫妇。

（8）高龄夫妇(35 岁以上高龄女性及 45 岁以上高龄男性)。

（9）一方或双方接触有害毒物作业的夫妇,包括生物、物理、化学、药物和农药等。

（四）孕期保健与筛查

孕期的保健涉及内容非常广泛,主要包括孕育的基础知识、孕期饮食、生活起居、运动、心理、孕期体检、围生期、孕妇常见病的防治等内容。

第二节　传染病概述

传染病是由病原体(细菌、病毒、寄生虫等)侵入机体引起的,并能在人与人、人与动物、动物与动物之间传播的疾病。由于幼儿园是集体活动的场所,儿童相互间接触频繁,且儿童自身免疫系统发育不完善,免疫机能差,易受传染而致病,所以,在幼儿园容易造成传染病的发生和流行。

一、传染病的基本特征

（一）有病原体

每种传染病都是由特异性的病原体所致,包括微生物和寄生虫。其中,由寄生虫引起的疾病又称为寄生虫病。

（二）有传染性

病原体可通过一定途径,由患者、患病动物或病原携带者传染给健康人而致病。所以传染病都具有传染性,这是传染病与其他感染性疾病的主要区别。

（三）有流行病学特征

在自然和社会因素的影响下,传染病的流行过程表现出各种特征,主要有强度特征、地区特征、季节特征、职业特征、年龄特征等。

（四）有感染后免疫性

感染病原体后,机体能产生针对病原体及其产物（如毒素）的特异性免疫。不同的传染病病愈后免疫时长不同,如麻疹、水痘等,一次得病后几乎不再感染,可获得持久免疫。而流行性感冒痊愈后,经一段时间后还可再度感染。

二、传染病发展的主要阶段

从病原体侵入机体致病至病情恢复,一般要经历四个阶段。

（一）潜伏期

潜伏期是指病原体侵入人体起,至首发症状出现为止的时期。这是确定检疫期的重要依据及诊断的参考。不同传染病的潜伏期长短各异,短至数小时,长至数月乃至数年;同一种传染病,各病人之间潜伏期长短也不尽相同。例如,霍乱仅几小时,细菌性痢疾约 1 周,麻风病一般可长达 2～5 年,狂犬病潜伏期可长达 10 年以上。多数传染病在潜伏期即有传染性。

（二）前驱期

前驱期是指从起病至各种传染病典型症状出现为止的时期。此阶段的表现是非特异性的,为多种传染病所共有,如头痛、低热、食欲不振等。

（三）症状明显期

急性传染病患者度过前驱期后,某些传染病,如麻疹、水痘患者绝大多数转入症状明显期。在此期间该传染病所特有的症状和体征都通常获得充分的表现,如具有特征性的皮疹、黄疸、肝脾肿大、脑膜刺激征等。但某些传染病,如乙型脑炎、脊髓灰质炎等,大部分患者可随即进入恢复期,临床上称为顿挫型,仅有少数病例会进入症状明显期。

（四）恢复期

恢复期是指当机体的免疫力增长至一定程度,体内病理生理过程基本终止,传染病的主要症状和体征基本消失。生理功能和组织损伤逐渐恢复,但在恢复期有时因为病原体的再度繁殖,急性期症状重新出现,发生病情恶化或并发症。

三、传染病发生和流行的基本环节

传染病的发生和流行必须具备传染源、传播途径和易感人群三个环节,缺少其中任何一个环节,都不能形成流行。当传染病流行时,切断其中任何一个环节,流行即可终止。充分了解这三个环节就可找到预防、控制甚至消灭传染病的突破口。

（一）传染源

传染源是指病原体已在体内生长繁殖并能将其排出体外的人或动物,包括传染病患者、隐性感染者、病原携带者和受感染的动物,传染源病人已经表现出一定的症状,而且是重要的传染源。

（二）传播途径

病原体离开传染源后,到达另一个易感者的过程,称为传播途径。传播途径由外环境中各种因素组成。

1. 空气、飞沫、尘埃传播

这是呼吸道传染病的主要传播途径。病原体由传染源通过咳嗽、喷嚏、说话排出的飞沫,散播到周围空气中,使易感者受感染。例如,流行性感冒、流行性腮腺炎、肺结核、麻疹、猩红热、百日咳等传染病都经空气传播。

2. 饮食传播

饮食传播也叫消化道传播,是指病原体经粪便排出体外,污染水和食物,易感者通过食用污染过的水和食物而感染,即人们常说的"病从口入"。例如,病毒性肝炎、细菌性痢疾、伤寒等消化道传染病

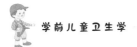

多经饮食传播。

3. 接触传播

接触传播分为直接接触传播和间接接触传播两种：

（1）直接接触传播是指在没有任何外界因素参与下，传染源与易感者直接接触而引起疾病的传播，如性病、狂犬病等。

（2）间接接触传播是指易感者因接触被传染源排泄物或分泌物所污染的日常生活用品，如毛巾、餐具、门把手、电梯按钮等所造成的传播，此种传播方式又称为间接接触传播。多种肠道传染病、某些呼吸道传染病、人畜共患病、皮肤传染病等均可经此途径传播。被污染的手在间接传播中起特别重要的作用。

4. 虫媒传播

病原体在昆虫体内繁殖，完成其生活周期，通过不同的侵入方式使病原体进入易感者体内。蚊、蝇、虱子、跳蚤、蜱等昆虫为重要传播媒介。

5. 经土壤传播

经土壤传播是指易感人群通过各种方式接触了被病原体污染的土壤所致的传播，这些被污染的土壤经过破损的皮肤使易感者感染，如破伤风杆菌、炭疽杆菌等。

（三）易感人群

对某种传染病缺乏特异性免疫力的人群，受感染后易患该病的人群。人群对某种传染病容易感染的程度会影响传染病的发生和传播。

四、传染病的预防

预防传染病的目的在于控制和消灭传染病。传染病的预防应遵循针对传染病流行的"三环节"，采取综合性措施和根据各个传染病的特点采取起主导作用的措施两者相结合的原则。传染病具有流行性，幼儿园孩子的免疫力低下，抗病能力较弱，且又是在园集中活动，更易造成传染病的发生和蔓延，所以预防和控制措施显得非常重要。

（一）控制传染源

对传染病患者和病原携带者实行有效管理，应做到"早发现、早诊断、早报告、早隔离、早治疗"。早发现——由于多数传染病在疾病早期已经具有很强的传染性，所以，早发现病人是重要的措施之一。早报告、早隔离——病人和疑似传染病人应早期得到单独隔离，隔离室的工作人员不得与健康儿童接触，不进厨房，少出入公共场所，将传染病接触者与健康孩子隔离。发现疾病征象及时处理，早治疗可减轻症状，有效促进传染病愈合，减少并发症。

传染病报告制度是早发现传染病的重要措施，必须严格遵守，现已纳入法制管理。国家对传染病实行预防为主的方针，防治结合，分类管理，依靠科学，依靠群众。新的《中华人民共和国传染病防治法》将传染病分为甲、乙、丙三类。

资料贴吧

传染病分类

甲类传染病：（2 种）鼠疫、霍乱。

乙类传染病：（26 种）新型冠状病毒感染的肺炎、传染性非典型肺炎、艾滋病、病毒性肝炎、脊髓灰质炎、人感染高致病性禽流感、麻疹、流行性出血热、狂犬病、流行性乙型脑炎、登革热、炭疽、细菌性和阿米巴性痢疾、肺结核、伤寒和副伤寒、流行性脑脊髓膜炎、百日咳、白喉、新生儿破伤风、猩红热、布鲁氏菌病、淋病、梅毒、钩端螺旋体病、血吸虫病、疟疾。

丙类传染病：（11 种）流行性感冒、流行性腮腺炎、风疹、急性出血性结膜炎、手足口病、麻风病、流行性和地方性斑疹伤寒、黑热病、包虫病、丝虫病，除霍乱、细菌性和阿米巴性痢疾、伤寒和副伤寒以外的感染性腹泻病。

20283040

国务院卫生行政部门根据传染病暴发、流行情况和危害程度，可以决定增加、减少或者调整乙类、丙类传染病病种并予以公布。

资料贴吧

传染病的上报时限

责任疫情报告人（首诊医生）发现甲类传染病和乙类传染病中的肺炭疽、新型冠状病毒感染的肺炎、传染性非典型肺炎、脊髓灰质炎、人感染高致病性禽流感的病人或疑似病人时，或发现其他传染病和不明原因疾病暴发时，立即填写传染病报告卡上报医院感染监控科，专职疫情管理员2小时内将传染病报告卡通过网络报告上级；对其他乙、丙类传染病病人、疑似病人和规定报告的传染病病原携带者在诊断后，应于24小时内进行网络报告；其他符合突发公共卫生事件报告标准的传染病暴发疫情，按《突发公共卫生事件信息报告管理规范》要求报告。

病原携带者常常也是重要传染源，也应争取尽早发现并采取相应措施，使之无害化；对密切接触应采取检疫、密切临床观察、应急预防接种、药物预防等措施。

（二）切断传播途径

一般而言，切断传播途径常常是起主导作用的预防措施。切断传播的途径中首要的是搞好环境卫生、饮食卫生和个人卫生，教育儿童养成良好的卫生、生活习惯。幼儿园规范执行消毒工作，经常开窗通气，注意孩子玩具、器具、日常生活用品的卫生；对传染病患者所接触过的环境和日用品进行彻底消毒。因各种传染病传播途径不同，采取的措施也不一样。例如，对肠道传染病，重点在搞好粪便等污染物的处理及环境消毒；对于呼吸道传染病，重点是空气消毒、通风换气、个人防护（如勤洗手、戴口罩）等；对虫媒传染病，应以杀虫防虫为主；某些传染病（如血吸虫病），由于传播因素复杂，应采取综合性措施才能切断其传播途径。

（三）保护易感人群

保护易感人群的措施主要有预防接种，提高人群免疫力以及给予高危人群预防性服药两大类。要教育学前儿童养成讲卫生的好习惯；加强身体锻炼，提高免疫能力；按规定接种疫苗。婴幼儿是预防接种的重点对象，要积极对婴幼儿实施计划免疫，通过系统的、有计划、有组织的预防接种，控制和消灭传染病，提高婴幼儿的免疫水平。

资料贴吧

预防接种小知识

1. 什么是疫苗？

"疫苗"是指为了预防、控制传染病的发生、流行，用于人体预防接种的预防性生物制品。疫苗分为两类。第一类疫苗，是指政府免费向公民提供，公民应当依照政府的规定受种的疫苗；第二类疫苗，是指由公民自费受种的其他疫苗。

2. 什么是预防接种？

预防接种泛指用人工制备的疫苗类制剂（抗原）或免疫球蛋白（或血清）类制剂（抗体），通过适宜的途径接种到机体，使个体和群体产生对某种疾病的自动免疫或被动免疫。

3. 如何同时一次接种两种及以上疫苗？

同时接种两种不同的疫苗要经医生的同意方可在不同的部位注射。同一部位只能接种一种疫苗，严禁将几种疫苗混合吸入同一注射器中注射。

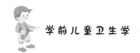
4. 怎样正确口服脊灰减毒活疫苗（OPV）？

脊灰减毒活疫苗是一种减毒活疫苗,对热敏感,遇过热的物质会降低其活性。因此,服 OPV 前后半小时内不要哺乳或喂热食物。

5. 超过接种时间未种或仅接种了部分疫苗,怎么办？

如果孩子未及时按照疫苗接种程序进行疫苗接种,原则上是缺什么补什么,缺几针补几针, 在医生的安排下,及早按程序完成各种疫苗的接种。

6. 疫苗接种后应注意什么？

儿童接种疫苗后,要适当休息,多喝水,不要吃刺激性食物,避免剧烈运动,保持注射部位的 清洁,预防局部感染。

7. 儿童完成预防接种要注射多少针？ 什么时候注射？

儿童在 6 岁内完成国家免疫规划疫苗的预防接种需要接受 22 针次的免疫,儿童家长只要 按照医生的预约时间带儿童并携带预防接种证前往注射疫苗,就能保证孩子得到全程免疫,从 而保障孩子健康成长。

8. 流动儿童怎样接受预防接种？

流动儿童、超生儿童也与常住儿童同样享有免费接受计划免疫疫苗接种的权利,请儿童家 长及时带孩子到居住地承担预防接种任务的医院或乡镇卫生院（社区卫生服务站）的计划免疫 门诊（村卫生室）联系建卡、建证并接受预防接种。

第三节　学前儿童常见传染病及预防

幼儿园是儿童集体生活的地方,儿童的抵抗力较差,孩子之间接触密切,容易发生传染病,且易造 成流行,所以幼儿园是传染病高发的区域,应加强防范措施。

一、流行性感冒

（一）流行特点

流行性感冒是由流感病毒引起的急性呼吸道传染病,简称流感,主要经飞沫传播,人与人的密切 接触也可传播,具有潜伏期短、传染性强、传播速度快、发病率高的特点。人群对流感病毒普遍易感, 感染后可产生一定的免疫力。流感的流行特征是突然发生,迅速蔓延,发病率高和流行过程短。流行 无明显季节性,以冬、春季节为多。

（二）症状

流感潜伏期通常为数小时至 1～3 天。临床表现与其他呼吸道病毒感染相似,不易区分。

年长儿童症状与成人相似,多表现为普通感冒型,起病急骤,有高热、畏寒、头痛、背痛、四肢酸痛、 疲乏等,不久即出现咽痛、干咳、流鼻涕、眼结膜充血、流泪,以及局部淋巴结肿大等。炎症可波及上呼 吸道、喉部、气管、支气管、毛细支气管及肺部,病情较严重。患儿常突发高热甚至引起惊厥,常伴呕 吐、腹泻,偶见皮疹及鼻衄。

儿童可有严重的喉、气管、支气管炎伴黏稠痰液,甚至发生呼吸道梗阻现象。

（三）护理

（1）卧床休息。患儿居室应保持空气新鲜、室温恒定、湿度适宜,应有充足的阳光照射,但应避免 让风直吹患儿。

（2）注意眼部卫生。常用温开水清洗眼部,保持眼部清洁,不要让分泌物封住眼睛。

（3）注意鼻腔、口腔卫生。多喝温开水,用棉棒蘸温开水清除鼻涕。

（4）饮食宜富有营养、易消化。发热时，以流食为主，多喝水。退烧后，饮食仍宜清淡，但不必只吃素。

（5）高热时应采取适当的退热措施，如果高热不退，可加重病情，甚至引起抽风。

（6）护理者戴口罩，护理患儿后洗手。

（四）预防

（1）平时注重体格锻炼，加强营养，提高机体免疫力；预防佝偻病和营养不良。

（2）冬、春季节应尽量保持居室温度恒定，空气流通，并注意经常进行户外活动，以增强身体的耐寒力。

（3）有流感流行时，避免外出，不到人群密集的公共场所或戴口罩。

（4）对于体弱的儿童，可在初秋季节注射流感疫苗。

二、水痘

（一）流行特点

水痘是由水痘带状疱疹病毒引起的以全身出疱疹为特征的急性传染性皮肤病，多发生于冬、春季节。水痘疱疹病毒存在于病人的鼻咽分泌物及水痘疱疹的浆液中，从病人发病起到皮疹全部干燥结痂，都有传染性。病初，主要经飞沫传播；疱疹破溃后，可经衣物、用具等接触传染。水痘的传染性极强，任何年龄均可发病，婴幼儿多见，易感接触者约 90% 发病，一次发病，即可获得终身免疫。

（二）症状

水痘潜伏期为 10～21 天，一般为 14 天左右。发病较急，前驱期类似感冒，有发热、咳嗽、头痛、食欲不振等症状。起病后 1～2 天内出皮疹。皮疹首先发于躯干，然后延及头、面部和四肢，以躯干为多、四肢较少，呈向心性分布。最初皮疹为红色小点，一天左右变为水疱，3～4 天后水疱干缩，结成痂皮。干痂脱落后，遗有暂时性色素沉着，逐步消退至正常皮肤。没有继发感染的一般不留疤痕。在得病的一周之内，由于新的皮疹陆续出现，而陈旧的皮疹已经结痂，在同一患者皮肤上可同时见到红色小点、水疱、结痂三种类型皮疹（见图 4-1）。出疹期间伴有不同程度的皮肤瘙痒。

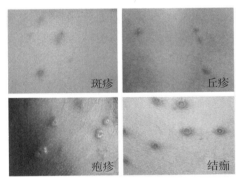

斑疹　　丘疹

疱疹　　结痂

图 4-1　水痘

（三）护理

（1）对接触水痘疱疹液的衣服、被褥、毛巾、玩具、餐具等，根据情况分别采取洗、晒、烫、煮、烧消毒，且不与健康人共用。同时还要勤换衣被，保持皮肤清洁。

（2）保持室内空气流通，但房间通风时要注意防止患者受凉。房间尽可能让阳光照射，开窗通气。

（3）注意营养，吃富有营养易消化的食物，要多喝开水和果汁。如有发热，最好采用冰枕、毛巾、多喝水等物理退烧法。

（4）注意病情变化，如发现出疹后出现持续高热不退、咳喘、呕吐、头痛、烦躁不安、嗜睡、惊厥等，应及时送医院就医。

（5）特别注意不要抓挠疱疹，以免疱疹被抓破引起化脓感染，要把孩子的指甲剪短，保持手的清洁。瘙痒显著者可用炉甘石洗剂涂擦止痒或口服抗组胺药物；已破皮疹可用 1%～2% 龙胆紫药水。

（四）预防

远离传染源、提高免疫力、接种疫苗，是预防水痘的关键。

（1）接种水痘疫苗是目前最有效的预防措施，水痘疫苗可以通过免疫刺激让人产生抗体。

（2）要避免接触水痘患者，避免使用水痘患者用过的物品。

（3）如果有家人患有水痘，要进行隔离，直到皮疹全部结痂为止。

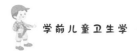
（4）平时多锻炼身体，坚持运动，多吃富含维生素 C 的食物，提高抗病能力。

（5）如果不小心接触到了水痘患者的疱疹液体，或者使用了被患者污染过的用具，或是被患者的飞沫碰触过，要及时清洗和消毒，并隔离观察 2～3 周。

（6）如果孕妇不小心接触了水痘患者，一定要及时去医院就诊，以免对胎儿造成影响。

聚焦国考

皮疹是向心性分布（即躯干多，面部、四肢较少；手掌、脚掌更少）的疾病是（　　　）。

A．皮疹　　　　　　B．水痘　　　　　　C．手足口　　　　　　D．猩红热

三、麻疹

（一）流行特点

麻疹是由麻疹病毒引起的急性出疹性传染病，传染性极强。临床特征为发热、流涕、咳嗽、眼结膜炎、口腔黏膜斑及全身皮肤斑丘疹。麻疹病毒大量存在于患者的各种分泌物，主要经飞沫传播。任何没有患过麻疹或没有接种过麻疹减毒活疫苗的人都是易感者，尤其是半岁至 4 岁的儿童。四季均可发病，以冬、春季多见。麻疹疫苗的预防接种已控制了流行，多数人病后可获得终身免疫。

（二）症状

典型麻疹病程可分为以下三期。

1. 前驱期

从发热到出疹为前驱期，一般为 3～4 天。主要表现为上呼吸道和眼结膜炎症的卡他症状，有发热、咳嗽、流涕、流泪、眼结膜充血、畏光、咽痛等不同程度的全身不适。婴幼儿可见胃肠道症状，如呕吐、腹泻等。在病程 2～3 天，约 90％以上患者口腔可出现麻疹黏膜斑，又叫柯氏斑，在口腔两侧的颊黏膜上，有灰白色小点，针头大小，外周红晕，以后逐渐增多，可相互融合，一般在 2～3 天内消失。

2. 出疹期

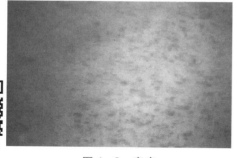

扫码看彩图

图 4-2　麻疹

柯氏斑出现后 1～2 天，体温突然升至更高时开始出皮疹。皮疹先见于耳后发际，渐及头部前额、脸面、颈部，自上而下急速布满全身，最后达四肢末端，3～5 天出齐（见图 4-2）。皮疹开始为玫瑰色斑丘疹，大小不等，疹间皮肤正常。病情严重者皮疹常融合，大部分皮疹压之退色，但也有出现瘀点者。本期全身中毒症加重，体温高达 40℃，精神萎靡、嗜睡。面部浮肿，眼分泌物增多，甚至粘连眼睑不易睁开，流浓涕，上述表现之面貌称为麻疹面容。舌乳头红肿，咽部肿痛，咳嗽加重，声音嘶哑，呼吸道急促。该期病人肝脾可肿大，婴幼儿易伴腹泻稀水样便，粪检含有少许脓细胞。

3. 恢复期

麻疹患者，当皮疹达高峰后，持续 1～2 天后迅速好转，体温开始下降，全身症状随之减轻，皮疹按出疹顺序依次消退可留有浅褐色色素沉着斑，1～2 周后消退。疹退时有糠麸样细小脱屑。注射过麻疹疫苗或接受过丙种球蛋白者，症状较轻不典型，可无典型黏膜斑和皮疹，甚至整个病程无皮疹出现。

（三）护理

（1）患者必须卧床休息，房间温度适宜，保持空气流通，光可能会损害患者的眼睛，所以要调低居室灯光或让患者戴上墨镜。

（2）保持皮肤、眼、耳鼻、口腔清洁。可以用生理盐水清洗双眼，用抗生素眼膏或眼药水保护眼睛。

（3）防止眼泪及呕吐物流入耳道，及时清除鼻涕，保持鼻腔通畅。

（4）鼓励患者多喝水，饮食要清淡、营养丰富、易消化。餐后用生理盐水或温开水漱口。

（5）非出疹期的高热，以物理降温为主，可以使用小剂量退热药物。

（四）预防

提高免疫力，是预防并消除麻疹的关键。

（1）按时接种疫苗是预防麻疹最重要的方法。我国规定出生后8个月接种第1次麻疹疫苗，18～24个月儿童要完成第2次接种。免疫力低的成人也可以接种麻疹疫苗。

（2）如果接触了麻疹，5天内尽快到医院或防疫站注射免疫血清球蛋白，可以预防发病或减轻症状，之后按照医生的嘱咐接种麻疹疫苗。

（3）一旦发现麻疹患者要尽快隔离、尽早治疗。一般隔离至出疹后5天，合并肺炎者延长至出疹后10天。

（4）麻疹流行期间避免到人群密集的场所去。患者停留过的房间应通风，并用紫外线照射消毒，患者衣物、书籍、玩具等用品应在阳光下暴晒。

四、风疹

（一）流行特点

风疹是由风疹病毒引起的一种常见的急性呼吸道传染病，主要通过呼吸道飞沫传播。多见于1～5岁儿童，成人也可发病，托幼机构等易感人群集中地，可出现流行，冬、春季易发病，病后可有持久免疫力。

（二）症状

风疹潜伏期16～21天。学前儿童和青少年感染风疹病毒后常有发热、头痛、咽痛、流涕等轻微前驱症状，枕骨下、耳后、颈部淋巴结肿大，1～2天从面颈部开始出现淡红色斑疹、斑丘疹，24小时内蔓延至躯干、四肢，躯干部皮疹可融合。皮疹历时短、消失快。一般会在第3天皮疹迅速消退，不留痕迹，有时可有轻度脱屑。皮疹一出现前驱症状即消失，但淋巴结肿大持续时间长，且有压痛。本病一般并发症少，预后良好。

（三）护理

（1）注意卧床休息，多喝水，室内经常开窗通风，保持空气新鲜。

（2）做好五官的护理：可用棉花沾生理盐水清洗五官，年龄大的患儿可用盐开水漱口；在清洗完鼻腔分泌物后，可涂以石蜡油或金霉素软膏，以保护鼻腔黏膜。

（3）在流行季节，不带孩子到人群集中的地方，不带孩子到患儿家串门。

（4）饮食注意清淡，多以菜粥、面条汤等易消化营养丰富的食物为佳。

（5）对密切接触者医学观察21天，加强晨、午检工作，隔离患儿至出疹后5～7天。返回托幼机构须持医院开具的痊愈证明。

（6）孕妇不可护理风疹患儿，因为一旦被传染有可能造成胎儿先天畸形。

（四）预防

（1）免疫接种风疹疫苗是预防风疹的有效办法。

（2）孕期接触了风疹患者，应及时去医院就诊检查，缺乏抗体时可注射免疫球蛋白，防止胎儿受到影响。

（3）加强体育锻炼，提高机体抵抗力。

（4）疾病流行季节不去人多的公共场合。

（5）保持室内空气清新；对衣物、玩具、食具、家具进行消毒。

聚焦国考

风疹病毒的传播途径是（　　）。

A．肢体接触　　　B．空气飞沫　　　C．虫媒传播　　　D．食物传播

五、手足口病

(一)流行特点

手足口病多发生于5岁以下儿童。引发手足口病的肠道病毒有20多种(型),其中以柯萨奇病毒A16型(CoxA16)和肠道病毒71型(EV71)最为常见。四季均可发病,以夏、秋季多见。饮食、呼吸道和密切接触均可传播本病。

(二)症状

手足口病潜伏期3~5天。发病早期类似感冒,发热,一般为38℃左右,部分患儿可伴有咳嗽、流涕、食欲不振、恶心、呕吐、头疼等症状。同时或1~2日后手掌或脚掌出现米粒大小的疱疹,有时也会出现在臀部或膝盖处。疱疹周围有炎性红晕,疱壁厚,疱内液体较少。口腔黏膜亦出现分散状疱疹,米粒大小,疼痛明显,疱疹破溃后即出现溃疡,常常流口水,不能吃东西。皮疹消退后不留瘢痕或色素沉着,全病程5~10天,多数可自愈,预后良好。少数重症病例(尤其是小于3岁者)可并发心肌炎、肺水肿、无菌性脑膜炎等并发症。

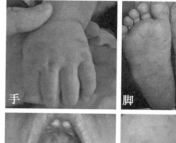
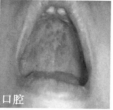
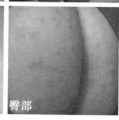

手　脚

口腔　臀部

扫码看彩图

图4-3　手足口病

个别重症患儿如病情发展快可导致死亡。手足口病皮疹特点可以总结为"三个四",即四个部位:主要侵犯手、足、口、臀四个部位(见图4-3);四不像:不像蚊虫咬、不像药物疹、不像口唇牙龈疱疹、不像水痘;四不特征:不痛(除口腔以外)、不痒、不结痂、不结疤。

(三)护理

(1)衣服、被褥要清洁,衣着要舒适、柔软,经常更换。

(2)剪短宝宝的指甲,必要时包裹宝宝双手,防止抓破皮疹。

(3)饮食宜清淡、温性、可口、易消化、柔软的流质或半流质,禁食冰冷、辛辣、咸等刺激性食物。

(四)预防

由于迄今对手足口病尚无特殊疫苗,所以日常的预防工作特别重要,15字防病口诀是:"勤洗手、喝开水、吃熟食、勤通风、晒衣被。"

(1)流行时,做好环境、食品和个人卫生。

(2)避免与患儿接触,托幼机构发现病人,要做好疫情报告,采隔离措施;被污染的日用品及食具等应彻底消毒,患儿粪便及排泄物用3‰漂白粉澄清浸泡,衣物放至阳光下暴晒,室内保持通风换气。

(3)平时应加强体质锻炼,尽量少让婴幼儿到人群聚集场所,减少被感染机会。

(4)注意儿童的营养、休息,防止过度疲劳而降低机体抵抗力。

六、猩红热

(一)流行特点

为A族乙型溶血性链球菌感染引起的呼吸道传染病,主要经呼吸道传播,也可经被污染的生活用品、食品、破损皮肤或产道等传播。人群普遍易感,多见于2~10岁儿童,常见于冬、春季。

(二)症状

猩红热潜伏期多为2~5天。起病急,发热,多为持续性高热,畏寒,伴有头痛、食欲减退和全身不适等症状。咽和扁桃体充血、肿胀,表面点状黄色渗出物易拭去。软腭黏膜充血,可见红色小点或出血点,称猩红热黏膜内疹。面部潮红,唯有口唇周围苍白,称为"口周苍白圈"(见图4-4)。

皮疹多在发热后第2天出现。始于耳后、颈部,很快扩展至胸、背、腹及上肢,24小时左右迅速波及全身。皮疹特点:弥漫性充血的皮肤上出现分布均匀的针尖大小的丘疹,压之退色,触之有砂纸感,疹间无正常皮肤,伴有痒感。在皮肤皱褶处,皮疹密集或由于摩擦出血呈紫色线状,称为"线状疹"，又称为"帕氏线"（见图4-5）。

发疹同时，可出现白苔，舌乳头红肿，突出舌苔之外，舌尖及边缘处较为显著，称为"草莓舌"（见图4-6），第3天白苔开始脱落，舌面光滑呈肉红色，可有浅表破裂，舌乳头仍然隆起，形似杨梅，称为"杨梅舌"。皮疹约48小时达高峰，然后体温下降。皮疹按出疹顺序2～4天内消失，皮肤有不同程度的脱皮。

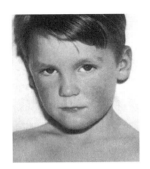

图4-4　口周苍白圈

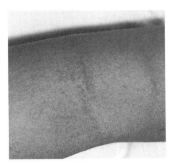

图4-5　帕氏线

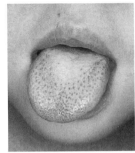

图4-6　草莓舌

扫码看彩图

（三）护理

（1）按呼吸道传染病的隔离和消毒作处理，患儿须隔离至症状消失。

（2）要保持皮肤清洁，如有大片脱皮，不要用手撕剥，以免损伤而导致感染，可用消毒的剪刀修剪。

（3）给予营养丰富、富含维生素且易消化的流质、半流质饮食。多喝水以利体内毒素排除。避免干硬、辛辣的食物。

（4）在发病2～3周时注意小便变化，如尿色转浓或如洗肉水样，尿量减少，面目浮肿，应警惕并发肾炎，及早就医。

（5）保持患儿口腔清洁，可用温盐水漱口。

（6）对患儿的分泌物及其用品进行彻底消毒处理。

（7）病愈后1个月内，定期到医院检查化验，及时发现并发症。

（四）预防

（1）对于已经确诊患者，要进行隔离观察。

（2）疾病流行期间，避免到公共场所活动。

（3）对于接触者及疑似患者，要严密观察，多次进行咽拭子培养，并进行隔离治疗。

七、流行性腮腺炎

（一）流行特点

流行性腮腺炎是由腮腺炎病毒引起的急性呼吸道传染病。主要通过飞沫传播，也可通过接触被病毒污染的物品而传染。人群普遍易感，好发于儿童和青少年，尤以2岁以上儿童多见，易在托幼机构流行。四季均可发病，以冬末春初多见。患病后可获终身免疫。

（二）症状

本病以腮腺的非化脓性肿胀疼痛为突出症状。起病急，初起可有发热、畏寒、头痛、食欲不振等感冒样症状。数小时后腮腺肿大，有轻度压痛。张口或咀嚼时感到腮腺部位胀痛，尤以吃硬的或酸的食物时疼痛加剧。一般先一侧腮腺肿大，1～2天后对侧也可肿大，经4～5天消肿。腮腺肿胀最具特征性，一般以耳垂为中心，向前、后、下发展，状如梨形而具坚韧感，边缘不清（见图4-7）。整个病程10～14天。

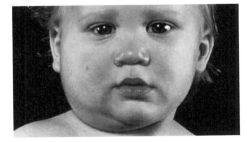

图4-7　腮腺炎

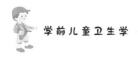

（三）护理

（1）食后漱口，保持口腔清洁。饮食以流质、软食为宜，避免吃酸、辣的食物。

（2）降温，保证休息，防止过度疲劳。

（3）密切观察病情，防止并发症。

（4）病人隔离至腮腺完全消肿后一周。

（5）密切接触者可服板蓝根颗粒或大青叶合剂预防。

（四）预防

（1）按照国家免疫程序进行接种。儿童在18～24月龄时，要按要求注射麻疹腮腺炎风疹联合减毒活疫苗，亦可采用喷鼻或气雾方法。

（2）易感青少年可以遵医嘱注射腮腺炎高价免疫球蛋白，同时注意个人卫生，保持口腔清洁，积极预防。

（3）均衡饮食，纠正偏食等不良习惯，多吃新鲜蔬菜和水果，加强营养。少吃刺激性食物。

（4）房间保持空气流通，环境清洁。

（5）疾病高发期，避免去环境不洁、人群拥挤的地方，同时注意保暖。

八、流行性乙型脑炎

（一）流行特点

流行性乙型脑炎简称乙脑，是由乙脑病毒引起的以脑实质炎症为主要病变的急性中枢神经系统传染病，通过蚊虫传播，多发生于儿童，流行于夏、秋季。乙脑为人畜共患的自然疫源性疾病，人和许多动物（如猪、马、牛、羊、鸡、鸭等）都可成为本病的传染源，其中以猪的感染率最高，为本病主要传染源。蚊虫叮咬猪血时则带上乙脑病毒，再叮咬健康人时，就把乙脑病毒注入人体。人群普遍易感，10岁以下儿童发病率最高。

（二）症状

典型表现可分为以下四期。

（1）初期：为病初1～3天，起病急，体温1～2天可升至39～40℃，伴有头痛、恶心、喷射性呕吐、嗜睡等。此期易误认为上呼吸道感染。少数患者可出现神志淡漠和颈项强直及抽搐的症状。

（2）极期：病程的第4～14天，除初期症状加重外，突出表现为脑实质受损的症状。主要表现有高热、意识障碍、惊厥或抽搐、呼吸衰竭、其他神经系统症状和体征，少见循环衰竭症状。

（3）恢复期：患者体温逐渐下降，神经系统症状和体征日趋好转，一般患者2周左右可完全恢复，但重型者需1～6个月才能逐渐恢复。此阶段可表现有持续性低热、多汗、失眠、痴呆、失语、流涎、吞咽困难以及癫痫样发作等。经积极治疗大多数患者能恢复，如超过半年上述症状仍未恢复，称为后遗症。

（4）后遗症期：5%～20%的重型乙脑患者留有后遗症，主要有失语、肢体瘫痪、意识障碍、痴呆等。经积极治疗可有不同程度的恢复。癫痫后遗症有时可持续终身。

（三）护理

（1）养成良好的睡眠习惯，适当运动，提高机体免疫力。

（2）保持呼吸道通畅，保持皮肤、口腔清洁，勤翻身拍背。

（3）注意饮食和营养，供应足够水分。高热、昏迷、惊厥患者，应补足量液体。并注意补充B族维生素、维生素C。

（四）预防

（1）10岁以下儿童及从非流行区进入流行区需进行疫苗预防接种。

（2）防蚊灭蚊，避免蚊虫滋生及蚊虫叮咬，切断传播途径。

（3）早发现、早隔离患者，至体温正常。

九、流行性脑脊髓膜炎

（一）流行特点

流行性脑脊髓膜炎简称流脑，是由细菌引起的呼吸道传染病。病菌存在于病人的鼻咽部，主要经飞沫传播。致病菌由鼻咽部侵入血液循环，最后局限于脑膜和脊髓膜，形成化脓性脑脊髓膜病变。多发于冬、春季，室内通风不良，人体呼吸道抵抗力下降，容易造成流脑的流行，3、4月为高发期。常发病于老人和孩子。

（二）症状

普通型：先有上呼吸道感染症状但不很明显，突然发热、头痛、呕吐，常呈喷射状吐，嗜睡或惊厥，婴幼儿常表现烦躁嗜睡交替出现、双目凝视、尖声哭叫、拒奶、易惊等。发病后几小时，皮肤上可出现出血性皮疹。用手指压迫后红色不退，是出血性皮疹的特点。颈部检查有抵抗感（让病人仰卧，检查者托住病人的头，向胸前屈曲。检查者可感到病人的颈部发硬，很难使病人的下巴贴到前胸）。

休克型：在流行季节突然发热、头痛、面色发灰、四肢发凉，皮肤上有大量瘀点常常融合成片，重者血压下降，神志不清。

脑膜脑炎型：高热，剧烈头痛，烦躁不安，明显嗜睡，重者抽搐，昏迷。

冬、春季节，如果发现有不明原因的发热、头痛、咽喉疼痛等症状，应及时到医院就诊，以便早发现、早治疗。

（三）护理

（1）注意卫生，防止继发感染。

（2）保持生活环境安静、舒适，适当通风，避免外界不良刺激，保持良好心态。

（3）在身体条件允许的情况下进行适量运动，有助于提高身体素质，改善精神面貌。

（4）注意对有偏瘫、癫痫等后遗症患者的护理，可以进行康复训练等提高其生活质量。

（5）病期及恢复期应注意保证充足热量，补充蛋白质及维生素等营养素以满足消耗的需求或促进恢复，恢复期后可逐渐恢复正常饮食。

（四）预防

（1）早期发现病人，早确诊、早报告，就地隔离、治疗。

（2）注意个人和环境卫生，保持室内清洁。

（3）注意保暖，预防感冒，适度体育锻炼，增强抵抗力。

十、病毒性肝炎

（一）流行性特点

病毒性肝炎是由多种肝炎病毒引起的常见传染病，具有传染性强、传播途径复杂、流行面广泛、发病率较高等特点。病毒性肝炎分甲、乙、丙、丁、戊五型，各型之间无交叉免疫，可同时或先后感染、混合感染或重叠感染，使症状加重。肝炎病毒最常见的为甲型和乙型。甲、戊型肝炎主要经粪—口途径传播；乙、丙、丁型肝炎的传播途径主要包括血液传播、母婴传播、性接触传播和密切接触传播。

（二）症状

1. 急性黄疸型肝炎

（1）黄疸前期：多以发热起病，可有恶寒。突出表现是全身乏力、食欲不振、厌油等消化道症状。本期末尿色逐渐加深似浓茶色，检查可见右上腹叩击痛。持续数日至2周，平均1周。

（2）黄疸期：巩膜首先出现黄染，继及皮肤，多于数日至2周达高峰，然后逐渐下降。黄疸多为肝细胞性，有时可短时表现为梗阻性黄疸。检查可见肝肿大、压痛及叩击痛，脾也可轻度肿大。本期持续2～6周。

（3）恢复期：黄疸消退，症状消失，肝功能正常，肿大的肝脏、脾脏逐渐恢复正常。此期约需数周至4个月，平均1月。

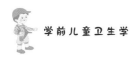

2. 急性无黄疸型肝炎

此型较多见。一般症状较轻,主要症状为乏力、食欲不振、腹胀、肝区疼痛,有的患者可见恶心、呕吐、便溏或低热。体征与急性黄疸性肝炎相似。

部分患者无症状,仅在体检时发现肝功能异常,此为亚临床型感染。

3. 慢性肝炎

慢性肝炎临床上可分为轻、中、重度。

症状和体征及肝功能检查均有明显异常,主要症状为乏力、食欲减退、腹胀、肝区痛等,且有肝病面容,如肝掌、蜘蛛痣、黄疸、肝质较硬、脾肿大等体征,治疗后有的病人可恢复或稳定,有的则不断恶化,发展为肝硬化。

（三）护理

（1）患儿应卧床休息,可根据病情卧床或适当活动,以不疲劳为原则。

（2）进食宜低脂肪、高营养易消化的食物,戒酒,忌辛辣刺激性食物、高脂食物、加工食品、生冷饮食、高铜食物,多吃清淡可口的食物和新鲜蔬菜水果。

（3）做好消毒隔离,病毒性肝炎患者需避免与他人共用餐具、洗漱用品等,以免传染他人。

（4）注意观察患者有无神志、行为、性格改变等肝昏迷前驱症状,若出现异常及时送医。

（四）预防

（1）接种甲肝、乙肝疫苗,保护易感者。

（2）注意个人卫生、饮食卫生,培养良好的个人卫生习惯。防止"病从口入",切断传播途径。

（3）托幼机构的工作人员应定期体检,乙肝病毒携带者不得直接接触婴幼儿。

（4）避免母婴传播。

十一、细菌性痢疾

（一）流行特点

细菌性痢疾是由痢疾杆菌引起的肠道传染病。痢疾杆菌随患者或带菌者的粪便排出,通过污染手、食品、水源或生活接触,或苍蝇蟑螂等间接方式传播,最终均经口入消化道使易感者受感染。人群对痢疾杆菌普遍易感,常年散发,夏秋多见,儿童和青壮年高发。

（二）症状

起病较急,典型特征是发热、腹痛、腹泻、里急后重、脓血便。腹泻一日 10 余次或更多,但量不多。婴幼儿常不发热或低热。腹痛较轻,腹泻一日 3～5 次。粪便呈水样或稀糊状,含少量黏液,但无脓血。食欲减退,并有恶心、呕吐。

少数急性中毒性菌痢病情发展较快,体温可达 40℃以上,很快抽风、昏迷。

（三）护理

（1）注意饮食卫生及个人卫生,饭前便后及时洗手,养成良好的卫生习惯,尤其应注意饮食和饮水的卫生情况。

（2）每次便后进行肛周皮肤护理:便后用温水洗抹,必要时涂植物油,便纸要清洁、柔软。

（3）饮食宜给予易消化、富营养、少刺激的膳食,以流质或半流质为主,忌食多渣、油腻或有刺激性的食物。病情好转后逐步恢复普通饮食并加强营养。

（4）对患儿排泄物进行彻底消毒。

（四）预防

采取以切断传播途径为主的综合预防措施,同时注意传染源的管理与易感人群的保护。

（1）早发现患者和带菌者,早隔离、早治疗。

（2）学校、家庭等发现菌痢患者,应及时进行有效隔离和彻底治疗。对患者的粪便等排泄物进行严格消毒,对其居住、工作、活动频繁的场所应进行消毒。

（3）对从事饮食业以及保育工作的人员定期检查,感染者应立即隔离并给予彻底治疗。慢性菌痢患者和带菌者不得从事上述行业的工作。

（4）注意个人卫生及饮食卫生，饭前便后及时洗手，不吃变质食物，生吃瓜果要洗净，少吃快餐和外卖食物，不喝生水，养成良好的卫生习惯。

（5）加强环境卫生，积极消灭苍蝇、蟑螂，食物要防止被昆虫污染。

（6）积极参加体育活动，增强个人抵抗力。

（7）口服活菌苗可使人体获得免疫力，免疫期可维持 6～12 个月。

十二、重症急性呼吸综合征

（一）流行特点

重症急性呼吸综合征别名传染性非典型肺炎，由冠状病毒（SARS－CoV）引起的急性呼吸道传染病，重症急性呼吸综合征患者为本病明确的传染源。主要的传播方式为近距离飞沫传播或接触患者呼吸道分泌物传播。人群普遍易感，危害大。

（二）症状

潜伏期 1～16 天，常见为 3～5 天。起病急，传染性强，以发热为首发症状，可有畏寒，体温常超过 38℃，不规则热或弛张热、稽留热等，热程多为 1～2 周；伴有头痛、肌肉酸痛、乏力和腹泻。起病 3～7 天后出现干咳、少痰，偶有血丝痰，肺部体征不明显。病情于 10～14 天达到高峰，发热、乏力等感染中毒症状加重，并出现频繁咳嗽，气促和呼吸困难，略有活动则气喘、心悸，被迫卧床休息。这个时期易发生呼吸道的继发感染。病程进入 2～3 周后，发热渐退，其他症状与体征减轻乃至消失。

（三）护理

（1）保持乐观稳定的心态。

（2）注意保暖，避免疲劳，保证充足睡眠。

（3）不随地吐痰，避免在人前打喷嚏、咳嗽、清洁鼻腔，且事后应洗手。

（4）确保住所或活动场所通风；勤洗手；避免去人多或相对密闭的地方，应注意戴口罩。

（5）食物选择多样化，日常饮食应以清淡为主。有轻度的呼吸道症状时，可选择半流质饮食且少吃多餐，应避免高纤维化或有刺激性的食物，可适当选择具有清热、止咳和化痰作用的水果，多食增强免疫功能的食物。

（四）预防

（1）保持良好个人卫生习惯，不随地吐痰，避免在人前打喷嚏、咳嗽，勤洗手。

（2）避免去人多或相对密闭的地方。有咳嗽、咽痛等呼吸道症状或需外出时，应戴口罩，避免与患者近距离接触。

（3）保持乐观稳定的心态，均衡饮食，多喝汤饮水，注意保暖，保持足够的睡眠以及适量运动，避免疲劳等。

十三、新型冠状病毒肺炎

（一）流行性特点

新型冠状病毒肺炎是由 2019－nCov 冠状病毒引起，世界卫生组织将 2019－nCov 感染导致的疾病命名为 COVID－19，其中多数感染可以导致肺炎，就称之为新型冠状病毒肺炎／新冠肺炎。因为人群缺少对新型病毒株的免疫力，所以人群普遍易感，老年人及有基础疾病者感染后病情较重。经呼吸道飞沫传播是主要的传播途径，可通过接触传播，存在气溶胶传播的可能性。

（二）症状

新型冠状病毒肺炎潜伏期为 1～14 天，多为 3～7 天。以发热、乏力、干咳等为主要表现，少数患者伴有鼻塞、流涕、腹泻等上呼吸道和消化道症状。可伴有肺炎，但早期肺炎可能不发热，仅有畏寒和呼吸道感染症状，但 CT 会显示有肺炎现象。

重症病例多在 1 周后出现呼吸困难和（或）低氧血症，严重者快速进展为急性呼吸窘迫综合征、感染性休克、难以纠正的代谢性酸中毒和出凝血功能障碍。

值得注意的是重症、危重症患者病程中可为中低热，甚至无明显发热。

轻症患者仅表现为低热、轻微乏力等，无肺炎表现，多在1周后恢复。少数感染者无明显临床症状、仅检测阳性。从目前收治的病例情况看，多数患者预后良好，儿童病例相对较轻，少数患者病情危重。死亡病例多见于老年人和慢性基础疾病者。

（三）护理

（1）新型冠状病毒肺炎密切接触者需集中医学隔离14天。

（2）卧床休息，避免劳累，充足睡眠，每天保证睡眠时间不少于7小时。

（3）房间经常进行通风换气。

（4）注意个人卫生，用含酒精的洗手液或者肥皂洗手。用品进行消毒。

（5）可根据身体情况，适度活动、锻炼。

（6）每天摄入高蛋白类食物、新鲜蔬菜和水果，不要偏食，荤素搭配，在平时的基础上加量。适量多饮水，饮食不足、老人及慢性消耗性基础疾病患者，建议增加商业化肠内营养剂，每天额外补充不少于500 kcal。

（7）佩戴口罩；打喷嚏、咳嗽时，用纸巾等捂住口鼻，避免传染他人。

（四）预防

（1）避免去疫情高发区。

（2）避免去人流密集的场所。避免到封闭、空气不流通的公共场所和人多聚集的地方，尤其是儿童、老年人和免疫力低下的人群。外出佩戴口罩。

（3）加强开窗通风。居家每天都要开窗通风一段时间。加强空气流通，可有效预防呼吸道传染病。

（4）注意个人卫生。勤洗手，用肥皂和流动水或者免洗洗手液洗手。打喷嚏或咳嗽的时候注意用纸巾或胳膊肘捂住口鼻，不要直接用双手捂住口鼻。

（5）及时观察就医。如果出现发热，体温高于37.3℃（尤其是高热不退）、咳嗽、气促等呼吸道感染症状，应及时佩戴口罩并及时就医。

第四节　学前儿童常见病及其预防

3～6、7岁的学前儿童生长发育速度有所减慢，每年体重约增加2 kg，身高约增加5 cm，但智能发育更趋完善，好奇多问模仿性强。由于该时期的儿童具有较大的可塑性，因此，此阶段是培养学前儿童良好道德品质和生活习惯的最佳时期。学前儿童防病能力有所增强，但因接触面广，仍可受到各种病原微生物的侵袭而引发各种疾病。本节主要从疾病的致病原因、发病时的症状表现及其相关预防知识几个方面介绍儿童时期常见病，让我们能更好地预防疾病、早期发现疾病及病期治疗和护理患儿，从而将疾病对学前儿童的危害降至最低。

一、呼吸系统疾病

（一）急性扁桃体炎

急性扁桃体炎是咽部扁桃体发生急性炎症的一种疾病，为儿童时期常见病。

1. 病因

常见为细菌和病毒混合感染。在人体因各种原因引起机体抵抗力下降时，隐藏在扁桃体内及其周围的病毒和细菌便会大量繁殖，引发扁桃体炎。此病因学前儿童免疫功能差而较常见。

2. 症状

急性扁桃体炎发病较急，高热，体温可达39～40℃。有些患儿高热可引发惊厥，可伴有寒战、全身乏力、头痛、咽痛及全身痛、食欲不振甚至吞咽困难等症状。检查可见两侧扁桃体充血，不同程度肿大（见图4-8），表面附有淡黄色或白色脓点，颌下淋巴结肿大。

本病若反复发作，易转为慢性，当机体受凉、疲劳、抵抗力下降时易发作，儿童发病率较高。患儿

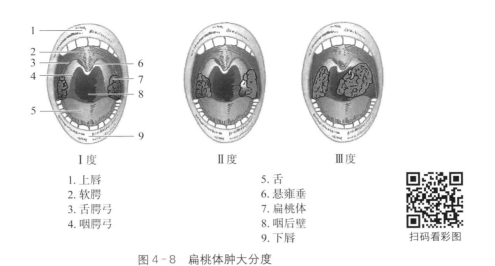

Ⅰ度　　　　　　　Ⅱ度　　　　　　　Ⅲ度

1. 上唇
2. 软腭
3. 舌腭弓
4. 咽腭弓

5. 舌
6. 悬雍垂
7. 扁桃体
8. 咽后壁
9. 下唇

扫码看彩图

图4-8　扁桃体肿大分度

主要表现为咽部不适,有轻度梗阻或异物感,咽部疼痛不明显。偶尔有低热及食欲不佳等症状。患病时间较长者可出现扁桃体肥大,造成呼吸困难,尤其是睡眠时,因舌头松弛后倒,致使鼾声如雷,会长期慢性缺氧而影响生长发育和智力发育。检查时可见咽部和扁桃体潮红,扁桃体大小不等,表面不平,有黄色分泌物。

3. 预防

（1）保持儿童良好的周围环境,室内每日开窗通风。

（2）加强体格锻炼,早晨坚持冷水洗脸,增强儿童机体抵抗力。

（3）加强营养,根据儿童的需要合理安排饮食并适合儿童的消化能力,提醒儿童多喝水。

（4）冬、春季节交替及气温突变时,根据气温变化随时提醒儿童增减衣物,减少儿童户外活动,避免去人群聚集的公共场所。

（5）培养儿童良好的个人卫生习惯,避免与上呼吸道感染患者接触,勤洗手。

4. 护理

（1）密切观察患儿病情变化,注意精神状态变化。

（2）患儿应卧床休息,多喝水。

（3）提供富于营养易消化的流质、半流质饮食。

（4）饭前、饭后以温淡盐水漱口。

（5）患儿病情恶化或精神状态较差者,及时到医院就诊。

（6）慢性扁桃体炎,可采取综合治疗措施,主要包括增强机体抵抗力和免疫力,若经常发作,必要时可进行手术摘除扁桃体,但必须严格掌握手术适应症和禁忌症。

（二）上呼吸道感染

上呼吸道感染简称"上感",俗称"感冒",是学前儿童最常见的疾病之一,主要侵犯鼻、鼻咽和咽部。一年四季均可发生,以冬、春季节交替及气候骤变时多见。

1. 病因

各种病毒和细菌均可引起本病,以病毒感染常见。病毒感染后常可继发细菌感染,病情较重。学前儿童的上呼吸道的解剖特点和免疫特点决定极易患本病。此外,各种可导致全身或呼吸道局部防御力降低,如患有先天性心脏病、慢性腹泻、营养不良、维生素D缺乏性佝偻病、免疫功能低下的婴幼儿及气候突变、护理不当、不良环境等诱发因素,致使原先存在于上呼吸道或外界侵入的病毒和细菌可迅速繁殖,易引起反复感染或病后长时间不愈。

2. 症状

本病因其年龄、病原体和机体抵抗力不同,症状表现可轻重不一。

年长儿症状较轻,以局部症状为主,主要表现为鼻塞、打喷嚏、流涕、流泪、咽部不适、疼痛、咽痒、

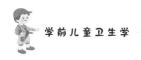

咳嗽、乏力等,严重者可有音哑。多于3~4天自然痊愈。

年龄较小的婴幼儿局部症状不明显而全身症状较重,主要表现为起病急骤、突发高热、咳嗽、头痛、畏寒等症状;可伴有食欲差、呕吐、腹泻等消化道不适症状。患儿可见精神不振或烦躁不安,甚至因高热而引发惊厥,可因鼻塞而出现张口呼吸。部分患儿在发病早期可出现阵发性脐周疼痛,与发热导致的阵发性肠痉挛或肠系膜淋巴结炎有关。病程一般为3~5天,若体温持续不退、咳嗽等病情加重时,须及时就医,应考虑可能因感染侵袭其他部位所致。

检查可见咽部充血,扁桃体不同程度肿大;有时可见颌下和颈部淋巴结肿大且有压痛;肺部听诊一般正常;此外,肠病毒感染者可见不同形态的皮疹。

3. 预防

本病重在预防,预防措施同扁桃体炎。

4. 护理

(1)密切观察患儿病情和精神状态,若出现恶化及时到正规医院就诊。

(2)儿童应注意休息,保持良好的周围环境,多开窗通风。

(3)多喝水,补充大量维生素。饮食富于营养易消化,以流质、半流质为主,饭前、饭后以温淡盐水漱口。

(4)高热可用冷敷或酒精擦浴降温,降温后应及时就医,以防温度再次上升。

(5)若病情得不到缓解应及时到医院就诊,不得随意服用抗生素等药物治疗。

(三)肺炎

肺炎是由不同病原体或其他因素所引起的肺部炎症,是儿童常见病之一,也是我国儿童死亡的第一原因,因此,加强对本病的防治十分重要。

1. 病因

病毒或细菌均可引起发病,可为原发,也可继发于上呼吸道感染、支气管炎及麻疹等急性传染病之后。

2. 症状

轻症仅以呼吸系统症状为主,一般起病较急,常见鼻塞、打喷嚏、发热、咳嗽、气喘等症状。重者可见呼吸困难、鼻翼煽动、口唇青紫、面色发灰、烦躁不安、精神极差。发热时体温可达39~40℃,部分患儿可有呕吐、腹泻等消化道症状。

重症除呼吸系统症状外,还可累及循环系统、神经系统和消化系统等,出现相应的表现,如循环系统可见心肌炎和心力衰竭等;神经系统可见烦躁、嗜睡、脑水肿等;消化系统轻者可见食欲不佳、吐泻、腹胀等;重者可见中毒性肠麻痹、消化道出血等症状。

3. 预防

(1)经常开窗通风,保持室内空气新鲜。

(2)日照要充足,室内保持适当的温度(18~22℃)和湿度(60%)。

(3)穿衣、盖被不宜过厚,以防过热加重气喘,注意保暖,防止受凉。

(4)饮食宜清淡、易于消化。

4. 护理

肺炎是一种较为严重的疾病,发现后要及时送往正规医院进行规范治疗。

(1)严格遵守医生的医嘱给儿童服用药物,不随意自行给儿童口服药物治疗。

(2)供给营养充足且易于消化的饮食。

(3)勤拍背、保证液体摄入量,有利于痰液排出。

(4)经常变换体位,防止痰液积聚,减少肺部淤血。

二、消化系统疾病

(一)急性腹泻

急性腹泻是婴幼儿期最常见的疾病之一,是一组由多病原体、多因素引起的以大便次数增多和大便性状改变为特点的一类疾病,发病年龄多在 2 岁以下,是造成儿童营养不良、生长发育障碍和死亡的主要原因之一。

1. 病因

(1)感染性因素:可由病毒、细菌、真菌或寄生虫等感染引起,其中以病毒和细菌多见。病原体多随食物进入消化道而感染,也可通过污染的用具、手或玩具以及与带菌者密切接触而感染。

(2)非感染性因素:喂养不当是引起轻型腹泻最常见的原因。例如,饮食量不当、喂养不定时、食物成分不适宜,或突然改变食物性质以及骤然断奶等,均可引起消化道功能紊乱而发生腹泻;气候突然变化、腹部受凉使肠蠕动增加,天气过热使消化液分泌减少或因口渴饮水过多,增加消化系统负担,稀释消化液;或贪吃冷饮冷食,均可能诱发腹泻;个别婴儿对牛奶或其他食物成分过敏,喂食后也可发生腹泻等。

2. 症状

饮食不当和受凉引起的症状较轻,感染引起的症状相对较重,并伴有其他症状。

(1)轻型:起病可急可缓,以胃肠道症状为主,大便次数每日多在 10 次以下,呈稀糊状或蛋花汤样,有酸臭味,有时含少量黏液和泡沫;可伴有食欲不振,偶有溢乳或呕吐;一般无明显的脱水及全身中毒症状,精神较好,多在数日内痊愈。

(2)重型:多起病急,也可由轻型发展、加重、转变而来。胃肠道症状重,主要表现为食欲低下,常有呕吐,重者可吐咖啡色液体;腹泻频繁,大便次数每日 10 次以上,大便多为黄色水样或蛋花样便,含有少量黏液,部分患儿还可见少量血便。患者还有不同程度的脱水和电解质及酸碱平衡紊乱症状,如尿量减少或无尿,眼窝凹陷,口唇及皮肤干燥,代谢性酸中毒、低血钾症状,精神萎靡,更重者甚至会危及生命。

3. 预防

(1)合理喂养,提倡母乳喂养,尽量避免夏季断奶,及时、逐步添加辅食;人工喂养者应根据具体情况选择合适的代乳品。

(2)注意气候变化的护理,避免过热或受凉,及时提醒或给儿童根据天气变化增减衣物,做好居室开窗通风。

(3)做好食物和餐具的消毒,餐具洗净消毒后使用,存放在密闭容器内,防止苍蝇、蟑螂的叮、爬。

(4)培养儿童良好的个人卫生习惯,如食前便后用肥皂洗手,注意饮水卫生,不喝生水,生吃瓜果要洗净等。

4. 护理

(1)感染性腹泻易在托幼机构引发流行,发病后应做好消毒隔离,防止疾病传播。

(2)腹泻时进食和吸收减少,而营养需要量增加,要根据生理状况、个体消化吸收功能和平时饮食习惯进行合理的饮食调整。

(3)若发现患儿出现脱水症状,无论程度轻重,均应立即送往医院治疗。

(4)切忌让腹泻的患儿挨饿。母乳喂养的婴儿继续母乳喂养,已添加辅食者,暂停辅食,可根据病情恢复情况,逐步恢复辅食,确定食物的种类和数量,但烹调宜软、碎、烂,根据患儿食欲调整,可少食多餐,注意及时适量补充水分。

(二)厌食症

厌食症是指较长期以食欲减退或消失、食量减少为主要症状的一种儿童常见病。严重者可造成不同程度的营养不良及多种维生素与微量元素缺乏,影响儿童生长发育,造成儿童"面黄肌瘦、个子矮小",是当今全社会十分关注的问题。

1. 病因

(1)大多数厌食症与不良饮食习惯有关,这是当前最突出的原因,城市尤为明显。主要由于家庭经济越来越好,市场上儿童食品供应增多,家长缺乏科学喂养知识,加之对孩子娇生惯养,乱吃零食,过食冷饮,乱给"营养食品",一些高蛋白、高糖食品(如巧克力等),反使食欲下降。

(2)内分泌素不足及微量元素缺乏,某些内分泌素如甲状腺功能低下、肾上腺皮质激素相对不足

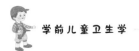

可表现厌食,锌缺乏也可表现出厌食症状。

（3）全身感染性疾病如消化道感染,气候因素如炎热的夏天,精神因素如儿童受到惊吓、亲人突然离开、生活环境的改变等都可能引起厌食症的发生。

2. 预防

（1）大力宣传科学育儿知识,做到合理喂养。4 个月以内的婴儿最好采用纯母乳喂养,因各种客观条件不能母乳喂养者,应选择合适的代乳品,及时按顺序、合理、逐步地添加辅食,不可操之过急。

（2）从小培养婴幼儿良好的饮食卫生习惯,定时、定量进食,饭前不吃零食(包括饮料),以免血糖升高影响食欲。儿童饮食以主副食为主,不乱加额外的"营养食品"。吃水果的正确时间是饭前 1 小时和饭后 2 小时左右,睡醒午觉可以集中吃些糕点和糖果。提供给儿童的食物要注重合理搭配营养的同时,经常变换花样,让儿童保持轻松愉快的进食情绪。若儿童因各种原因偶尔出现几次进食不好,也不能因着急而威胁、恐吓、乞求儿童进食。一餐不吃,不必过分担忧,也不能随便用零食补充,下餐饿了自然会吃。

（3）积极治疗原发病,及时纠正微量元素缺乏,必要时可口服助消化剂,对增进食欲有一定作用。

三、营养性疾病

（一）蛋白质-能量营养不良

蛋白质-能量营养不良是由于缺乏能量和(或)蛋白质所致的一种营养缺乏症,是目前发展中国家较为严重的一种营养缺乏病,在经济落后卫生条件差的地区尤为多见,是危害儿童健康导致儿童死亡的主要原因。据世界粮农组织报道,全世界 70% 的人口存在不同程度的饥饿问题,约有 4 亿儿童患有某种程度的蛋白质-能量营养不良症。常见三种类型:能量供应不足为主的消瘦型;以蛋白质供应不足为主的浮肿型;介于两者之间的消瘦-浮肿型。

1. 病因

（1）摄入不足与喂养不当。儿童处于生长发育阶段,对营养素尤其是蛋白质的需求量相对较多,喂养不当是导致营养不良的重要原因。例如母乳不足而未及时添加富含蛋白质的食品、奶粉配置过稀,突然停奶而未及时添加辅食,长期以淀粉类食物喂养等。较大儿童的营养不良多为婴儿期营养不良的继续,或因不良的饮食习惯,如偏食挑食、吃零食过多不吃早餐等引起。

（2）消化吸收不良。消化吸收障碍如消化系统解剖功能上的异常(唇腭裂、幽门梗阻等)、迁延性腹泻、过敏性肠炎、肠吸收不良综合征等,均可因影响食物的消化和吸收而引起蛋白质—能量营养不良。

（3）需要量增加。急慢性传染病的恢复期、生长发育快速阶段等均可因需要量增加而造成营养相对缺乏。糖尿病、大量蛋白尿、发热性疟疾、甲状腺功能亢进、恶性肿瘤等均可使营养素的消耗量增多而导致营养不足。

2. 症状

体重不增是营养不良的早期表现。伴随营养失调加重,体重逐渐下降,患儿表现为消瘦、皮下脂肪逐渐减少以致消失、皮肤干燥苍白、皮肤逐渐失去弹性、额部出现皱纹、肌张力逐渐降低、肌肉松弛等。皮下脂肪消耗的顺序依次是腹部、躯干、臀部、四肢、最后为面颊。皮下脂肪厚度常作为判断营养不良程度的重要指标之一。常见并发症有营养不良性贫血、锌缺乏、维生素缺乏性营养不良(尤以维生素 A 和维生素 D 缺乏最为常见),且由于免疫功能低下易患各种感染等。

3. 预防

营养不良对儿童健康的影响,取决于营养不良发生的年龄、持续时间及程度,以发病年龄最为重要。

（1）合理喂养,大力提倡母乳喂养,对母乳不足或不以母乳喂养者应采用混合喂养或人工喂养并及时添加辅食,纠正偏食、挑食、吃零食的不良习惯。

（2）平衡膳食,儿童早餐要吃饱,午餐应保证供给充足的能量和蛋白质。

（3）合理安排生活作息制度,坚持户外运动,保证充足睡眠,纠正不良的卫生习惯。

（4）预防传染病和先天畸形，按时进行预防接种，对患有唇腭裂及幽门狭窄者、先天畸形者应及时手术治疗。

（5）科学对待儿童体检，并定期为儿童体检，发现体重增长缓慢或不增，应尽快查明原因，及时予以纠正。

（二）维生素 A 缺乏

维生素 A 缺乏的临床表现，除了皮肤黏膜改变（如毛囊角化、角膜软化等）外，还可影响视网膜上视紫红质更新，从而引起夜盲症，并且在皮肤和视网膜显现之前出现免疫功能损伤，导致易感染上升，这种"亚临床状态维生素 A 缺乏"现象日益引起人们的重视。

1. 病因

（1）先天储备不足：由于维生素 A 和类胡萝卜素很难通过胎盘进入胎儿体内，因此新生儿血清和肝脏中的维生素 A 水平明显低于母体，如在出生后不能得到补充，极易出现维生素 A 缺乏病。

（2）摄入不足：长期以米糕、米糊、面糊等谷物或脱脂乳喂养而未及时添加辅食，或病后"忌嘴"及长期素食皆容易发生维生素 A 缺乏。

（3）吸收障碍：慢性消化道疾病，如急性肠炎、迁延性腹泻、慢性痢疾和肝胆系统疾病等，都会影响维生素 A 和胡萝卜素的消化、吸收和储存；长期服用石蜡油通便也可影响维生素 A 的吸收。

（4）需要增加：生长发育迅速的早产儿，各种急、慢性传染病，长期发热和肿瘤等均可使机体对维生素 A 的需要量增多，导致相对缺乏。

（5）代谢障碍：缺乏蛋白质和锌可影响维生素 A 的转运和利用；甲状腺功能低下和糖尿病时，β-胡萝卜素转变成维生素 A 障碍，故维生素 A 缺乏但血中胡萝卜素增多，皮肤黄染但眼结膜不显黄色。

2. 症状

（1）眼部表现：眼部症状和体征是维生素 A 缺乏病的早期表现。①维生素 A 又名视黄醇，是构成视觉细胞中感受弱光的视紫红质的组成成分，与暗视觉有关，若维生素 A 充足则视紫红质的再生迅速而完全，故暗适应恢复时间短；若维生素 A 不足则视紫红质再生慢而不完全，故暗适应恢复时间延长，严重时可产生夜盲症。夜盲或暗中视物不清为婴幼儿维生素 A 缺乏最早出现的症状，由于婴幼儿不会表达，常不被重视。②维生素 A 对上皮细胞的细胞膜有稳定作用，维持上皮细胞的形态完整和功能健全，维生素 A 缺乏初期，上皮组织干燥形成过度角化变性和腺体分泌减少，这种变化累积全身上皮组织，最早受影响的是结膜和角膜，出现干眼症的表现，眼结膜角膜干燥、失去光泽、自觉痒感、泪少；继而角膜发生干燥、混浊、软化、自觉畏光、眼痛、常用手揉搓眼部导致感染，严重时可导致角膜穿孔、虹膜脱落以致失明。

（2）皮肤表现：皮肤症状多见于年长儿，初起干燥、脱屑，以后角化增生，角化物充塞于毛囊并突出于皮面，状似"鸡皮"，摸之有粗糙感，首先见于上、下肢伸侧，以后累及其他部位；毛发干枯，易脱落，指（趾）甲脆薄多纹，易折断。

（3）其他生长发育障碍：患儿体格和智能发育轻度落后，有营养不良、贫血和其他维生素缺乏症，牙釉质发育不良，常伴呼吸道、消化道及泌尿道感染。

3. 预防

（1）提倡母乳喂养，鼓励多食富含维生素 A 和胡萝卜素的食物。

（2）患有慢性消化紊乱及消耗性疾病的儿童，应尽早补充维生素 A。

（3）孕妇和乳母尤其应多食上述食物，以保证新生儿和乳儿有充足维生素 A 的摄入。母乳喂养优于人工喂养，人工喂养婴儿应尽量选择维生素 A 强化乳方。

（三）维生素 D 缺乏性佝偻病

维生素 D 缺乏性佝偻病简称佝偻病，是由于儿童体内维生素 D 不足使钙、磷代谢失常的一种以骨骼钙化不良为特征的、全身慢性营养性疾病。骨软化症为其典型表现。婴幼儿特别是小婴儿是高危人群。

1. 病因

（1）先天储备不足：母亲妊娠期，特别是妊娠后期维生素 D 营养不足，如母亲严重营养不良、肝

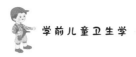

肾疾病、慢性腹泻、婴儿早产与双胎均可使婴儿体内维生素D储备不足。

（2）日光照射不足：缺乏日晒是发生佝偻病最主要的原因。人体皮肤内的7-脱氢胆固醇经紫外线照射后可以转变为维生素D。日光中的紫外线不能穿透普通玻璃，若婴幼儿户外活动少，即可导致内源性维生素D生成不足；且紫外线还易被尘埃、烟雾、衣服所遮挡，尤其在冬、春季紫外线弱，又因冬季寒冷户外活动较少，故易造成维生素D缺乏。

（3）摄入不足：天然食物维生素D含量较少，且所有乳类含维生素D量均比较少，不能满足人体所需。若婴儿户外活动少，又不及时补充维生素D，就易患佝偻病。

（4）生长速度快：婴儿生长速度快，维生素D需要量大。特别是早产儿和多胎儿体内维生素D储存量不足，出生后生长迅速，更易缺乏维生素D，若不及时供给则易发病，且发病早而较重。

（5）疾病：胃肠道疾病、肝胆疾病、寄生虫病等都会影响维生素D的吸收；严重的肝、肾损害可导致维生素D生成量不足而引起佝偻病。

（6）药物影响：长期服用抗惊厥药物可使体内维生素D不足，如苯巴比妥等会使维生素D加速分解，影响其生理功能发挥；糖皮质激素会对抗维生素D对钙的转运作用。

2. 症状

本病多见于3个月～2岁婴幼儿，主要表现为生长最快部位的骨骼改变，并可影响肌肉发育及神经兴奋性的改变。

（1）初期表现：多见于6个月以内特别是3个月以内的小婴儿，主要表现为神经精神症状，易激怒、烦躁、睡眠不安、夜惊、多汗（与室温、季节无关）。由于出汗后汗液刺激头皮发痒而在枕头上摩擦，出现枕部秃发。

（2）典型表现：除初期症状外，患儿主要表现为骨骼改变和运动机能发育迟缓。头部可见囟门加大，颅缝加宽，囟门闭合延迟。用手指在3～6个月患儿的枕骨及顶骨部位按压，颅骨内陷，松手弹回，称乒乓球征。8～9个月以上的患儿多见"方颅"。胸部畸形在患儿6个月后逐渐明显。两侧肋骨与肋软骨交界处膨大如珠子，称肋串珠。胸骨中部向前突出形似"鸡胸"，或下陷成"漏斗胸"，胸廓下缘向外翻起为"肋缘外翻"；脊柱后突、侧突；由于骨质软化和肌肉关节韧带松弛，会站会走的儿童两腿会形成向内或向外弯曲畸形，即"O"型或"X"型腿。因腹部肌肉软弱而使腹部膨大，平卧时呈"蛙状腹"，因四肢肌肉无力学会坐、站、走的年龄都较晚，因两腿无力容易摔跤。出牙较迟，牙齿不整齐，容易发生龋齿。大脑皮质功能异常，条件反射形成缓慢，患儿表情淡漠，语言发育迟缓，免疫力低下，易并发感染、贫血。后遗症多见于2岁以后的儿童，婴幼儿期重症佝偻病可残留不同程度的骨骼畸形。

3. 预防

预防佝偻病的关键是补充足量的维生素D。

（1）保证孕妇及婴幼儿充足的户外活动，充分接受阳光中的紫外线照射。

（2）孕妇合理膳食，食用富含钙、磷和蛋白质等营养物质的食物；合理喂养婴幼儿，及时添加动物肝脏、蛋黄等辅食。

（3）在阳光紫外线长期不足的地方，若怀疑缺乏维生素D，应及时到医院检查是否缺乏维生素D，如果缺乏应及时按照医生医嘱规范服用维生素D制剂，不可随意增减服药量，以防中毒。

（4）发生维生素D缺乏后，治疗主要在于控制病情、防止骨骼变形。

聚焦国考

婴幼儿应多吃鸡蛋、奶等食物，保证维生素D的摄入，以防止因维生素D缺乏而引起的（　　）。

A．呆小症　　　　B．异食癖　　　　C．佝偻病　　　　D．坏血病

（四）维生素B₁缺乏

维生素B₁缺乏症，又称脚气病，是因缺乏维生素B₁所致，临床上以消化系统、神经系统和心血管系统的症状为主。维生素B₁广泛存在于谷类、豆类、坚果、酵母、猪肉、肝脏中，谷类中的维生素

$B_1$80%存在于外皮和胚芽中,过度碾磨可使之大量丢失。

1. 症状

(1) 消化道症状:食欲不振、呕吐、消化不良,排绿色稀便。

(2) 神经系统症状:初期烦躁不安、夜啼;病情进一步发展则出现反应淡漠、呆滞、眼睑下垂、颈肌和四肢非常柔软,致头颈后仰、手不能抓、吮吸无力、腱反射减低。婴儿常累及喉返神经,出现声音嘶哑、失音;后期出现颅内压增高,昏迷抽搐,可致死亡。年长儿常以多发性周围神经病变较突出,如感觉障碍、肌无力甚至肌肉萎缩。周围神经炎时,表现为知觉过敏、麻木、呈袜套感,症状呈对称性向上蔓延。

(3) 循环系统症状:可出现急性心功能不全的症状,如心动过速,呼吸困难,带有紫绀,婴儿可呈低血压。

(4) 水肿及浆液漏出:常有下肢水肿并逐渐向上蔓延,可伴发心包、胸腔、腹腔积液。

(5) 先天性脚气病:若孕母缺乏维生素 B_1,则新生儿可患先天性脚气病,表现为出生时全身水肿、体温低、吮吸无力、肢体柔软、反复呕吐、嗜睡、哭声无力,给予牛乳或健康人乳后症状可逐渐消逝。

2. 预防

(1) 少吃精白米、精白面,多吃标准面粉或大米,均衡饮食,这对孕母和乳母尤为重要。

(2) 婴儿应注意及时添加辅食。

(3) 食物烹调时不宜加碱。

(4) 鼓励多吃肉类和豆制品,并及时纠正偏食、挑食的不良饮食习惯。

(五) 维生素 C 缺乏

维生素 C 缺乏症又称坏血病,是由于人体长期缺乏维生素 C 所引起的全身性疾病,以成骨障碍和出血倾向为其主要表现。

1. 病因

摄入不足为主要发病原因。母乳喂养的婴儿一般不易得病,若乳母饮食中长期缺乏维生素 C 造成母乳中维生素 C 含量不足也可使婴儿患病。牛乳中的维生素 C 含量只有人乳的 1/4,且煮沸后可能破坏殆尽。维生素 C 主要存在于新鲜水果和绿叶蔬菜中,长时间加热氯碱或铜离子存在等均可造成维生素 C 的破坏。谷物中维生素 C 含量很少,婴儿单纯以谷物制品喂养和未及时添加水果蔬菜的婴幼儿也可造成维生素 C 缺乏。吸收障碍也可造成维生素 C 缺乏,长期消化道功能紊乱,可影响维生素 C 的吸收和利用。需要量增加造成维生素 C 缺乏,在生长发育加速期发热性疾病以及创伤愈合时,维生素 C 需要量增加,若摄入不足便可发生缺乏症。

2. 症状

当婴儿维生素 C 缺乏时,出现免疫力低下、应激能力差、易感染、伤口愈合慢等症状。婴儿出生后体内储存的维生素 C,主要供出生后 3 个月内使用,维生素 C 缺乏多见于 6 个月到 2 岁婴幼儿。起病缓慢,典型症状前先有体重减轻、食欲不振、四肢乏力、烦躁不安,然后出现以下典型症状。

(1) 出血。毛细血管管壁的胶原纤维减少,脆性增加,出现皮肤瘀斑,初起时仅见于毛囊周围及齿龈处;当病情进展时,肌肉内脏黏膜也可出血,有时表现为皮鼻出血、血尿、黑便、关节腔内和颅内出血。

(2) 骨骼。胶原纤维合成障碍使软骨的骨化受阻,但钙盐在软骨基质内继续沉着,以致临时钙化带增厚。骨骺端骨质脆弱,易发生骨膜下出血。干骺脱位、分离或骨骺嵌入,如果病变在膝踝关节附近,则关节肿胀但不发红,两大腿外侧、小腿内弯,患肢呈固定位置、不愿移动或被抱起,呈假性瘫痪;若发生在肋骨和肋软骨交界处,则患处明显突出、边尖、排列如串珠、在凸起的内侧可触及凹陷,与佝偻病的肋串珠不同,后者较圆钝,内侧无凹陷。因肋骨移动时疼痛,故儿童呼吸浅而快速。

(3) 齿龈炎。除齿龈出血肿胀外,可发生齿龈溃疡合并感染,牙齿生长障碍。

3. 预防

正常每天维生素 C 供给量为婴儿 30 mg,幼儿 35~40 mg,年长儿 40~60 mg,早产儿 100 mg。患病时维生素 C 消耗较大,应及时补充。孕妇、乳母应多吃富含维生素 C 的新鲜水果和蔬菜,鼓励母

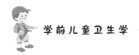

乳喂养,人工喂养儿应及时添加富含维生素C的辅食或维生素C制剂。

资料贴吧

维生素C与坏血病

对于坏血病的历史描述,可以追溯到公元前1550年,它是人类最古老的疾病之一,但是一直到1911年才确定它是因为缺乏营养而产生的。维生素C与坏血病有一段很长的历史渊源。

大约在公元前450年,古希腊的医学之父希波克拉底在其著作中描述了坏血病的综合症状,提到牙床溃烂、牙齿脱落、全身血肿、关节疼痛等。

15~16世纪坏血病曾波及整个欧洲,在荒年及长途航行中使其变得更为严重。18世纪中叶,坏血病更加疯狂地席卷了整个欧洲大陆,英法等国航海业也因而处于瘫痪状态,坏血病长期困扰着缺乏食物的社区、被围困的城市,监狱犯人和劳动营中也普遍存在。然而在15世纪中国明朝的郑和多次率领船队下西洋的事迹记载中,并无发现有大量船员因长期航行而染上坏血病致死,这与当时郑和船队备有蔬菜和水果有关,也可见蔬菜和水果类的物质(后来发现是维生素C)对防治坏血病有很大的帮助。

直到18世纪末英国海军医生詹姆斯·林德(James Lind)在航海船上给病情严重的病人每天吃两个橘子和一个柠檬,6天之后病人病情好转。詹姆斯·林德医生1753年出版了《坏血病大全》(*A Treatise on Scurvy*)一书,他用柠檬汁战胜了坏血病,挽救了成千上万人的生命。然而从柠檬汁中提取这种物质,科学家们却花了100多年的时间。

1928年匈牙利生化学家Szent-Gyorgyi成功的分离出纯粹的维生素C,并因为维生素C和人体内氧化反应的研究,获得1937年的诺贝尔医学奖,他将维生素C命名为抗坏血酸(ascorbic acid)。1933年瑞士化学家Reichstein发明了维生素C的工业生产法,从此维生素C才真正登上了历史舞台。

1959年美国生化学家Burns发现人类和灵长类动物会得坏血病,是因为他们的肝脏中缺乏一种酶,而这种酶是将葡萄糖转化为维生素C的4种必要酶之一,因此人必须从食物中摄取维生素C才能维持健康。

(六)缺铁性贫血

缺铁性贫血是由于机体内铁缺乏使血红蛋白合成减少,导致单位容积内血红蛋白量低于正常,临床上以小细胞低色素性贫血,血清铁蛋白减少和铁剂治疗有效为特点的贫血症。本病婴幼儿发病率最高,严重危害儿童健康,是我国重点防治的儿童常见病之一。

1. 病因

(1)先天储备不足:胎儿从母体内获取的铁主要在胎儿期最后3个月完成,故早产儿、多胎儿、胎儿失血或孕母曾患严重缺铁均可使胎儿储铁减少。

(2)铁的摄入量不足:摄入量不足是缺铁性贫血的主要原因。人乳、牛乳、谷物中含铁量均低,但母乳中的铁吸收率可高达50%~70%,牛羊奶中铁的含量比人乳低且吸收率仅在10%~30%,故母乳喂养的婴儿缺铁性贫血的发生率要低于吃牛羊奶者。另外,未及时添加含铁较多的辅食,是发生缺铁性贫血的另一常见原因。

(3)生长发育因素:婴儿期生长发育较快,5个月和1岁时体重分别为出生时的2倍和3倍,伴随体重增加,血容量也增加较快,1岁时血循环中的血红蛋白增加2倍。正常婴儿从母体获得的铁只够4~6个月的造血需要,如果未及时添加含铁丰富的食物,易导致缺铁。

(4)铁的吸收和利用障碍:食物搭配不合理影响铁的吸收,植物性食物中的铁不易被人体所吸收,长期缺少动物性食品;长期患有慢性疾病(如长期慢性腹泻、肠道寄生虫病、肠道畸形)均可影响铁的吸收。

(5)慢性失血性疾病:如经常牙龈出血、鼻出血等,会使铁随失血而流失。

2. 症状

任何年龄均可发病,6个月～3岁儿童多见。大多起病缓慢,症状表现随病情轻重而有所不同。

一般的表现为皮肤、黏膜逐渐苍白,以唇、口腔黏膜及甲床较为明显。易疲乏、不爱活动,年长儿可诉头晕、眼前发黑、耳鸣等;髓外造血表现肝、脾可轻度肿大,年龄越小、病程越久,贫血越重、肝脾肿大越明显;消化系统症状为食欲减退,有少数异食癖(嗜食泥土、墙皮、煤渣等),可有呕吐、腹泻,可出现口腔炎、舌炎或舌乳头萎缩,重者可出现萎缩性胃炎或吸收不良综合征;神经系统症状表现为烦躁不安或萎靡不振,精神不集中,记忆力减退,智力发育大多低于同龄儿;心血管系统症状为明显贫血时心率增快,严重者心脏扩大,甚至发生心力衰竭;其他症状包括因细胞免疫功能降低而合并感染,因上皮组织异常而出现反甲等。

3. 预防

(1) 积极进行宣传工作,使社会尤其是家长普遍认识到缺铁对儿童的危害,这对预防缺铁性贫血极为重要。

(2) 孕期加强营养,预防早产发生。

(3) 提倡母乳喂养,因为母乳中铁的吸收利用率较高。

(4) 科学合理喂养:①无论是母乳喂养还是人工喂养的婴儿,均应从6个月起及时添加含铁丰富且铁吸收率较高的辅食;②膳食合理搭配选择含铁量高且容易吸收的食物;③选择维生素C高的食物与高铁食物同食——维生素C可将三价铁还原为二价铁,促进铁的吸收效果;④避免食物中草酸、植酸、磷酸等抑制植物中非血红素铁的吸收;⑤避免食用过分精致的谷物,以减少食物中各种微量元素的损失等。对早产儿,尤其是非常低体重的早产儿应自2个月左右给予铁剂预防。

(5) 及时治疗各种引起缺铁的疾病,如驱除钩虫、手术治疗肠道畸形、控制慢性失血等。

资料贴吧

微量元素缺乏与贫血

1. 铜缺乏与贫血

铜是一种人体必须的微量元素,它可以组成含铜的酶和一些金属蛋白,促进铁在小肠的吸收。铜蓝蛋白就是一种重要的含铜蛋白,铜蓝蛋白可以促进血红蛋白的合成。铜缺乏时,含铜酶的活力降低,铜蓝蛋白含量下降可造成贫血。

2. 锌缺乏与贫血

人体内将近400多种酶的活性与锌有关,锌缺乏时红细胞合成会受到影响,从而导致贫血。

3. 其他微量元素

钴是一种稀有的金属元素,是维生素B12的组成部分,钴缺乏会引起维生素B12缺乏而导致贫血。此外,其他微量元素如锰、钼、硒、铬、矾、锗缺乏时都可能导致贫血。维生素C、维生素E,以及有些B族维生素缺乏时也会引起贫血。因此,儿童应从小培养良好的饮食习惯,不挑食、不偏食,保证营养均衡,避免发生营养素缺乏引起的贫血。

(七) 碘缺乏

碘缺乏是指由于自然环境碘缺乏而对人体所造成的损害,可引发各种疾病,影响儿童生长发育,包括地方性甲状腺肿、克汀病、地方性亚临床克汀病,以及影响生育而出现的不孕症、流产、早产、死胎、先天性畸形等。

1. 病因

食物和饮水中缺碘是导致碘缺乏病的根本原因,缺碘使甲状腺激素合成障碍,影响体格生长和脑发育。

2. 症状

缺碘的主要危害是影响脑发育,导致儿童智力损害和体格发育障碍,表现为以智力障碍为主要特征的精神—神经—甲状腺激素合成不足,可引起甲状腺功能低下。胎儿期缺碘可致流产、死胎、早产和先天畸形;新生儿期可表现为甲状腺功能低下。胎儿期和婴儿期严重缺碘可造成克汀病,又称地方性呆小症。儿童和青春期缺碘可引起地方性甲状腺肿、甲状腺功能低下、智力低下等,伴有体格生长落后。

3. 预防

碘缺乏是一种可以预防的造成智力、精神发育和脑损伤的疾病。加碘食盐是防治碘缺乏的最有效措施。我国自 20 世纪 90 年代实施全民食盐加碘干预措施以来,现已成为世界上碘营养适宜的国家,推广碘化盐可使广大人民群众特别是儿童免受缺碘所带来的危害。补碘后最为常见的并发症是碘性甲状腺功能亢进,故补碘需适宜。

(八)儿童单纯性肥胖

儿童单纯性肥胖是由于长期能量摄入超过人体的消耗,使体内脂肪过度聚集、体重超过一定范围的一种营养障碍性疾病。一般认为,体重超过同性别同身高参照人群均值的 20% 即为儿童单纯性肥胖。儿童单纯性肥胖症在我国呈逐渐增多的趋势,不仅影响儿童时期的健康,并且幼儿期肥胖可延续至成人,易引起高血压、糖尿病、冠心病、胆石症、痛风等疾病,对本病的防治应引起重视。

1. 病因

(1)遗传与环境因素。肥胖者有一定的家族倾向。肥胖症中有 1/3 左右的人与父母肥胖有关。如果父母两人都超过正常体重,子代中 2/3 出现肥胖。此外,人群的种族、性别不同和年龄差别对致肥胖因子的易感性不同。研究表明遗传因素对肥胖形成的作用占 20%～40%。

(2)喂养不当。儿童自幼养成多食习惯,尤其是人工喂养的婴儿,易喂哺过量,能量摄入过多,消耗减少,特别是习惯于摄取油腻食物,日久即可发生肥胖现象;营养不均衡,主食量、肉食量高,水果、蔬菜食量低,能量摄入过多而导致肥胖;已进入幼儿园的孩子,节假日点心、巧克力等零食不断,每日摄入的热量大大超过消耗量,甚至有的家长按自己的口味为儿童提供食品,不考虑儿童自身的生理特点等,这些都是造成婴幼儿肥胖的原因。

(3)缺乏运动。儿童缺乏适宜的体育锻炼,加上多食的因素,活动减少及摄入与排出的不平衡,造成大量不能消耗的剩余能量转变成脂肪存积于体内,形成肥胖。肥胖的儿童往往不喜欢活动,使肥胖加重,形成恶性循环。

资料贴吧

儿童糖尿病

儿童糖尿病是一种严重影响儿童健康的全身代谢性疾病,与肥胖密切相关,并有明显的家族遗传倾向。早在 2008 年糖尿病日的主题是"糖尿病和儿童青少年",并呼吁"社区保健机构、糖尿病教育者、患儿父母或监护人加入援助儿童糖尿病行列",目标是"不让任何一个儿童死于糖尿病",可见儿童糖尿病已经引起社会广泛关注。糖尿病发病率随着生活水平的提高急速上升,普及糖尿病知识、加强肥胖儿的管理已成为当务之急。应大力开展卫生宣教工作,包括糖尿病知识、健康生活方式及科学营养知识的普及,对儿童、青少年定期进行健康检查,筛查糖尿病,尽力做到早期发现,正确分型,及时治疗,定期随访,监测血糖。

---

2. 危害

在婴儿期肥胖儿容易患呼吸道感染。重度肥胖儿童易患皮肤感染如疖、擦疹等;幼儿期易患扁平足,虽然走路不多也会感到腰疼、腿疼;在青春期易患股骨骺端滑脱等关节承重部位的损伤性疾病;后期可发展为糖尿病。肥胖儿童的胰岛素代谢有特征性变化,部分肥胖儿童可见糖尿病症。

此外,肥胖儿童性发育较早,最终身高常略低于正常儿童,且肥胖儿童行动笨拙、体型不美观,常害怕受到别人的讥笑和歧视,不愿与周围人交往,进而因畏惧而不愿积极参与各种集体活动,常发展成心理问题,如自卑、胆怯、孤独等。

3. 预防

合理膳食和适量运动是预防肥胖的关键所在。肥胖症的治疗原则是减少摄入产能食物和增加机体热能消耗,使体内过剩脂肪不断减少,从而达到体重减轻的目的。主要采取饮食疗法与运动疗法相结合治疗。

(1)饮食疗法。加强饮食管理,控制总热量,须长期坚持才能获得满意的效果,但应注意以下两点。

为保证儿童生长发育的基本营养需要和肥胖治疗的持久性,不宜使体重骤然减轻,应遵循循序渐进的原则,一步一步达到目的。尽量选择低脂肪、低碳水化合物和高蛋白的大体积食物。在满足儿童的食欲的同时,还可减少糖类的吸收和胰岛素的分泌,并能促进机体内胆固醇的排泄,增加大便量。

控制糖类和饱和脂肪酸的摄入量。其中,低分子糖类食品(如蔗糖、麦芽糖、糖果、蜜饯等)、饱和脂肪类食品(如肥肉、动物油脂、椰子油、可可油等)都是一些能量密度高而营养成分含量少的食品,很容易被机体吸收而以脂肪形式积聚于体内。食物应以蔬菜、水果为主,外加适量米饭、面食和高蛋白质食物如瘦肉、鱼、鸡蛋、豆类及豆制品等。食物的烹调方法应多用蒸、煮、烧等方式,忌用油煎、油炸的方法。餐次以三餐或更多为好。

(2)运动疗法。适当运动,持之以恒。适当的运动能促使体内脂肪分解,减少机体内脂肪的合成量,促进肌肉发育。鼓励患儿积极参与易于坚持又有效的体育运动,如散步、做操、晨跑等运动,并逐步延长运动时间。应避免因剧烈运动后产生疲乏或食欲大增。

(3)心理疗法。多关心和鼓励情绪创伤或心理异常者,耐心劝导,去除其不良情绪。

(4)医疗。因内分泌等疾病所致的肥胖症,应针对病因治疗的同时,加强锻炼,增强体质。

四、五官疾病

(一)口炎

口炎是指口腔黏膜的炎症,可发生于口腔黏膜的任何部位,以唇、颊、舌部多见。本病可单独发生,也可继发于全身性疾病如急性感染、营养不良、维生素缺乏等疾病。

1. 病因

正常人体口腔内存在着多种细菌,包括致病菌和非致病菌。在正常情况下它们与机体维持相对平衡,不会引起疾病。当机体抵抗力下降时,即会发生口腔局部炎症、溃疡。如喂养不当,给儿童吃过热、过硬的食物,或擦洗婴幼儿口腔时不慎均可能损伤口腔黏膜而引起发炎、溃烂;儿童患急性感染细菌或病毒、口腔不清洁、饮食用具消毒不严都可能引发口炎。

2. 症状

(1)鹅口疮。又名"雪口病",多见于新生儿、慢性腹泻、营养不良、长期用抗生素或激素的儿童,因感染白色念珠菌而形成。新生儿多因产道感染或哺乳不洁而引起。病情较轻者多表现为颊黏膜、舌、齿龈、上腭处覆盖白色乳凝块样小点或小片状白屑,若病情发展可逐渐融合成大片,不易拭去,一般不影响吃奶。重症者表现为全部口腔黏膜被白色斑膜覆盖,可蔓延至咽部、喉头、食管、气管等处,同时伴有低热、拒食、吞咽困难等症状。

(2)溃疡性口炎。由多种细菌(如链球菌、金黄色葡萄球菌、绿脓杆菌、大肠杆菌等)感染引起的口腔炎症,俗称口腔溃疡,婴幼儿多见,主要表现为口腔各处黏膜有明显的充血、水肿,伴有大小不等的溃疡和糜烂,溃疡上常覆盖有灰白色或黄色的假膜。儿童可伴有发热,可因疼痛剧烈出现烦躁不安、流涎不止、拒绝进食、颈部淋巴结肿大等症状。

(3)疱疹性口炎。为单纯疱疹病毒感染所致。在卫生条件差的托儿所和家庭容易感染而引起疾病传播,1~3岁儿童多见。在儿童发热疾病之后,在口腔内颊黏膜、唇内、舌、齿龈等各处黏膜上出现单个或成片的透亮小疱疹,周围有红晕,很快破溃而形成溃疡。儿童可因疼痛剧烈出现拒食、流涎、烦躁等症状。检查可见颌下淋巴结出现肿大,伴有压痛。

3. 预防

保持口腔清洁,合理喂养,不要给患儿吃过热、过硬及有刺激性的食物。

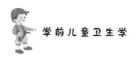

4. 治疗措施

（1）鹅口疮：除保持口腔清洁外，治疗用 2‰碳酸氢钠溶液于哺乳前后清洁口腔，用抗真菌药物涂抹局部，每天 2～3 次。

（2）溃疡性口炎：口腔溃疡的治疗主要是对症治疗，目的是减轻疼痛或减少复发次数，但不能完全控制复发，所以本病的预防尤为重要。平常应注意口腔卫生，保证充足的睡眠，多吃蔬菜水果，多饮水，注意补充维生素 B_1、B_2、维生素 C 和锌，保持大便通畅；食物、奶瓶等饮食用具使用后要及时清洗，并彻底消毒，以减少细菌感染引发口炎的机会。

（3）疱疹性口炎：保持口腔清洁的同时，多饮水，禁用刺激性药物和食物。局部可涂抹抗病毒药物，疼痛者可加止疼药涂抹。要加强护理，进食以微温流质或半流质食物为宜。对于有发热的患儿，要及时给予物理降温或退热药物。

（二）龋齿

龋齿是一种由口腔中多种因素复合作用所导致的，牙齿硬组织发生慢性进行性破坏的一种疾病，俗称"虫牙""蛀牙"，是儿童常见病，患病率高达 50％～75％，是造成儿童牙齿疼痛、丧失咀嚼功能的主要疾病。世界卫生组织已将龋齿与肿瘤、心血管疾病并列为人类三大重点防治疾病。

1. 病因

（1）口腔不洁。年龄较小的婴幼儿不会漱口，也不会刷牙，年长儿虽会漱口刷牙，但大部分孩子漱口、刷牙不认真或动作不规范，不能坚持早、晚刷牙，进食后漱口。此外，儿童喜欢吃零食，尤其是一些含糖食物，更有甚者含着糖睡觉，常在齿缝间和沟裂中留有食物残渣，有利于细菌的发酵产生酸性物质，使牙釉质脱钙。

（2）口腔中细菌的发酵。口腔里有很多细菌，含糖食物（特别是蔗糖）进入口腔后，致龋菌会发酵产酸，主要是乳酸从牙面结构薄弱的地方侵入，溶解破坏牙的无机物，破坏牙齿结构，发生龋齿。

（3）牙齿结构缺陷。营养较差的儿童，尤其是患维生素 D 缺乏性佝偻病的儿童，牙齿缺乏钙质，牙齿结构疏松，乳酸更容易侵入而将其破坏，形成龋齿；牙釉质内含氟低，也容易受酸腐蚀，使牙釉质表面或表面的结构改变；部分儿童因牙齿排列不齐，不利于清洁，致使食物残渣和细菌容易残留。

2. 症状

龋齿主要表现为牙齿的形态、色泽、结构的变化。根据龋齿的病变过程和程度分为浅龋、中龋、深龋三个阶段，表现各不相同。

（1）浅龋。病变仅局限于牙釉质或牙骨质，局部可见白色或灰黑色的龋斑，窝沟处则呈浸墨状弥散，患儿一般无自觉症状，检查时探针滑过病变部位有粗糙感，探之无疼痛。

（2）中龋。病变达牙本质浅层，局部变黑，外界刺激（如冷、热、甜、酸和食物嵌入等）可引发疼痛，当消除刺激源后疼痛立即消失，常无自发性疼痛。检查可探见明显龋洞。

（3）深龋。病变深达牙本质深层接近牙髓腔，容易穿通髓腔，发生牙髓炎。对外界温度、酸甜或食物嵌塞等刺激反应较中龋为重，局部多见黑洞。检查可见洞底在牙本质深层，探之极敏感或疼痛，无自发痛史。

3. 预防

我国儿童龋齿发病率呈逐年递增的趋势，加强龋齿预防知识的宣传刻不容缓，国家卫生部、教育部联合将每年的 9 月 20 日确定为"全国爱牙日"，唤起全社会对儿童口腔保健工作的重视。

（1）合理喂养婴幼儿。注重培养儿童良好的饮食卫生习惯，按时添加各种辅食，多吃粗糙、硬质和含纤维质的食物，对牙面有摩擦洁净的作用，减少食物残屑堆积，硬质食物需要充分咀嚼，既增强牙周组织，又能摩擦牙齿咬面，可使窝沟变浅，有利减少窝沟龋。

（2）注意口腔卫生。良好的口腔清洁条件是防龋的重要环节，最实际有效的办法是刷牙和漱口。加强宣传教育，使儿童从小养成口腔卫生习惯，教会儿童正确的刷牙方法，刷牙可以清除口腔中的大部分细菌，年龄较小的儿童可由家长用柔软毛巾或绒布擦洗牙齿，较大儿童可学习自己刷牙，尽可能做到早晚各刷一次，饭后漱口，睡前刷牙更重要，因为夜间间隔时间长，细菌容易大量繁殖。

（3）饮食防龋。我国是以谷类为主食的国家，控制饮食中的碳水化合物防龋是有一定困难的。

但近年来,糖制食品和各种饮料显著增多,注重宣传使家长配合教育儿童养成少吃零食和糖果糕点的习惯,特别是睡前刷牙后不可再吃零食;注意儿童三餐的营养素配比,多吃蔬菜、水果和含钙、磷、维生素等多的食物,要尽可能吃些粗粮。

（4）增强牙齿的抗龋性。主要是通过氟化法增加牙齿中的氟素,特别是改变牙釉质表面和内部结构,增强其抗龋性,如用含氟牙膏刷牙、氟溶液漱口、食用含氟食物等方法。

（5）定期做口腔检查。不要等发生龋齿了再去看牙医,应做定期口腔检查,发现问题,及时治疗。

资料贴吧

儿童龋齿的危害

对全身健康的危害:

影响生长发育。由于龋齿疼痛以及乳牙龋坏早失,导致咀嚼功能降低,胃肠消化吸收减弱,造成机体营养不良,生长发育受到影响。

引起感染性疾病。儿童龋齿引起根尖周围感染时,往往成为感染病灶,造成全身性感染,与此有关的疾病有视力降低、关节炎、肾炎、心肌炎、长期低热等病。

龋齿引起的根端肉芽肿、囊肿、牙髓感染等完全可以成为感染病灶,在过度疲劳、感冒等身体抵抗力降低时,可诱发肾炎、风湿热、扁桃体炎、脓疱疮、猩红热、败血症等。研究表明,有深度龋齿、残根、牙槽脓肿的儿童,81%出现局部淋巴结肿大,尤其是颌下淋巴结,在龋齿治疗后70%的肿大淋巴结可以消退。

患龋齿儿童的口腔温度较正常儿童高,血中白细胞总数升高,血沉增快,红细胞减少,血色素低下,血清总蛋白改变,龋齿治疗后,则恢复至正常,但血清总蛋白短期内改变不大,因此当孩子不明原因的低热贫血,白细胞升高或血沉增快时,不妨首先进行口腔检查。

造成心理障碍。婴幼儿期是儿童学习语言的时期,完整的乳牙有助于孩子掌握正确的发音。乳牙龋坏和早失会使孩子发音不清,乳前牙区严重的龋蚀,使有些孩子羞于开口,对孩子的心理发展很不利。

对局部健康的影响:

造成面部发育不对称。龋齿疼痛,造成偏侧咀嚼习惯,久之便造成面部发育不对称。

恒牙错𬌗和发育不良。龋齿引起乳牙早失,致使相邻牙向缺隙处移位,造成咬合关系紊乱,形成恒牙错𬌗;乳牙龋齿如不及时治疗,还可引起恒牙发育不良。

颌面部畸形。乳牙列是儿童时期的咀嚼器官,由于咀嚼功能的刺激才能促进颌骨的正常发育,失去了这种正常生理刺激颌骨的正常发育受到影响,可造成颌面部轻重不等的畸形。

继发其他牙病。龋齿可发展为牙髓炎、根尖周围炎、牙源性囊肿或间隙感染等,乳牙的尖周炎还可波及恒牙,导致恒牙硬组织发育不全,形成所谓的忒奈氏牙。

助长口腔不良习惯。儿童龋外侧的牙齿常因咀嚼食物时疼痛而废用,只用健侧咀嚼,时间长了养成偏侧咀嚼习惯。

其他危害。如影响儿童发育、造成偏食和食欲不振等。

（三）弱视

弱视是指眼部没有器质性病变,一眼或双眼视力达不到正常的标准,矫正视力仍低于 0.9,称为弱视,是较为常见的儿童眼病,发病率为 3% 左右。弱视常发生在婴幼儿时期,3 岁前是视觉发育的关键期,6～8 岁是视觉发育的敏感期,视觉发育最快,但视觉尚未成熟,同时也是视觉在遭受异常环境刺激最易产生永久性损害的时期。对儿童的学习和将来都有严重影响。

1. 症状及危害

正常人体的视功能是立体视觉,即大脑能将物体在两眼视网膜上各自所成物像融合成一个有立体感的物像,又称双眼单视功能。儿童若发生弱视后,不能正常形成完整的立体视觉,难以分辨物体的远近、大小、深浅等,难以完成精细的动作,会严重影响儿童的生活和学习。

弱视的分度:

轻度弱视矫正视力＝0.8～0.6

中度弱视矫正视力＝0.5～0.2

重度弱视矫正视力≤0.1

2. 预防

有研究表明,8 岁以上儿童视觉已基本成熟,能抵制产生弱视的因素,不会发生弱视。因此,预防儿童弱视的发生,关键在 8 岁以前。

(1)通过宣传教育,使家长和托幼机构工作人员了解有关弱视、斜视的基本知识,增强对弱视、斜视早发现、早治疗的观念。

(2)在婴幼儿时期,应注意培养儿童良好的用眼卫生习惯,教育儿童不用脏手揉眼睛;不要给儿童玩弄剪刀、针等锐利坚硬的东西,以免不慎伤及眼睛;及时纠正歪头偏脸、眯眼视物等不良习惯;看书或玩游戏时光线要充足,不能太暗或太强;儿童使用的毛巾等用具跟大人分开,避免染上急性结膜炎、沙眼等传染性眼病等。

(3)自儿童入园起,每年定期做视力检查。筛查出视力问题的孩子,一定要散瞳验光,若确诊为远视或近视的孩子,要及时配戴度数合适的眼镜,矫正视力。对于两眼屈光不一致的孩子,要坚持做好遮盖疗法,鼓励孩子用不好的眼睛看东西,或到医院进行系统的弱视治疗,如弱视治疗仪、红光闪烁、精细训练等。

(4)治疗弱视的最佳年龄阶段为学龄前期。年龄越小,治愈率越高。随着年龄增长,治愈的可能性逐渐减少。因此,早发现、早治疗弱视是使患儿恢复正常视觉功能的关键。

(四)急性细菌性结膜炎

急性细菌性结膜炎有明显的结膜充血症状,俗称"红眼病",该病全年均可发生,以春、夏季节多见。人群普遍易感,可经密切接触传播。

1. 症状

双眼可同时起病或先后起病,传染性强,刺激症状重。眼结膜充血、眼睑肿胀、眼屎增多、怕光、流泪、异物感或灼热感,严重者可出现球结膜下出血,出血可为点状、线状或片状,重症患者出血可累及整个球结膜。少数患者可有全身发热、乏力、咽痛及肌肉酸痛等症状。

2. 预防及护理

(1)注意个人卫生,尤其注意保持手的清洁。教育儿童饭前便后、外出回家后及时用洗手液或肥皂、用流动的水洗手,避免用手揉擦眼睛。

(2)毛巾、脸盆等个人物品,避免共用,定期煮沸消毒,防止多人使用造成交叉感染。患儿洗漱用品隔离使用,每日煮沸消毒或开水浇烫。病人接触使用的物品,用75％酒精擦拭消毒或煮沸消毒。

(3)对患儿进行规范治疗,防止眼部并发症发生。

(4)患儿应避免进入人群聚集地。与患儿密切接触者,接触患者后用75％酒精消毒双手。

(五)沙眼

沙眼是由沙眼衣原体引起的一种慢性传染性结膜炎,因其在睑结膜表面形成粗糙不平的外观,状如沙粒,故名沙眼。

1. 症状

沙眼潜伏期为5～12 日,通常侵犯双眼。病人有异物感、畏光、流泪、很多黏液或黏液性分泌物,数周后急性症状消退,进入慢性期,此时可无任何不适或仅觉眼易疲劳。若转慢性前治愈或自愈,可不留瘢痕。但在慢性病程中,于流行地区,常有重复感染,病情加重,引起后遗症如睑内翻、倒睫、角膜溃疡及眼球干燥等,严重者可影响视力,甚至失明。

2. 预防及护理

培养儿童良好的卫生习惯。不用手揉眼,毛巾、手帕要勤洗、晒干;托幼机构应分盆、分巾、流水洗脸;对沙眼病人应积极治疗,加强卫生管理,毛巾、脸盆等严格消毒,并注意水源清洁。

（六）急性化脓性中耳炎

急性化脓性中耳炎是化脓性细菌侵入中耳所致的炎症，多见于儿童。在中耳腔内，有咽鼓管通往鼻咽部。由于婴幼儿机体抵抗力较弱，咽鼓管比较短、宽且直，呈水平位，开口较低，细菌更容易经此侵入中耳而引发中耳炎。

1. 病因

（1）上呼吸道感染、麻疹、猩红热、流感等传染病常常会引起鼻咽部的分泌物增多，病原体很容易经过咽鼓管进入中耳引起急性炎症，这是引起中耳炎最常见的原因。

（2）婴儿由于喂养不当，发生呛咳、吐奶及擤鼻涕用力太猛时，细菌便很容易从咽鼓管进入到中耳，从而引起化脓性中耳炎。

（3）在给儿童掏挖耳朵时，损伤了外耳道黏膜或鼓膜引起感染，也有可能蔓延至中耳发生炎症。

（4）少数中耳炎是由于败血症继发引起的，常见的病菌是金黄色葡萄球菌、乙型溶血性链球菌和肺炎双球菌等。

2. 症状

儿童患中耳炎因年龄不同表现各不相同。年龄较小的婴儿患中耳炎主要表现为出现没有感冒症状的发烧、不肯吃东西、哭闹、不愿入睡等症状。因为耳朵的构造很特殊，主要为骨头，外面包裹着一层皮肤，其间肌肉组织作为缓冲，所以，中耳炎一旦发病，会剧痛难忍。婴幼儿不能准确描述其不适症状，但只要动嘴，不管是吸吮和吞咽动作，都会压迫感染部位感到剧烈疼痛。因此，患儿可能会在吃东西时烦躁、哭闹，也可能不愿入睡。此外，分泌性中耳炎不会流脓，可是有液体大量积聚于中耳部位，可能给宝宝造成暂时性的听力障碍，出现反应迟钝的表现。病情严重的患儿耳朵中流出黄色、白色或者含有血迹的液体，说明原本积聚于中耳的液体已经冲破了耳鼓。

3. 预防

（1）保证婴幼儿充足的睡眠时间和良好的睡眠质量，坚持锻炼身体，增强身体的抵抗力。

（2）给婴幼儿洗澡、洗头时，避免污水流入耳朵内引发耳内感染。

（3）人工喂养的婴儿，喂奶不宜过急，注意奶嘴上孔的大小，使奶的流速适合婴儿的吞咽能力，避免流速过快引起呛咳，使乳汁进入中耳发生感染。

（4）预防上呼吸道感染和其他感染性疾病是预防中耳炎的基础，若不慎患病应及时治疗。在患病期间鼻腔内的分泌物急剧增多，此时不可用手按压鼻孔擤鼻涕，会增加鼻及咽部的压力，使带有大量细菌的鼻涕通过咽鼓管进入中耳，引发中耳炎。

（5）如发现婴幼儿出现中耳炎症状或怀疑患中耳炎，应及时到医院检查就医，接受规范性治疗，以免因治疗不及时引起不可逆性的听力障碍。

五、皮肤病

（一）婴儿湿疹

湿疹是由多种内外因素引起的与变态反应有密切关系的一种儿童常见皮肤病。儿童时期以婴儿湿疹最为常见，其次是儿童湿疹，其中包括一小部分异位性皮炎的儿童。

1. 病因

湿疹的发病与多种内外因素有关，有时很难明确具体的病因。在儿童的成长过程中，护理不当如摄入营养过剩，过多使用较强的碱性肥皂，以及消化系统功能紊乱；机械性摩擦，如所穿的衣物过硬、唾液及溢奶经常刺激；摄入食物性变应原，如鱼、虾、牛羊肉、鸡蛋等致敏因素，这些都是引起婴儿湿疹的主要原因。此外，很多外在因素，如阳光、紫外线、寒冷、湿热等物理因素，接触丝织品或人造纤维、外用药物，以及皮肤细菌感染等均可引起湿疹或加重其病情。

2. 症状

婴儿湿疹按皮肤损害分为三种类型，这三种类型湿疹可以单独出现，也可同时存在。

（1）脂溢型：多见于1～3个月的小婴儿，其前额、颊部、眉间皮肤潮红，被覆黄色油腻性鳞屑，头顶部可有较厚的黄浆液痂。严重时，颌下、后颈、腋及腹股沟可有擦烂、潮红及渗出。其母孕期常常有脂溢性皮炎或较严重的痤疮。患儿一般在6个月后随改善饮食而可以逐渐自愈。

（2）渗出型：多见于3～6个月肥胖的婴儿。先出现于头面部，除口鼻周围不易发生外，两面颊可见对称性小米粒大小红色小丘疹，间有小水疱及红斑，基底水肿，片状糜烂渗出，黄浆液性结痂较厚。因抓搔常见出血，有黄棕色软痂皮。剥去痂皮后露出鲜红湿烂面，呈颗粒状，表面易出血。因瘙痒患儿烦躁不安，夜间哭闹，影响睡眠。如不及时治疗，可向躯干、四肢及全身蔓延，并可以继发感染。

（3）干燥型：多见于6个月～1岁儿童，可一开始就是干燥型表现，或亚急性期以后。皮损表现为丘疹、红肿、硬性糠皮样鳞屑及结痂，无渗出，常见于面部、躯干及四肢侧伸面。往往合并不同程度的营养不良。

3. 预防

（1）原则：主要是减少本病的诱发因素，减轻或缓解症状。

（2）饮食管理：首先，避免喂食过量以保持正常消化；其次，避免食用过敏性食物，坚持母乳喂养，及时添加辅食，避免刺激性食物。

（3）避免外来刺激：如衣着要柔软、宽身，羊毛、化纤的衣服不要直接贴身穿着；尽量减少粉尘的吸入，避免接触猫、狗等动物；避免过度的皮肤清洁，特别是用热水、碱性较强的肥皂或消毒药水洗澡可增加对皮肤的刺激；衣服、尿布等衣物要勤换洗，保持皮肤清洁。

（二）荨麻疹

荨麻疹俗称风疹块，是由于皮肤、黏膜小血管扩张及渗透性增加而出现的一种局限性水肿反应。本病任何年龄均可患病，愈后不留任何痕迹。

1. 病因

引起荨麻疹的因素很多且比较复杂，约3/4的患者找不到明确原因，尤其是慢性荨麻疹。常见的发病原因主要有以下五个方面。

（1）食物：如鱼、虾、蛋类、奶类最常见，其次是肉类和某些植物性食品，如草莓、芒果、猕猴桃等。蛋白质食品在未彻底消化之前，以多肽形式被吸收，可引起荨麻疹，这在儿童较多见，也可能是儿童的消化道黏膜通透性与成人不同所致。另外，加入食物中的防腐剂、色素、调味剂、食物中的天然或合成物质也能引起荨麻疹。

（2）药物：可形成抗原的药物如青霉素、磺胺、血清、疫苗等，组胺释放剂如阿司匹林、维生素B、吗啡、可待因等均可能引起荨麻疹。

（3）感染：各种感染因素包括细菌、病毒、寄生虫等，最常见的是上呼吸道感染。

（4）吸入物：花粉、真菌孢子、挥发性化学品（如甲醛、除虫菊、化妆品等）、灰尘、羽毛、其他经空气传播的过敏原等。

（5）物理因素：冷、热、日光和机械性刺激等；动物及植物因素（如昆虫叮咬、接触荨麻等）；精神因素（如紧张、兴奋等）；遗传因素（如家族性冷性荨麻疹等）；内脏和全身性疾病如风湿热、系统性红斑狼疮、甲亢等都可引发荨麻疹。

2. 症状

荨麻疹为常见病，根据病程可分为急性和慢性两大类，前者短期内可痊愈，后者则反复发作。

荨麻疹最基本的皮损为风团。皮损常突然发生，为局限性红色大小不等的风团，可呈苍白色，周围有红晕，皮肤凹凸不平，呈橘皮样。境界清楚，形态不一，可为圆形、类圆形或不规则形。开始孤立散在，可逐渐随抓搔而增多增大，互相融合成不规则形、地图形或环状。皮肤划痕症可呈阳性。儿童因剧烈瘙痒、灼热感可出现烦躁不安、哭闹等症状。

皮损部位不定，可局限于某部，也可泛发全身。有时也可累及黏膜，如累及胃肠，引起胃肠黏膜水肿，出现恶心、呕吐、腹痛、腹泻等症状。皮损累及喉头黏膜时则有胸闷、气喘、呼吸困难，严重者可引起喉头水肿发生窒息而危及生命。如伴有高热、寒战、脉速等全身症状，应特别警惕有无严重感染如败血症的可能。皮损大多持续半小时至数小时自然消退，消退后不留痕迹。1天内可反复多次发作。

风团反复发生，持续时间可长可短，经久不愈，可达2个月以上。在迁延过程中时轻时重，如晨起或临睡前加重，有的无一定规律，全身症状一般较轻，大多数患者找不到明确病因。

3. 预防

荨麻疹的预防,关键是要找到致病因素。急性荨麻疹由于发病急、病程短,常可在找到原因后,及时去除致病因素,治疗后常能很快治愈。而对于慢性荨麻疹来说,由于病因不明,不能针对性地预防及治疗,因而疗效不理想。

六、寄生虫病

寄生虫病是寄生虫侵入人体而引起的疾病。因虫种和寄生部位不同,引起的症状各不相同。

（一）蛔虫病

蛔虫病是由蛔虫所引起的一种儿童最常见的肠道寄生虫病,常常影响儿童的食欲和胃肠道功能,妨碍儿童的生长发育。蛔虫寄生于小肠内,乳白色,形似蚯蚓,虫卵随粪便排出体外。受蛔虫卵污染的泥土、水或食物是主要的传染源,如果人吃了被污染的食物就会患病。人群普遍易感,生活环境条件差的儿童发病率尤高。

1. 症状

多数肠蛔虫病无自觉症状,或仅见脐周疼痛,呈不定时反复发作,同时常有不同程度的消化道功能紊乱症状;蛔虫会吸取大量消化道内的营养使人缺乏营养,如体重下降、消瘦、乏力、面色苍白等;蛔虫寄生所产生的毒素刺激神经系统,可引起神经症状,如睡眠不安、夜惊、磨牙等。本病还可引起并发症如胆道蛔虫病、蛔虫性肠梗阻等。

2. 预防

加强卫生宣传教育,培养良好的个人卫生习惯和饮食卫生习惯;管理好环境卫生,粪便要进行无害化处理,消灭蛔虫卵,这样能有效预防蛔虫病的发生;蛔虫感染者积极驱虫。

（二）钩虫病

钩虫病又称"懒黄病",是钩虫寄生于人体小肠而引起的疾病。寄生于人体内的钩虫会咬住人的小肠壁不停地吸血,造成严重贫血,面黄、无力、水肿。钩虫通过皮肤接触感染,也可经口感染。

1. 症状

轻型患者可无症状;重者表现为缺铁性贫血、胃肠功能紊乱、营养不良症状。因钩虫成虫在小肠黏膜上经常更换吸附点,并分泌抗凝血物质,使吸附点创口不断流血,患儿可出现柏油样便。每条钩虫每天导致的失血量为 0.14～0.4 ml,严重感染时可引起大量失血。长期失血后体内的铁储备量可逐渐耗尽而形成严重的缺铁性贫血及营养不良。随着疾病的发展,患儿常有面色苍黄、皮肤干粗、毛发稀疏无光易脱落,营养及发育均差,精神萎靡,表情淡漠,不愿活动,有时烦躁不安、眩晕、心悸、气短等。本病还可出现异食癖,喜食生米、生豆、粉笔、泥沙、石块与奇异不洁的东西。

2. 预防

养成良好的个人卫生习惯和饮食习惯,不喝生水,不吃生菜及不干净的瓜果,以防止钩虫的幼虫经口传染;在流行区,每年进行普查普治,注意粪便无害化处理;在易受感染的环境中劳动时,避免赤手裸足操作;婴幼儿穿开裆裤不宜直接坐在土地上,衣服、尿布等沾上泥土,须洗净再穿,以防止钩幼虫入侵。

（三）蛲虫病

蛲虫病是以引起肛门部瘙痒为特征的一种肠道寄生虫病。蛲虫仅 1 cm 长,似棉线粗细,所以又叫线头虫,是幼儿期较易感染的肠道寄生虫。幼儿园是儿童最容易互相传染的场所。

1. 症状

约有 1/3 的蛲虫感染者可完全无症状。典型表现为夜间肛门或阴部瘙痒难忍,可引起肛周糜烂、湿疹样皮疹、出血及继发细菌性感染,局部肿痛;蛲虫钻入肠黏膜,以及在胃肠道内机械或化学性刺激可引起食欲减退、恶心、呕吐、腹痛、腹泻等症状;部分患儿可有烦躁、失眠、磨牙、夜惊等症状。

2. 预防

蛲虫的寿命较短,一般在肠道内只能生存 1～2 个月,若能杜绝重复感染,注意个人卫生,不经特殊治疗可自愈。幼儿园应当加强宣传教育,严格执行个人卫生制度,剪短指甲,教育儿童食前便后洗手,勤洗澡,勤换内衣内裤,纠正吮指习惯;注意环境卫生,对内衣裤应及时消毒。有本病流行的托幼

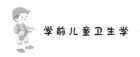

机构应做到普查普治。

实践与训练：如何处理儿童咳嗽

咳嗽是儿童成长过程中最常见的呼吸道症状，是呼吸道受到刺激引发的自我保护。是否需要用药，具体如何治疗，首先要先根据具体的咳嗽情况，找到引发咳嗽的原因。

若感冒所致咳嗽，等待是关键，常需 3～5 天时间，可服止咳药物，无需抗生素。

若咳嗽虽浅但伴犬吠样咳嗽，呼吸费力，可能是喉炎，需急诊接受激素治疗。

若咳嗽较深且伴呼吸急促、费力，往往累积于支气管，在医生指导下雾化吸入平喘止咳药物。

对于呼吸道受到刺激引起的咳嗽，经常称为"干咳"。对于这种情况，去除或缓解刺激原因非常重要。比如，去除过敏原的同时使用抗过敏药物，解除支气管痉挛等。除了口服药物，雾化吸入往往会有较快且明显的效果。

对于患有支气管哮喘的儿童或急性毛细支气管炎、急性喉炎等病症，推荐使用雾化吸入激素治疗。需要注意的是：雾化吸入后，要及时用清水清洗眼睛和清水漱口。

那么，如何帮助或者指导儿童咳嗽时排痰呢？

如果痰存在于呼吸道内，可能会听到孩子总是发出呼噜呼噜的声音。此时首先要把呼吸道分泌物变稀，然后通过拍背的方式来帮儿童排出。可以把浴室里的蒸汽放足后，让孩子待 15 分钟，孩子吸了很多的蒸汽，分泌物就变湿、变稀，再通过拍背，促进孩子咳嗽。

即使孩子没有把痰吐出来，实际上已经排出了呼吸道，多半被咽下去了。一定要观察或听肺部的这种痰声是否还存在。

 本章练习

一、单项选择题

1. 婴幼儿预防佝偻病的关键在于（　　）。
   A．日光浴与适量维生素 D 的补充
   B．改善生活环境，使儿童得到精神上的安慰和生活上的照顾
   C．积极参加体育运动
   D．避免长时间单纯母乳喂养

2. 形成单纯性肥胖的主要原因是（　　）。
   A．内分泌疾病　　　B．过食、缺乏运动　　　C．遗传性疾病　　　D．中枢神经系统疾病

3. 预防接种是保护（　　）的重要措施。
   A．病人　　　B．医生　　　C．环境　　　D．易感者

4. 婴儿生病时辅食添加的方法是（　　）。
   A．少量添加　　　B．同平时一样　　　C．多量添加　　　D．暂停添加

5. 注射卡介苗是为了预防（　　）。
   A．麻疹　　　B．结核病　　　C．脊髓灰质炎　　　D．天花

6. 预防呼吸道传染病，简便有效的措施是（　　）。
   A．用具消毒　　　B．保持空气流通　　　C．保护水源　　　D．管理好粪便

7. 下列传染病中，是通过蚊虫传播的疾病是（　　）。
   A．流行性乙型脑炎　　B．传染性肝炎　　　C．流行性感冒　　　D．细菌性痢疾

8. 下列物质中与克汀病有密切关系的是（　　）。
   A．钙　　　B．磷　　　C．碘　　　D．锌

9. 红细胞和血红蛋白减少到一定程度就称为（　　）。

A．缺铁　　　　　B．失血　　　　　C．贫血　　　　　D．缺球蛋白

10．缺乏维生素 B_1 可引起（　　）。

　　A．坏血病　　　　B．佝偻病　　　　C．夜盲症　　　　D．脚气病

11．"坏血病"是一种以多处出血为特征的疾病，它是缺乏（　　）。

　　A．维生素 A　　　B．维生素 B_1　　　C．维生素 D　　　D．维生素 C

12．不是传染病发生和流行基本环节的是（　　）。

　　A．传染源　　　　B．病原体　　　　C．传播途径　　　　D．易感人群

二、简答题

1．造成龋齿的主要原因有哪些？如何预防儿童龋齿？

2．如何预防佝偻病？

3．如何预防缺铁性贫血？

4．传染病有哪些特性？传染病流行的三个环节是什么？试述托幼机构应怎样预防传染病。

5．如何鉴别麻疹、风疹、水痘及手足口病？

三、材料分析

1．某一儿童最近晚上看不清物体，并出现皮肤干燥粗糙，毛发干脆，易于脱落。反复发生呼吸道、消化道感染等现象。

　　请分析：

　　（1）该儿童缺乏哪种营养成分？

　　（2）导致这些症状的原因可能有哪些？

　　（3）说出主要预防措施。

2．某对体重正常的父母生有一子，现年6岁，体重36 kg（6岁儿童的标准体重是21 kg）。

　　请问：

　　（1）该男童属于什么程度的肥胖症？为什么？

　　（2）该男童体重肥胖的可能原因有哪些？

　　（3）父母可采取哪些干预措施？

3．手足口病是由肠道病毒引起的传染病，多发生于学龄前儿童，尤以1～2岁的婴幼儿为多，可引起发热和手、足、口腔等部位的皮疹、溃疡，个别患者可引起心肌炎、肺水肿、无菌性脑膜脑炎等并发症。该病流行期间，幼儿园和托儿所易发生集体感染。

　　请结合实例谈谈传染病的预防措施。

4．一家庭有四口人，爸爸是大学教师，妈妈是幼儿园教师，另外还有一男孩和一女孩。父母从小就对这两个小孩进行有计划的预防接种，并妥善保管好预防接种证。但有一年冬天，小男孩还是患了呼吸道传染病。症状刚出现，作为幼儿园教师的妈妈已有所觉察，经检查证实，于是妈妈就把小男孩隔离开来，并且找医生抓紧治疗。妈妈还对小男孩的各种排泄物随时消毒。这样，男孩没多久就恢复了正常，家中的其他人也没有传染上呼吸道疾病。

　　分析上述案例，谈谈妈妈这样做的原因及意义。

5．某婴儿，9个月，经常夜间惊醒哭闹，头部有枕秃，并伴有方颅等骨骼发育特点。

　　问题：

　　（1）该婴儿患有什么疾病？该疾病除上述症状外还有哪些症状？

　　（2）引起该疾病的原因是什么？

　　（3）家长可采取哪些措施预防该疾病？

6．某儿童午睡起床后，有一侧耳下腮腺处红肿、表面发烫，并有发热、怕冷、咽痛等症状。

　　请结合上述材料回答问题：

　　（1）请问该儿童患了什么疾病？

　　（2）应该怎样对他进行护理？

　　（3）预防这种疾病有哪些措施？

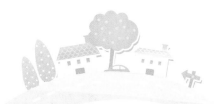

第五章

学前儿童的心理卫生
——培养健全的人格

学习 目标

1. 了解学前儿童的心理卫生的标志。
2. 掌握不同年龄阶段学前儿童心理的卫生与保育以及影响学前儿童心理健康因素。
3. 掌握学前儿童常见的心理障碍及其防治。

学前 导学

　　学前儿童的心理健康与身体健康同等重要。儿童在性格、行为、注意力、情绪等方面的障碍以及心理疾病不容忽视。咬指甲、口吃、厌学、儿童攻击性行为、儿童分离焦虑等较为常见,目前,儿童的这些心理卫生问题已经成为社会和家庭关注的热点。什么是心理卫生? 不同的年龄阶段,儿童的心理卫生与保育应注意哪些问题? 让我们一起去探索儿童神秘又可爱的心理世界吧! 通过本章的学习,了解学前儿童心理健康的"标准"及其影响因素,理解学前儿童心理发展特点,掌握心理健康问题的预防与干预措施,以促进学前儿童健康发展。

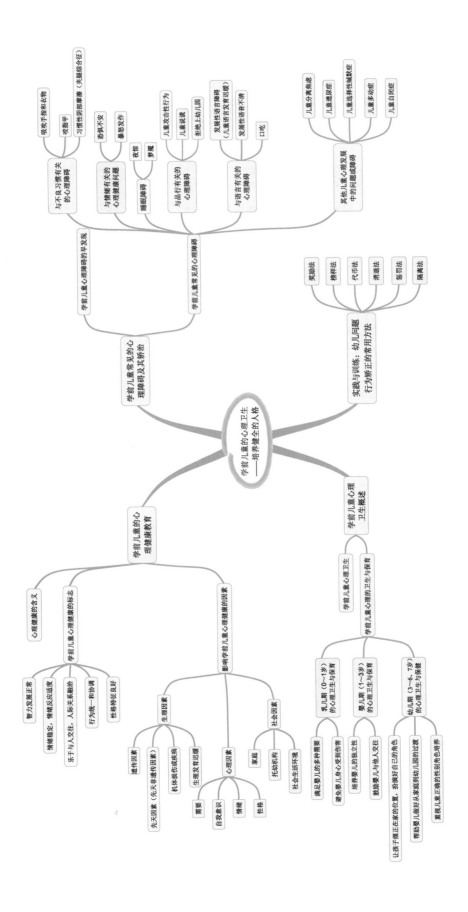

知识导图

学前儿童的心理卫生——培养健全的人格

学前儿童常见的心理障碍及其矫治

　学前儿童常见的心理障碍的早发现

　　与不良习惯有关的心理障碍
　　　吸吮手指和衣物
　　　咬指甲
　　　习惯性阴部摩擦（夹腿综合征）

　　与情绪有关的心理健康问题
　　　恐惧不安
　　　暴怒发作
　　　夜惊
　　　梦魇

　　睡眠障碍

　　与品行有关的心理障碍
　　　儿童攻击性行为
　　　儿童说谎
　　　拒绝上幼儿园

　　与语言有关的心理障碍
　　　发展性语言障碍（儿童语言发育迟缓）
　　　发展性语音不清
　　　口吃

　学前儿童常见的心理障碍

　其他儿童心理发展中的问题或障碍
　　儿童分离焦虑
　　儿童遗尿症
　　儿童选择性缄默症
　　儿童多动症
　　儿童自闭症

实践与训练：幼儿问题行为矫正的常用方法
　奖励法
　榜样法
　代币法
　消退法
　惩罚法
　隔离法

学前儿童的心理健康教育

　学前儿童心理健康的标志
　　心理健康的含义
　　智力发展正常
　　情绪稳定、情绪反应适度
　　乐于与人交往、人际关系融洽
　　行为统一和协调
　　性格特征良好

　影响学前儿童心理健康的因素
　　生理因素
　　　遗传因素
　　　先天因素（先天非遗传因素）
　　　机体损伤或疾病
　　　生理发育成熟
　　心理因素
　　　需要
　　　自我意识
　　　情绪
　　　性格
　　社会因素
　　　家庭
　　　托幼机构
　　　社会生活环境

学前儿童心理卫生概述

　学前儿童心理卫生

　学前儿童心理的卫生与保育
　　乳儿期（0～1岁）的心理卫生与保育
　　　满足婴儿的多种需要
　　　避免婴儿身心受到伤害
　　　培养婴儿的独立性
　　　鼓励婴儿与他人交往
　　婴儿期（1～3岁）的心理卫生与保育
　　幼儿期（3～6、7岁）的心理卫生与保健
　　　让孩子摆正在家中的位置、亏碍好自己的角色
　　　帮助婴儿做好从家庭到幼儿园的过渡
　　　重视儿童正确的性别角色的培养

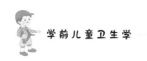

第一节 学前儿童心理卫生概述

学前儿童的生长发育包括生理和心理两个方面,身体的生长发育是心理发展的基础,而心理的发展也会影响身体生长的发育,两者相辅相成,互相影响。学前儿童的心理发展尚未完善,容易受到外界的影响。因此,了解学前儿童心理发展的过程、特点和规律,有助于我们更好地做好心理健康的保健工作。

一、学前儿童心理卫生

心理卫生也叫精神卫生,其基本含义是对心理健康的维护和增进、预防心理疾病的发生以及矫治各种不健康心理的心理学原则、方法和措施。狭义的心理卫生是对心理障碍和精神疾病的预防与矫正。广义的心理卫生除上述内容外,更强调心理能力的增进、健全人格的培养以及社会适应和社会改造能力的提高。

随着社会的进步以及医学的发展,人们更多地从积极的意义上去认识和研究心理卫生。当今社会,心理卫生工作的着眼点已经放在健康人的心理保健方面,即从个体生命刚刚诞生之时起,就开始加强心理保健工作,其目的在于从根本上消除对心理可能造成有害影响的根源,预防心理障碍和心理疾病的产生,促使人们的心理尽可能达到较高的健康水平。可见,心理卫生的主要意义在于积极维护和增进人们的心理健康。

幼儿期是人的一生中身心各方面发展最迅速、最重要的时期。儿童在成长的过程中并不是一帆风顺的,他们会经历许多转折点,也会遇到许多矛盾与困难。由于他们年龄尚小,经验与能力都很欠缺,而且也极易受到各种不良因素的影响,因此,在其成长过程中,成人应重视儿童的心理卫生,加强对儿童的心理保健,增强儿童的心理能力,尽可能避免儿童出现这样或那样的心理问题或心理障碍,这对于儿童心理的健康发展是十分重要的。因此,必须加强学前儿童心理卫生工作。这是维护和增进学前儿童心理健康乃至人一生健康的重要保证。

二、学前儿童心理的卫生与保育

学前儿童在成长的过程中,因受生理发展水平的制约,对环境刺激的反应与成人完全不同,表现出学前儿童特有的发展特点。因此,根据学前儿童在不同年龄阶段的特点,实施相应的心理保健,可以避免儿童出现心理问题,促进儿童身心的健康发展。

（一）乳儿期(0～1岁)的心理卫生与保育

1. 满足婴儿的多种需要

对于刚出生的婴儿,其需要分为两大类:生理需要和心理需要。生理上的需要包括食物、睡眠、衣着、排泄、清洁、安全等,这些需要是婴儿维持生命、保持正常发育的基本条件;心理需要是更高层次的需要,如安全感的需要、爱的需要、交往的需要、活动的需要等。

如果孩子的需求经常能够得到满足,那么他的积极情绪就会占优势,就有利于他开朗、乐观性格的养成;否则,孩子的消极情绪将占优势。所以,对于学前儿童合理的需求,成人应尽量地予以满足。

一般来说,家长往往只注意满足孩子的生理需求,如让他吃饱、喝足、穿暖等,而忽略了孩子还有更高层次的需求——安全感、被爱、被尊重等。成人平时应多陪陪孩子,多抱抱他、亲亲他、鼓励他,多和孩子说说话,满足孩子各种合理的需求,培养他积极的情绪。正如儿童歌曲《爱我你就抱抱我》中唱到的"爱我你就陪陪我,爱我你就亲亲我,爱我你就夸夸我,爱我你就抱抱我"。

在乳儿期,对孩子吮吸母乳的需求不容忽视。母乳不仅是0～1岁(特别是0～6个月)孩子最佳的营养品和饮料,而且还能提供给孩子任何食品都无法给予的精神食粮——母爱,让孩子获得感情上的温暖。在哺乳过程中，母子眼神的交流、积极情感的互动，以及肌肤的相亲，为孩子提供了社会性心理刺激，建立了母子相依的情感，为孩子将来顺利开展社会交往奠定良好的基础。如果是幼年时没有接受过母乳喂养或母乳喂养不充分，由于吮吸母乳的需求没有得到充分的满足，就容易产生焦虑的心理，只有通过吮吸手指或咬指甲等来达到自我安慰的目的。这说明，母乳喂养在安抚孩子情绪、消除焦虑方面确实是有着不可低估的作用。

婴儿还有活动的需要，主要表现在喜欢摸这摸那、蹬蹬腿、不停地爬动，婴儿的动作能力和智慧，就是在不断的活动与探索中逐渐发展起来。若让婴儿整天都躺在床上，看到的只是天花板，接受的刺激很少，不利于孩子智力和情感的发展。6个月以下的孩子不宜久坐，而趴着孩子会努力抬头、挺胸，全身都使劲，还可以东张西望，开阔了视野，所以孩子过了满月，可以让他趴一会。6～8个月就可以训练他爬了，并让他爬得充分，爬是全身的活动，尤其锻炼了腹部、腰部和下肢的肌肉，为站和走打下基础。爬，是乳儿主动向前移行的最早形式，克服距离障碍，拿到喜欢的玩具，从而得到更多的喜悦和满足，在爬的过程中，孩子的大脑皮层对从视觉、触觉、肌肉关节的本体感觉和前庭的方位、平衡觉等信息进行统和的有效管理。

2. 避免婴儿身心受到伤害

这个时期的婴儿各个方面都很娇嫩，外界的一个小小的刺激，都有可能给他们带来很大的伤害，因此需要成人细心的呵护。这个时期婴儿的心理伤害容易受到忽视，正确的处理断奶、怕生等婴儿生活中必须经历的事情，理解婴儿的心理感受，给婴儿一个慢慢适应的过程，不要使婴儿感到恐惧、不安、无助。

在母乳喂养中值得注意的是不要突然给孩子断奶，而应循序渐进。如果母乳充足，它应在乳儿成长的不同阶段扮演不同的角色：独角（0～3个月）——主角（3～6个月）——配角，最后在不知不觉中退出舞台，在这个过程中每天喂奶的次数是逐渐减少的，而其他食物的种类和量（包括其他乳品）是逐渐增多的。当辅食成为主食时，才能让孩子断奶。否则，孩子将会产生恋奶或怨奶的情结，不利于孩子的心理健康。

资料贴吧

宝宝在3～4个月时已能对妈妈做出反应，5个月的时候，随着宝宝自我认识和活动范围的扩大，宝宝的识别能力不断增强，开始有了明显记忆力，对亲人和陌生人能加以区分，而产生不同的反应，因为对陌生人不熟悉不喜欢，他会感到恐惧、不安全，所以产生了"怕生"现象。6个月的宝宝已开始有了依恋、害怕、认生、厌恶、爱好等情绪，对熟人表现出明显的好感，并且能够根据家庭成员的亲近程度表现出不同的反应。出于自我保护的目的，这个阶段的宝宝对陌生人和陌生环境就会表现出过敏反应，对妈妈则最为依恋。

婴儿怕生，是婴儿认识能力发展过程中的一个重要变化，这充分表明婴儿在感知、辨别和记忆能力、情绪和人际关系获得发展的体现。对于宝宝的认生，可以提前预防：在宝宝还不懂得认生的时候，可以有意识地带宝宝多接触其他人，帮助宝宝适应他可能接触到的各种环境。对于认生的宝宝，妈妈可以从熟悉的人开始，逐渐扩大他的接触范围，让宝宝一点点适应与陌生人交往。要注意的是在解决宝宝怕生问题上，决不能一厢情愿勉强宝宝和谁亲近，这样只会进一步加深宝宝的排外心理，更不要让他单独与陌生人在一起。父母可以很正式地向陌生人介绍宝宝，以轻松愉快的态度面对陌生人，可以帮助宝宝消除顾虑，与陌生人磨合的机会多了，宝宝害怕的心理自然就可以缓解并最终得以克服。

（二）婴儿期（1～3岁）的心理卫生与保育

1. 培养婴儿的独立性

2岁左右的宝宝的独立意识增强，坚持自己的事情自己做，不要别人的帮助。这是孩子心理发展的第一个"执拗期"。这期间是培养独立自主的关键期,父母正好可以因势利导,把握这个时期孩子的心理特点,在保证孩子安全的前提下,放手让孩子去做力所能及的事情,并适时地提供给他适当的帮助、指导和赞美,让孩子享受到成功的快乐,久而久之宝宝的独立性也在无形之中能够得到慢慢地培养。

2. 鼓励婴儿与他人交往

随着婴儿年龄的增长,他会逐渐开始对其他儿童感兴趣,遇见其他儿童时,会表现出高兴的神情,用手去摸摸别人,玩玩别人的玩具,这是婴儿与人交往需要的重要表现,这段时期是帮助婴儿逐渐学习与人交往的关键期。成人应给予积极的鼓励和帮助,指导婴儿如何与他人相处,如何分享玩具,帮助他逐渐学习调节自己的情绪和行为。

鼓励婴儿与其他陌生的成人进行交往也很重要。这既可以帮助婴儿扩大交往的范围,逐渐淡化对亲人的过分依恋,摆脱对陌生人的恐惧与不安,还能帮助婴儿学习人与人之间交往的社会规范,这些均有利于婴儿社会性的发展。

(三)幼儿期(3~6、7岁)的心理卫生与保健

3~6、7岁的孩子处于学龄前期,正是性格形成的初期,家人对他的态度,尤其是把他摆在什么位置上,让他担当什么角色,都对他的性格形成巨大作用。以孩子为核心,娇生惯养的溺爱对孩子的心理健康是有害的。因为溺爱的孩子大都任性,以自我为中心,自私、缺乏独立性、怯懦等。这些不良的性格一旦稳定下来,就会变为习惯化了的行为方式,将来一旦失去家庭的保护,就会变得胆小、畏缩,人际关系紧张,势必在心理上遭受更多的创伤。

1. 让幼儿摆正在家的位置,扮演好自己的角色

学龄前期的儿童在心理发展上有个自我中心的时期,3岁就可表现出独立的愿望。有人将这个时期称为孩子的"第一个反抗期",这个提法有助于提醒家长和老师对孩子独立性的重视。此时孩子要求独立,有时不听话,正是儿童心理发展的客观规律,只宜因势利导,不可违背规律硬要制服孩子的"犟劲",否则,会影响孩子的心理健康。

给孩子营造一个和睦而温暖的家庭氛围,这对培养孩子良好的情绪和性格都有重要意义。正确对待与处理学前儿童的口吃和遗尿等疾病。不要讥讽,更不要打骂,否则容易形成焦虑、抑郁、自卑等不良性格。要鼓励他树立信心,精神放松,慢慢矫正。正确对待孩子的过失和错误,教育要心平气和、耐心细致,要引导孩子认识错误,鼓励孩子心情舒畅地改正错误。

2. 帮助幼儿做好从家庭到幼儿园的过渡

从入园的那天开始,婴儿的生活发生了很大的变化。来到一个较为陌生的环境,要和陌生人一起生活,适应陌生的生活制度。这对于年龄较小的幼儿来说,可以说是人生中的又一个重要转折点。大多数幼儿在这一过程中会出现"分离焦虑"的现象。分离焦虑的程度会因幼儿自身的特点与社会经历的不同而有所不同。反应较重的幼儿在亲人离开后,会出现尿床、拒绝吃饭、夜惊等不良反应或心理问题。

为了帮助幼儿顺利地适应环境,幼儿园和家庭要互相配合,共同做好过渡工作。对幼儿园来说,可以让幼儿先熟悉幼儿园的环境,再逐渐过渡到熟悉老师和小朋友,再到熟悉幼儿园的生活。可以采取渐进入园的方式:开始时,由家长陪同,在园的时间可以短些,以后逐渐延长。另外,幼儿园应安排和照顾好幼儿的生活和活动,为幼儿营造一种轻松、愉快的生活与活动范围,激发幼儿参与各种活动的兴趣。对于家庭而言,要帮助幼儿提前做好生活习惯改变的心理准备,由较为懒散的生活过渡到较为有规律的生活。积极鼓励幼儿的入园行为,努力帮助幼儿消除对新环境的不安和焦虑。避免过分照顾和过分严厉,要用平和的心态来对待幼儿的发育成长。

3. 重视儿童正确的性别角色培养

每个社会都有其特定的性别角色的观念以及行为标准。重视儿童性别角色的培养,有益于儿童从小建立起正确的性别角色意识和相应的行为,这对其一生的性别角色活动以及终生幸福都是十分关键的。

一般来讲,儿童3岁以前就能逐渐开始意识到自己的性别,知道自己是男孩还是女孩,这是对自己性别产生了认同。家长应从孩子出生开始,就注意对其性别方面给予正确的影响和教育,如给孩子起名字、买衣服、买玩具,对儿童的期待与要求等,帮助儿童逐渐形成正确的性别角色和行为。家长应避免有意或无意将儿童性别角色颠倒,更不能为了自己的期望而将男孩当做女孩养,或女孩当做男孩养。否则,将会使儿童产生性别认同的障碍,使儿童个性和行为向异性方向发展,最终会导致其将来社会适应上的障碍或性心理变态。

第二节　学前儿童的心理健康教育

一、心理健康的含义

心理卫生是以维护和促进人们的心理健康为目的,而心理健康是指个体在适应环境的过程中,生理、心理和社会性方面达到协调一致,保持一种良好的心理功能状态。

心理健康是一个动态的概念,不同的历史时期,应当具有不同的标准。个体在不同社会背景中所扮演的角色不同,心理健康的标准也不尽相同。心理健康也是一个相对的概念,是个体心理在自身和环境许可的范围内所能达到的最佳心理功能状态。不是绝对完美的心理功能状态。

二、学前儿童心理健康的标志

学前儿童的身心正处于迅速发展的阶段,学前儿童心理健康应表现为整个心理活动(感知觉、记忆、思维、想象、情绪情感等)和心理特征(能力、气质、动机、兴趣、价值观等)的相对稳定、相互协调、充分发展,并与客观环境相统一。一般来说,心理健康的学前儿童其心理发展具有一些典型的、本质的共同特征。

1. 智力发展正常

心理健康的儿童智力是正常的,正常的智力水平是儿童与周围环境取得平衡和协调的基本心理条件。多数孩子的智商(IQ)在85~115分之间。他们能够适应一定的学习生活,与周围环境取得平衡。天才儿童的记忆力极强,对事物观察细致,想象力丰富,才智超群,有独立的、独创的、机敏的、充满活力的人格特征,识字多,学会说话早;智力低下的儿童社会适应能力差,常常不能适应幼儿园的集体生活与学习,心理压力大,需要特殊的教育和护理。智力的高低是先天遗传和后天环境共同作用的结果。

2. 情绪稳定,情绪反应适度

情绪是一个人对客观事物的内心体验。它既是一种心理过程,又是心理活动赖以进行的背景。良好的情绪,反映了中枢神经系统功能活动的协调性,表示人的身心处于积极的平衡状态。心理健康的儿童以积极的情绪表现为主,能经常保持愉快、开朗、自信、满足的心情,情绪稳定,具有自制和自控力,对环境中的各种刺激能表现出适度的反应,能够合理发泄消极的情绪,能够与周围环境保持动态平衡。这样的情绪使人思维敏捷,记忆力增强,有助于提高活动的效率,多会受到父母和邻居的表扬与称赞,而积极的情绪又得以强化,使孩子进入良性循环。心理不健康的儿童经常情绪波动、易变,对人或对物无动于衷、焦虑忧郁、情感不协调,无法自制、自控。儿童也有喜、怒、哀、乐,健康的孩子也会出现短时的消极情绪,但消极情绪表现得太过分,太频繁,如焦虑、恐惧、强迫、抑郁等情绪反复出现,就难以称得上是心理健康了。心理健康的儿童"身在福中知福",愉快、乐观。当心里有了委屈、痛苦、挫折时,能合理地宣泄不良的情绪。

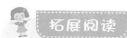

《3～6岁儿童学习与发展指南》身心状况

目标　情绪安定愉快

3～4岁	4～5岁	5～6岁
1. 情绪比较稳定,很少因一点小事哭闹不止 2. 有比较强烈的情绪反应时,能在成人的安抚下逐渐平静下来	1. 经常保持愉快的情绪,不高兴时能较快缓解 2. 有比较强烈情绪反应时,能在成人提醒下逐渐平静下来 3. 愿意把自己的情绪告诉亲近的人,一起分享快乐或求得安慰	1. 经常保持愉快的情绪。知道引起自己某种情绪的原因,并努力缓解 2. 表达情绪的方式比较适度,不乱发脾气 3. 能随着活动的需要转换情绪和注意

3. 乐于与人交往,人际关系融洽

和谐的人际关系是保障儿童心理健康的重要条件。学前儿童的人际关系虽然比较简单,人际交往的技能也比较差,但是,心理健康的孩子乐于与人交往,善于和同伴合作与共享,理解与尊敬他人,待人慷慨友善,也容易被别人理解和接受。心理不健康的孩子性格孤僻,不能与人合作,对人漠不关心,缺乏同情心,有猜疑、嫉妒、退缩现象,不能置身于集体,与别人格格不入。

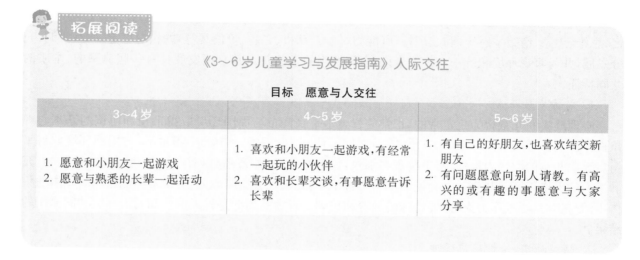

《3～6岁儿童学习与发展指南》人际交往

目标　愿意与人交往

3～4岁	4～5岁	5～6岁
1. 愿意和小朋友一起游戏 2. 愿意与熟悉的长辈一起活动	1. 喜欢和小朋友一起游戏,有经常一起玩的小伙伴 2. 喜欢和长辈交谈,有事愿意告诉长辈	1. 有自己的好朋友,也喜欢结交新朋友 2. 有问题愿意向别人请教。有高兴的或有趣的事愿意与大家分享

4. 行为统一和协调

随着年龄的增长,儿童的思维逐渐变得有条理,主动注意时间逐渐延长,能较好地控制自己的行为,表达情感的方式日趋合理和成熟。在意志方面,心理健康的儿童3岁前就有意志的萌芽表现,能初步借助言语来支配自己的行动,出现独立行动的愿望。3岁后,意志品质中的自觉性、坚持性和自制力得以发展,但总的说来,发展有限。意志不健全的孩子挫折容忍力差、怕困难,做事三心二意、注意力不集中、缺乏自控力;在行为表现上前后矛盾,思维混乱,行为反应变化无常,为一点小事可以大发脾气,或是对强烈的刺激反应淡漠。

5. 性格特征良好

性格是个性的最核心、最本质的表现,它反映在对客观现实的稳定态度和习惯化了的行为方式之中。心理健康的儿童一般具有热情、勇敢、自信、主动、诚实等性格特征。在日常生活中,一个心理健康的儿童应该表现出:有充沛的精力;心情开朗、愉快、乐观;态度积极主动;能与小朋友和睦相处,在集体中受到欢迎和信任;能较好地适应环境的变化;没有不良行为、不良习惯;注意力能集中;睡眠好。心理不健康的儿童一般表现为冷漠、自卑、懒惰、孤僻、胆怯、依赖、吝啬等,与别人和现实环境经常处于不协调的状态。

三、影响学前儿童心理健康的因素

影响学前儿童心理健康的因素主要有生理因素、心理因素和社会因素三个方面。这些因素相互联系、共同作用,对学前儿童的心理健康有着重要的作用。

(一) 生理因素

1. 遗传因素

研究表明,遗传是影响学前儿童心理健康的重要因素。遗传因素在个体身上体现为遗传素质,主要包括机体的构造、形态、感官和神经系统的特征等通过基因传递的生物学特性,而其中最主要的是大脑和神经系统的解剖特点。遗传是学前儿童身心发展的物质基础和必要条件,如身材高大、面容端正的学前儿童易形成自信的心理特征;身材矮小、五官不协调的学前儿童易形成自卑、不善交际的心理特征。

此外,人的许多心理行为受遗传的影响,如性格内向或外向、行为退缩或攻击、情绪焦虑或抑郁等。许多遗传病都存在智力缺陷。可见,如果家族有遗传病史,可直接影响后代的身心健康。

2. 先天素质(先天非遗传因素)

先天素质又称天赋、天资,是指人与生俱来的解剖和生理特点,个人的先天素质取决于遗传物质(DNA),也取决于胎儿在母体的胎内环境的各种影响造成的某些不属于遗传但属于先天特征。

先天素质是各种心理特征形成的自然条件,孕妇的健康状况及其环境直接或间接影响胎儿的心理健康。包括孕妇患病、用药、营养、情绪、烟酒、放射性和环境污染等。如母亲孕期患高血压、肾炎、低热、先兆流产等,可能与儿童的多动症有关系。

3. 机体损伤或疾病

机体损伤或疾病,尤其是神经系统的损伤或疾病是影响学前儿童心理健康的一个重要原因,如分娩过程中的异常(早产、难产、分娩时缺氧)都可能造成情绪和智能上的问题。研究表明,早产儿和出生低体重儿在身心发展方面发生问题或存在困难的可能性远远超过正常儿童。

4. 生理发育迟缓

学前儿童机体的发育和速度存在着个体差异。与同龄儿童相比,发育过于迟缓、发育水平过低,会对儿童心理健康产生不利的影响。研究表明,儿童大小便的自控能力、动作和语言等方面的发育迟缓,不仅是单纯的身体发育障碍,还可造成儿童孤独、退缩、自卑的性格,导致儿童的各种心理健康问题。

(二) 心理因素

影响学前儿童心理健康的心理因素,主要有需要和动机、自我意识、情绪、气质与性格等。

1. 需要

需要是人在生活中感到某种欠缺而力求获得满足的一种内部状态,是机体自身或外部生活条件的要求在脑中的反应。

儿童从出生开始就有了生理(呼吸、饮食、排泄、睡眠)的需要,这是人类最基本、最低层次的需要。随着身心的发展以及与社会接触面的扩大,儿童的需要也越来越复杂,如安全的需要、归属和爱的需要(社交的需要、尊重的需要)、求知的需要(好奇心、了解、探索)、完美的需要(匀称、整齐、美丽)。当环境不能及时提供条件以满足他们的这些需求时,就会使他们产生消极情绪或紧张状态。儿童就会体验到挫折。儿童受到挫折以后,会发生一些行为上的变化。儿童的某些合理需要得不到满足,就会产生不良的情绪,导致一些问题行为和心理障碍的发生,比如,说谎、欺骗、攻击。儿童要在活动中不断产生需要和满足需要,但也会受挫。因此,儿童要有一定的心理承受能力和处理动机冲突的简单技巧,以协调动机需要与现实的反差,保持平衡的心态。

2. 自我意识

自我意识是人对于自身以及自己与周围事物的关系的一种认识,也是人认识自己和对待自己的统一,包括自我认识、自我评价、自我调节。学前儿童在作自我评价时,常常以自己情绪体验作为评价

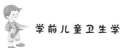

的依据,较多的儿童表现出过高地评价自己。随着年龄增长,儿童的自我评价会逐渐接近客观事实。儿童到了一定的年龄,仍自我评价过高,就会阻碍个性的健全发展;如果自我评价过低则常常缺乏自信心,表现为沉默寡言、行为退缩、不合群,其个性和行为也会因此出现问题,难以适应多变的社会生活。因此,有良好的自我认识和自我评价能力,同时又善于在各种冲突和挫折情境中做出正确的调节,把握自己的认知活动、情感态度和动作行为,才能逐渐形成良好的个性特征,维持心理的健康。

3. 情绪

情绪是人对客观现实的一种态度体验,主要反映了客观现实与人的需要之间的直接关系。情绪是影响人的心理健康,导致心理异常和障碍的一个主要中介环节。积极情绪使人心境愉快、安定,精力充沛、身体舒适;而消极情绪则使人心境压抑、焦虑,精力涣散、身体衰弱。恐惧是儿童时期经常产生的情绪。许多正常的儿童不仅对某些特殊事物感到恐惧,而且常常害怕多种事物,如怕动物、怕陌生人、怕被丢失等。儿童在恐惧状态下,常伴随一系列生理变化,如心跳加速、呼吸急促、脸色苍白、行为失调、情绪失控等。生理功能的紊乱会影响机体的健康状况和认识水平,使儿童产生种种心理问题。

4. 性格

性格是个性的核心,是人对客观现实表现出的比较稳定的态度以及与之相适应的习惯化的行为方式。性格是儿童最明显、最主要的心理特征。例如,惧怕行为、沉默不语、缺乏主动性等行为问题常常发生在性格内向、胆小、拘谨的儿童身上;而攻击性行为、爱发脾气等容易发生在性格外向、暴躁的儿童身上。

(三)社会因素

影响学前儿童心理健康的社会因素主要有家庭、托幼机构、社会生活环境等。随着学前儿童年龄的增长,他们经历了由简单到复杂的社会环境。社会环境的飞速变化,使他们的物质生活环境和精神生活环境都发生了巨大的变化。这些变化或有益于他们的心理健康,或给其正常的心理发展带来不良影响。

1. 家庭

家庭是社会的基本单位,是学前儿童最早接触的社会环境,也是学前儿童个性社会化的主要场所,对学前儿童身心健康的发展十分重要。家庭结构和功能、家长的教育能力以及对孩子的期望水平、教育方法和教养态度、父母的职业及社会经济地位、家庭的物质条件和氛围、生活习惯和志趣爱好等,都与学前儿童的心理健康有着密切的关系,最终影响他们的行为和人格。因此,要营造有利于孩子心理健康的家庭氛围,让孩子生活在和谐、充满爱和有安全感的家庭环境中。

2. 托幼机构

托幼机构是对学前儿童最早实施教育和保育的机构。托幼机构的环境以及各种教育教学活动,都是在有目的、有计划、有组织的安排下进行的,是一个以教师和儿童之间的相互关系为主轴构成的社会集体。托幼机构的基本功能就是通过教师与儿童之间的双向交互作用来促进儿童的社会性发展。托幼机构是促进儿童身心健康发展最理想的场所,要建立有利于学前儿童健康发育的托幼园所,良好的师生关系、友好的同伴关系和和谐的工作人员间的关系,在组织各项活动时,要充分考虑学前儿童的承受能力,适合学前儿童的心理发展水平。但在教育实践中,相当多的托幼园所教育观念陈旧,教育态度和教育方法缺乏科学性,这是导致学前儿童心理健康问题产生的重要原因。

3. 社会生活环境

社会的大环境应当是和谐安定的,使学前儿童的基本权益得到保障,人格得到尊重。学前儿童和其他社会人群一样,都生活在复杂的社会关系中。社会生活环境中和各种因素都在不同程度上影响着学前儿童的心理健康。在现代社会中,人们经常处于紧张之中,心理上的种种冲突、压力和焦虑不断地增加。社会价值观的多元化对学前儿童产生了不可低估的影响,潜移默化地影响了他们的心理健康。

随着时代的发展,电视、计算机、网络等先进科学技术与学前儿童的生活日益密切,学前儿童与各种社会传媒的接触,直接影响了学前儿童道德观念和行为的形成,对其身心发展产生重要影响。

在学前儿童心理发展过程中,生理因素、心理因素和社会因素相互影响、相互制约。生理因素是基本因素,社会因素通过心理因素来实现,它们错综复杂地交织在一起,对学前儿童的心理健康产生影响。因此,在对学前儿童进行心理健康教育时,必须充分考虑各种因素的作用,采取合理有效的措施促使学前儿童心理健康地发展。

第三节　学前儿童常见的心理障碍及其矫治

心理障碍是在特定情境和特定时间内由不良刺激引起的心理异常现象,属于正常心理活动中暂时性的局部异常状态。但是,如果长期的心理障碍得不到适当的调整,不能适时恢复到正常状态,就有可能导致精神疾病。学前儿童的心理障碍早发现、早干预和早治疗,对于学前儿童的正常发育和健康成长都具有十分重要的意义。

一、学前儿童心理障碍的早发现

在学前儿童成长的过程中,免不了会出现这样或那样的问题,对此,我们首先应该考虑其年龄阶段发育的基本特点。如果某个学前儿童心理活动的行为表现是大多数同龄儿童都有的,那么这个学前儿童心理正常的可能性就高。如果大多数同龄儿童都具有某种行为而他没有,或大部分同龄儿童都没有某种行为而他有,就可能是不正常的。其次,要考虑行为表现的程度是否合理,如果某些心理活动的行为表现严重超出了大多数学前儿童的表现程度,也属于不正常。如学前儿童因认知发展水平有限所造成的无意说谎行为,属于正常范畴。但如果学前儿童为了达到某种目的经常故意编造谎言,久而久之,成为一种劣习,就属于不正常的范围。再次,要考虑是否是特定情境下产生的行为。在某些特定情境下,学前儿童的行为看似异常,实则为特定情境的正常反应。例如,成人对学前儿童过于严厉,学前儿童一旦做错了事,怕受到惩罚,于是编造谎言来掩盖自己的过失,如果说谎达到了目的,成人的行为无形之中对学前儿童说谎起到了强化作用,所以,这种行为表现是对某种特定环境的正常反应,不属于心理行为问题。另外,还要从个体的发展来看是否属于倒退现象。如2~3岁的学前儿童,由于大脑的发育不完善,有意识控制排尿的机制还不健全,夜间尿床是正常的,如果到了上小学的年龄还天天尿床,就属于不正常的范畴。

由于儿童尚处于身心发育的迅速时期,可塑性很大,就为儿童心理障碍的矫治提供了有效时机。成人应及早发现并重视儿童的心理障碍,及时进行分析,必要时,可以请儿童心理工作者或儿童精神科医生进行鉴定确诊,然后针对具体情况,采取相应的对策和治疗手段,包括教育干预、心理治疗、药物治疗等。

二、学前儿童常见的心理障碍

学前儿童常见的心理障碍分为不良习惯、情绪障碍、睡眠障碍、品行障碍和语言障碍五个方面。

(一) 与不良习惯有关的心理障碍

由于不适当的环境或不良的教育,有些儿童会有一些不良习惯。这些不良习惯是比较固定的,有自动化的倾向,若不及时纠正,就会成为儿童心理健康发展的障碍。

1. 吮吸手指和衣物

(1)表现:儿童吮吸手指极为常见,经常或几乎整天吮吸手指,常固定吮吸某一手指。随着年龄增加,这种行为会逐渐消退。但若随着年龄增长,仍保留这种幼稚动作,并成为习惯,应及时纠正。因为吮吸手指行为会受到非议,而使儿童感到紧张、害羞。这种不良习惯还易引起肠道寄生虫、肠炎等疾病,且可引起手指肿胀、局部化脓,若延续到换牙以后,会导致下颌发育不良,上下牙咬合不齐,妨碍面容的和谐和不能充分发挥牙齿的咀嚼功能。

(2)原因:常因婴儿期喂养不当,不能满足儿童吮吸的欲望,以及生活环境单调,缺少玩具和爱抚,导致儿童以吮吸手指来抑制饥饿或进行自我娱乐。吮吸乳头是人的原始本能反应,婴儿会很自然

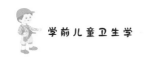

地吮吸碰到嘴唇的任何物体。婴儿吮吸手指是一种常见的行为,特别是婴儿长牙的时候,这是正常现象。到2～3岁以后,儿童的动作能力和语言发展了,反映儿童饥饿状态和索食的要求已经能满足,吮吸手指和衣物的行为就逐渐消失了。但是如果过了这一年龄阶段,还仍然经常吮吸手指,就不属于正常现象了。

（3）预防和治疗：吮吸手指是由不良的环境（婴儿期喂养不当、不能按时得到足够的食物）和不适当的教育方法（缺乏环境刺激和社会交往）所致。孩子用吮吸自己的手指或衣物作为抑制饥或自娱自乐的方式,长此以往,就养成了习惯。因此应注意定时、定量喂足喂好婴儿,养成良好的生活饮食习惯；对于缺乏环境刺激、过分孤独的儿童,可以多花时间陪伴孩子,玩他们感兴趣的游戏,吸引他们的注意力,丰富他们的物质和精神生活,消除寂寞感,给予爱护和同情,使之在心理上获得满足,冲淡其吮吸手指的欲望,逐渐改掉固有的不良习惯,不宜采用在手指上涂苦味药或裹上手指等强制方法。良好的生活习惯、充足的户外活动、有趣的游戏、和谐的亲子关系是根治吮吸手指的重要方法。

2. 咬指甲

案例

洋洋,男,5岁,性格内向、胆小、怕孤独、不合群,尤其受到成人指责时表现得紧张。上课、睡觉时经常将手指放在口中,入神地咬指甲。从周岁起,他先是吃衣角、咬被角,后来由于大人阻止,虽不再吃衣角、被角,但产生了吮吸手指的行为。洋洋出生后由于母乳不足,由人工喂养,1岁半后由外婆抚养。父母在外打工,每周到外婆家去看望他一次。长大一些后,跟父母同住,但大多数时间都是一个人在家玩耍。

（1）表现：儿童经常不由自主地咬长出的指甲,还咬指甲周围的表皮,甚至会把甲床咬出血来。有的儿童不仅咬指甲,还咬手上各小关节侧的皮肤、衣袖、领子以及其他各种物品。有些儿童还伴有多动、睡眠不安、吮吸手指、挖鼻孔等多种行为问题。在情绪不安时,咬指甲的行为表现更为突出。咬指甲可以在幼儿期的任一阶段发生,在3～6岁的儿童中,发病率较高,但是多数出现在学龄初期的儿童身上。随年龄增大后,症状可自愈。但少数人养成顽固习癖,终生难改。

（2）原因：咬指甲的行为,主要与儿童紧张的心理状态有关。如孩子缺乏关爱、家庭关系紧张、父母或教师管教太严、孩子对新环境适应困难（如不愿去幼儿园）等,在强烈的心理压力或高度焦虑的情况下,孩子就会以咬指甲来缓解心理紧张。另外,儿童缺少同伴,一个人在家玩玩具、看电视,当他感到孤独、乏味时,也会不自觉地去咬手指。还有的儿童咬指甲行为是从父母或者同伴那里模仿来的,一般获得了快感,逐渐形成了顽固性习惯。

（3）预防和治疗：包括以下两个方面。

消除心理紧张的各种因素：父母和教师不要过于严厉；引导儿童参与各种游戏活动,给孩子多一些时间能与同伴一起玩耍；用儿童感兴趣的活动（拍皮球、叠纸、剪纸、画画、唱歌等）去吸引他们的注意力；满足孩子被爱被关注的需求（陪孩子游戏、带孩子参加各种游戏活动、带孩子郊游、睡前给孩子讲故事,多与孩子进行情感交流和肌肤接触,在陌生的环境中,要多给孩子关注）。

培养良好的卫生习惯：养成按时修剪指甲的卫生习惯。严重者进行行为治疗。

3. 习惯性阴部摩擦（夹腿综合征）

习惯性阴部摩擦即抚弄或摩擦外生殖器。多见于1～3岁的婴儿,男孩多于女孩,也是学前儿童常见的不良习惯之一,不属于性早熟。

（1）表现：一般表现为入睡或刚醒来时两腿内收,摩擦自己的外生殖器,患儿一般两腿交叉上下移擦。或骑在某种物体上活动身体,甚至为避免大人的干涉而暗自进行。在阴部摩擦的同时,孩子面部出现绯红,两眼凝视,表情不自然等现象,有时还伴有出汗、喘气。

（2）原因：包括生理和心理两方面因素。

① 生理因素：局部不洁或疾病引起瘙痒。如局部湿疹、炎症和蛲虫感染引起局部瘙痒,致使两

大腿内收交叉摩擦,甚至将手伸入,时间长了就发展成为习惯性动作。

②心理因素:有的儿童可能因家庭气氛紧张、缺乏关爱、遭受歧视等感情上得不到满足,心理上紧张不安,又无玩具可玩,通过自身刺激来寻求宣泄,从而产生夹腿行为。

(3)预防和治疗:包括以下四个方面。

①提高认识:防治的关键在于及早发现及早诊断。家长一旦发现迹象,应及早向儿童心理专家咨询。家长对患儿不要责骂、惩罚,也不要强制制止其发作,要说服教育、诱导解释。

②及时转移:当患儿将要发作或正在发作时,家长应唤醒他并改变睡姿,也可以用玩具来转移孩子的注意力。如能持之以恒,一般均能奏效。

③按时作息:要养成按时睡眠的好习惯,晚上不要过早上床,早晨不要晚起赖床,以减少"夹腿"发作的机会。

④去除原因:家长要注意患儿会阴部卫生,去除各种不良刺激。如果患儿有蛲虫、湿疹等,要及时看医生治疗。不穿着紧身衣裤。男孩有包茎应及时手术治疗。家长还要注意给患儿营造一个良好的家庭环境,给孩子充分的温暖和爱抚。

(二)与情绪有关的心理健康问题

初生婴儿的情绪是笼统不分化的,1岁以后开始逐渐分化,2岁时出现了各种基本情绪。由于生理或者心理的原因,儿童不能正常地发挥其人格的效能,就可发生情绪方面的紊乱。在社会生活和交往中出现困难,也会导致暴怒发作、夜惊、睡眠不安、社会退缩行为、自卑等问题的产生。随着儿童年龄的增长,大部分儿童的情绪障碍自然会消失,只有少数人在成年后有神经症性障碍或抑郁表现。

1.恐惧不安

恐惧不安是指儿童对特定的事物(动物、人、物品)或情景所产生的过分或不合理的恐惧和回避反应。

(1)表现:儿童主要的恐惧对象有生疏的动物和情境、陌生人、闪光、阴影、噪声、黑暗、孤独、梦境等。通常儿童对某些惧怕对象所产生的恐惧持续的时间比较短暂,常常无须任何处理即会自行消失。米勒等人提出了不同年龄的儿童有不同的恐惧对象。因此,对于儿童某些年龄阶段中出现的暂时的程度较轻的恐惧,应视为正常的恐惧表现。少数学前儿童的恐惧较严重,或者到了一定的年龄仍不消退,以致明显干扰了他们的正常行为,造成社会适应性困难,就可成为情绪上的一种障碍,影响他们心理的健康发展,有的还会引起严重的焦虑和恐惧,甚至形成恐惧症。

(2)原因:行为主义学派认为,儿童恐惧是由于儿童从特殊的刺激中获得的直接经验所致,因而是习得的。他们曾观察一个11个月龄的婴儿,小白鼠没有引起该婴儿的任何恐惧反应,但将小白鼠与该婴儿恐惧的巨声同时呈现以后,原先不引起恐惧反应的小白鼠即可使该婴儿出现恐惧反应,而且这种反射建立起来的恐惧反应可以泛化,使这个婴儿害怕所有白色的东西。班杜拉提出,儿童的恐惧反应也可以由共鸣性的方式学习而得到。当儿童看到父母或者家庭其他成员对某种外界刺激或情境表现出过度的恐惧和做出回避反应时,即可通过共鸣性的学习对同样的刺激也表现恐惧情绪。这是大人的言行吓着了孩子,使他们学会了"怕"。不少人发现,有过度恐惧反应的儿童,他们的父母往往也有过度的恐惧倾向,而且他们的恐惧对象或场合也与儿童相类似。另外,有些大人为了镇住孩子,让不听话的孩子就范,常使用恐吓的办法,如大灰狼、老妖婆、警察、医生等。孩子年幼无知,还分不清真假、虚实,他们相信大人信口胡编的话,恐惧就像个幽灵,会躲在孩子的潜意识里,使他们常常无惊自扰。儿童产生恐惧心理如果持续时间过长,就可能患上恐惧症,对孩子的心理发展造成严重的不良影响。

(3)防治:鼓励儿童观察和认识各种自然现象,懂得一些粗浅的科学道理。如电闪雷鸣时给孩子讲讲雷公公的故事。禁止采用恐吓、威胁的方法,禁止儿童看恐怖影视、书刊、图片。鼓励儿童多参加集体活动和游戏,培养其不畏困难、勇敢坚强的意志,克服种种恐惧心理。必要时采用模拟示范法和系统脱敏法等一类行为治疗的方法进行矫治。如对怕黑的儿童,开始由大人陪同在暗室门口站一会,等到他不怕了,再让他单独站在门口或鼓励他进去看看,使他逐渐摆脱对黑暗的恐惧。

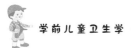

2. 暴怒发作

暴怒发作在学前儿童中比较常见。有部分儿童表现程度比较严重,发作过于频繁,成为一种情绪障碍。

(1)表现:儿童在个人要求或欲望得不到满足时,或在某些方面受到挫折时,就哭闹、尖叫、打滚、撞墙、撕扯自己的头发或衣服,以及其他发泄不良情绪的过火行为。

(2)原因:行为主义学派认为,儿童的暴怒发作是通过学习而产生的,即暴怒发作最初可能由于遭受挫折而引起,其后,由于受到环境中其他人对此事的态度、问题的结局等因素的影响而得以维持。例如,在儿童暴怒发作时,母亲作了让步,母亲的妥协却强化了儿童暴怒发作的行为,而其他儿童则又可通过学习模仿获得这种行为。

(3)矫治:不要过于溺爱和迁就儿童。在儿童第一次暴怒发作时,家长不要妥协,坚持讲道理,绝不迁就儿童不合理的要求。从小培养儿童合理宣泄消极情绪。对于少数暴怒发作行为较为严重的儿童,应该给予行为治疗,当儿童发作时,将其暂时安置在一个单独的房间里。给予短暂的隔离,使他的暴怒发作不引起人的注意,从而使发作的频率逐步降低。

(三)睡眠障碍

学前儿童常见的睡眠障碍有夜惊、梦游、梦魇等。

1. 夜惊

夜惊是睡眠时所产生的一种惊恐反应。2～5岁的儿童较为多见,男孩的发生率高于女孩。

> **案例**
>
> 宝彤,女,4岁,足月顺产出生,既往生长发育正常,口齿伶俐,深得爷爷奶奶、爸爸妈妈的宠爱。大人们凡事一般都顺着孩子。上周孩子闹脾气,不听大人劝告,父亲怕孩子被宠坏,百般无奈下打了宝彤一顿,还把孩子关在黑黑的厕所里面。此后,宝彤每晚在入睡1～2个小时,总是突然尖声哭叫,紧抱大人不放,表情恐惧,呼吸急促,大汗淋漓,任凭家人怎样安慰、抚拍均无效,叫名字也无反应,每次要闹十来分钟,后又安然入睡,第二天毫无记忆。

(1)表现:儿童入睡一段时间后(15～30分钟内),在没有受到任何外部刺激的情况下突然从床上坐起,尖叫哭喊,两眼瞪直或紧闭,手脚乱动,表情非常惊恐,并伴有心跳加快、呼吸急促、全身出汗等症状。这时如果叫他,通常难以唤醒,对于他人的安抚、拥抱等不予理会。发作可持续数分钟,又自行入睡,醒后完全遗忘。发作次数不定,可隔数天发作一次,也可一夜发作多次。

(2)原因:包括心理因素、环境因素和生理因素。

① 心理因素:多数由心理因素引起,如父母吵架或离异,亲人伤亡,与母亲长期分离,生活中遇到困难,受到成人的严厉责备或惩罚使儿童情绪紧张;睡前看了惊险恐怖的电视,或听了恐怖的故事等都会造成儿童睡前精神紧张。

② 环境因素:卧室温度过高或空气污浊;睡眠时盖被太厚,将手压在胸口;晚餐过饱。

③ 生理因素:学前儿童的神经系统失调、内分泌失调以及严重缺钙都可能夜惊。鼻咽部疾病致使呼吸不畅、患肠寄生虫病也使儿童的睡眠受干扰。

(3)预防:消除引起紧张不安的心理诱因,减少儿童的情绪紧张。避免睡前过度兴奋或恐惧。改变不良环境,注意培养良好的睡眠习惯,保持有规律的作息时间。预防和治疗躯体疾病。随着儿童年龄的增长,大多数儿童的夜惊会自行消失,无须特殊处理。少数儿童夜惊不是睡眠障碍,而是癫痫发作的一种形式,患儿在白天精神、行为也有异常,应去医院诊治。

2. 梦魇

梦魇是指以做噩梦为主要表现的一种睡眠障碍,俗称"做噩梦",多见于学前期儿童。

(1)表现:儿童在做噩梦时,伴有呼吸困难、心跳加剧、自觉全身不能动弹,以致从梦中惊醒、哭闹。醒后仍有明显的情绪失常,紧张、害怕、出冷汗、面色苍白等。梦魇一般持续2～3分钟。对梦境有片段记忆。惊醒以后不多时,可完全摆脱对梦境的恐惧情绪,又能安然入睡。

（2）原因：精神紧张、焦虑不安,如遭受挫折,受到惊吓,睡前看了较紧张、恐怖的电视。有的儿童在发生梦魇以前有尚未解决的内心矛盾冲突及由此引起的不愉快情绪；躯体患有疾病,如上呼吸感染导致睡眠时呼吸不畅或肠道寄生虫病；睡眠或饮食习惯不良,如睡时胸口受压或入睡前吃大量食物等。

（3）预防：消除内心矛盾冲突,缓解情绪紧张；及时治疗躯体疾病；培养儿童良好的生活习惯,使儿童生活有规律。

（四）与品行有关的心理障碍

学前儿童中比较常见的品行障碍有攻击行为、偷窃、说谎、对小动物残忍、破坏公物等。这些行为与儿童的心理健康有密切的关系。

1. 儿童攻击性行为

攻击行为也称侵犯行为,是指个体有意伤害他人身体与精神,且不为社会规范所许可的行为（或能引起别人对立和争斗的行为）。这是学前儿童最为常见的一种品行障碍,到学龄期后则日渐减少。

案例

6岁的阿彪是刚刚转到我们幼儿园的小朋友,相对于同龄儿童来说确有不少特别之处,如个子矮小、性格怪异、无缘无故打人、抢玩具、欺负同伴、常搞破坏、脾气暴躁等等,因此成了小朋友们的被告。在集体活动中,阿彪常会在座位上吵闹,打断老师的话,对正常的教学活动造成不良影响。班里另外一些家长为了不使孩子吃亏,就让自己的孩子不要跟阿彪玩,因此,小朋友们都不喜欢和他一起游戏,从此阿彪总是躲在角落很孤单。

（1）表现：对于学前儿童来说,攻击性行为主要表现在三个方面。一是侵犯他人身体,踢、打、抓、咬他人；二是毁坏物品,撕、扔、踩东西；三是言语攻击,如通过讥笑、讽刺、诽谤、谩骂等方式对他人进行欺侮。有的儿童还可表现为"人来疯",以引起他人的注意。攻击性行为男孩多于女孩。

（2）原因：当儿童受到挫折时,由于缺乏自我调节的能力或社会交往的经验,为了解除心理的紧张或维护自己的自尊,便采取攻击他人的行为来疏泄自己的情绪或保护自己。行为主义心理学家认为,攻击性行为是一种社会学习性行为,是通过观察别人的攻击行为模式而学习到的,并由于这类行为所造成的后果而得以维持。如果在儿童生活的环境中经常有攻击性行为出现,或所看的电视中常有暴力行为镜头,他就会去模仿、学习。家长过分溺爱、怕孩子吃亏、经常惩罚,都会造成孩子任性。家长不正确的教育思想和对男孩的性别期待也会导致攻击性为的出现。

（3）防治：对儿童进行正确的引导和教育,不能简单粗暴地对待孩子,要为孩子提供一个温暖、宁静、祥和的生活环境,远离暴力和不良诱因。帮助儿童学习如何与他人相处、如何调整自己的情绪、如何对待挫折等。在儿童攻击性行为发生后,教师和家长应该进行干预,使他们意识到侵犯行为是不能被接受的。如果儿童有非常严重的攻击行为,如打骂他人、无理顶嘴等,应给予惩罚,绝不能姑息迁就。可取消他的某些权力,不许参加喜欢的活动,直到行为正常为止。不可采取体罚的方法,因为体罚本身对儿童的攻击行为起到了示范作用。要采取相应的心理治疗（示范法、消退法、暂时隔离法）。

2. 儿童说谎

儿童到了三四岁以后,一般都会出现说谎的行为。说谎可分为无意说谎和有意说谎两类。

（1）原因：无意说谎和有意说谎原因不同。

① 无意说谎：学前儿童由于认知发展水平低,在思维、记忆想象、判断等方面出现与事实不相符的情况,而造成了说谎。比如,他们常常把想象中的事物当作现实存在的事实,去告诉别的小朋友。随着儿童年龄的增长、认知水平的提高,无意说谎会逐渐减少。

② 有意说谎：有些儿童由于为了逃避责备、惩罚或由于自卑想对别人进行报复,为了引起他人的注意,或者为了满足自己的虚荣心,故意编造谎言,这就是有意说谎。如果儿童通过说谎达到了目

的,则无形中起了强化作用,久而久之,说谎就会成为一种顽习,即使在没有必要说谎的时候也会编造谎言,从而构成严重的品行问题。

(2)防治:预防和纠正说谎行为关键在于教育。教师和家长要让儿童从小懂得说老实话、做老实事,用诚实的行为规范要求自己。发现儿童有意说谎,要进行认真的调查和分析,用事实真相来点穿谎言,还要让他们明白说谎的严重后果。在儿童面前,成人应该实事求是,真诚地对待孩子。这对儿童诚实行为的形成能起到潜移默化的作用。营造和谐、融洽的环境,在儿童犯了错误的情况下,尽量避免训斥、责骂,要多给予热情的帮助,给予改正错误的机会。在这种充满信任的生活环境里,儿童会自然地吐露真情,无须掩饰、隐瞒和欺骗。

3. 拒绝上幼儿园

儿童初次上幼儿园,会出现一些情绪波动,这很正常。但有的儿童情绪波动过大,持续时间过长,对孩子的心理及家庭生活造成了极大的影响。

> **案例**
>
> 扬扬,男,3岁。活泼、可爱,从出生后妈妈就特别宠爱,一直由自己亲自领养。1个月前因为妈妈要上班了,所以只得把扬扬送入托儿所。从入托的第一天起,扬扬就哭闹不停,紧紧拉着妈妈的衣服不放,不让妈妈走。在托儿所里不肯吃饭、不肯午睡,甚至不肯喝水。整天哭着吵着要妈妈,老师怎么哄劝都没有用。下午,他常常站在托儿所的门口等候妈妈,不和其他小朋友一起玩。回到家里,总是跟着妈妈不放,害怕妈妈离他走开。晚上睡着后还常常惊叫:"妈妈! 妈妈!"

(1)表现:总体说来,新入园孩子的分离焦虑表现在以下三个方面。

① 情绪方面:焦虑、坐立不安、低声啜泣、恋物、暴躁、恐惧等。

② 行为方面:胆怯、害羞、缄默(整天不讲一句话)、缠人、孤僻、打人、抢玩具、拒食、拒绝拥抱、扔玩具、拒绝脱衣服、违拗、自虐。

③ 生理方面:喂食困难、食欲下降、入睡困难、夜惊、遗尿等。

有的孩子会一直哭泣,异常烦躁,不断询问"妈妈怎么还不来接我"。有的对自己所带物品总是随手拿着,不容别人碰一下,甚至不和别人挨着坐,独自在一边,若别人不小心碰了他,或拿了他的东西,他会非常愤怒,甚至声嘶力竭。有的孩子蜷缩在角落里,低声哭泣,别人抢了他的玩具,甚至打了他,他也不敢反抗,就连大声说话也不敢。还有的孩子则特别缠人,看到别的家长和教师从门口走过,就会跟过去,希望能带他去找妈妈。或者要求教师一直抱着他,当教师眼神离开或牵着的手放开,立即大哭。还有的以扔东西、打人等来进行发泄。大部分儿童有不吃饭、尿裤子等现象发生。也有的孩子由于过度紧张而出现夜惊,做噩梦等。以上这些情况有的孩子一入园就有明显表现,也有的孩子高高兴兴玩上两三天之后才出现,因此我们都应把新入园的孩子列为工作重点,采取具有针对性的措施,使孩子尽量减少分离焦虑,顺利入园。

(2)原因:父母对子女过分溺爱和娇惯,形成过分强烈的亲子依附关系。孩子由原来自由自在生活变为有约束、有规律的生活感到很不习惯,儿童能敏感地察觉到在家里和在幼儿园各种"待遇"上的差异,从而产生挫折感,并通过情绪反应出来。在陌生的环境中,孩子会觉得安全受到威胁,从而产生巨大的心理压力,并通过哭泣来发泄自己害怕的情绪。自理能力差也是儿童对幼儿园生活不适应、产生抗拒心理的原因。另外,有的儿童本身就比较胆小、内向,或是不喜欢与他人相处,这样的儿童在幼儿园哭泣的几率会更高。生理上产生的病痛也会让儿童出现哭泣的行为,如感冒、发热、肠胃不舒服时,儿童会因为疼痛、难过而哭泣。

(3)措施:主要包括以下七个方面。

① 爱心教育:对孩子要做到有爱心、有耐心、更加细心。如语言温和平缓,称呼儿童小名,创造一种亲切、自然的气氛;经常拥抱儿童,用这种身体语言起到安抚作用;对儿童提出的问题尽可能地回答,不冷落儿童;蹲下来与儿童说话,使儿童觉得老师是真诚的、可信赖的。

② 放松教育：教师要做到心中有数，知道孩子哭闹是他自己的一种表达方式，轻松地对待孩子的哭闹，让孩子感觉上幼儿园没什么大不了的，而且很好玩儿，使孩子逐渐接受并参与到活动中来；尽可能满足孩子的一些要求，比如有的儿童提出不吃饭、不睡觉等，可暂时答应他，让他放松下来，真到吃饭睡觉的时候，他也饿了困了，就自然得跟着吃饭睡觉了；还有的孩子不让关门，因为他们觉得关了门妈妈就进不来了，我们不妨先把门大敞着，只要注意安全，别让孩子自己走出去就行了；给儿童更多的自由：如上课可以自由走动，可带自己喜爱的玩具等来园；多用肯定性语言，少用否定性语言。如把一件事说成"你很乖，好好玩玩具，妈妈会早点来接你"，孩子听了会很高兴；而说"你不玩玩具，妈妈就不来接你"，孩子就会大哭，因为她还不能很好地理解两句话之间的关系，而只注意了后半句。

③ 活动吸引：经常带孩子到大自然中做有趣的活动，创造愉快欣喜的心境；提供新颖、有趣、适合儿童年龄的玩具，使儿童在玩耍中转移不良的情绪；精心布置教室，使儿童如同来到大森林、动物乐园或产生家的感觉。多组织一些能让孩子动起来的活动，如手指游戏、音乐游戏、儿歌表演等深受孩子们的喜爱，孩子们乐在其中，从而有效地转移孩子的焦虑情绪。

④ 规则教育：怎样在孩子适应的过程中建立必要的规则呢？可以顺应孩子的特点，让孩子动起来，比如，请孩子们坐下来时，边拍手边说儿歌或数数，有规律地拍手加上各种变化使孩子非常感兴趣；点名时表演一个动作或小动物等。刚入园的孩子有的不理解老师对大家说的话也包括他自己，对这些孩子就个别交待，他会很认真地听，并按要求去做。对一些常规性、原则性的问题要严格执行，才能有助于儿童良好习惯的形成。比如，讲故事时要求大家必须坐好了安静地听，那就等大家坐好了安静下来再讲，并告诉大家讲或不讲的理由，让大家明白这项规则。

⑤ 能力培养：我们可以用各种孩子愿意接受的方式教孩子一些基本的生活技能，并在日常生活中注重各种能力的培养。比如，孩子不会穿鞋，起床后我们就教孩子让小脚钻山洞；根据洗手的要求自编了一首儿歌，孩子边洗手边说儿歌，乐在其中。能力的培养，让孩子有了成功感，找到了自信，上幼儿园不再是难事。

⑥ 指导家长：从小注意对儿童性格的培养，要让他们乐观、开朗、坚强。家园同步，家长要多和孩子谈论幼儿园里新鲜的儿童感兴趣的事情，以家长高兴的情绪带动孩子。若孩子不愿上幼儿园，千万不要用吓唬、欺骗的方法，如"不上幼儿园妈妈就不要你了"等等，这样即使孩子被迫来幼儿园了，也不会有好情绪，而会缺乏安全感，较长时间不能适应。对孩子的不良习惯不要反复去提，适当淡化，反而会有助于消除坏习惯，养成好习惯。

⑦ 开展有趣的亲子活动：亲子活动有助于孩子在安全愉快的感觉中熟悉幼儿园、接纳幼儿园，因此多开展有趣的亲子活动有助于家长了解幼儿园、孩子适应幼儿园。

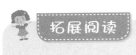

《3～6岁儿童学习与发展指南》身心状况

目标   具有一定的适应能力

3～4岁	4～5岁	5～6岁
1. 能在较热或较冷的户外环境中活动 2. 换新环境时情绪能较快稳定，睡眠、饮食基本正常 3. 在帮助下能较快适应集体生活	1. 能在较热或较冷的户外环境中连续活动半小时左右 2. 天气变化时较少感冒，能适应车、船等交通工具造成的轻微颠簸 3. 能较快适应人际环境中发生的变化。如换了新老师能较快适应	1. 能在较热或较冷的户外环境中连续活动半小时以上 2. 换新环境时较少出现身体不适 3. 能较快融入新的人际关系环境。如换了新的幼儿园或班级能较快适应

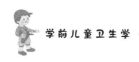

（五）与语言有关的心理障碍

语言障碍是指学前儿童到了一定的年龄,还不具备与年龄相符的语言表达能力。学前儿童常见的语言障碍主要有以下三种。

1. 发展性语言障碍(儿童语言发育迟缓)

这是最常见的一种语言障碍形式,是由于大脑发育迟缓而造成的语言障碍,可分为接受性言语障碍和表达性言语障碍。这类儿童口头语言明显落后同龄儿童,到相应年龄仍不能讲完整的句子,甚至仅能讲少数单词,有的表现为说话词不达意或构音不清。

（1）表现:患有接受性言语障碍的儿童,1岁半还不能理解简单的言语指令,他们能够对环境中的声音能做出相应的反应,而对有意义的言语却毫无反应。有表达性言语障碍的儿童,在1岁半时能够听懂简单的言语指令,根据言语指令做出相应的反应。他们在学习说话时能发出一些语音,但是语言含糊不清,常常不能很好地组词,学了新词就忘了旧词,因而词汇十分贫乏,语句生涩难懂,不能用语言表达自己的意思,尤其是学习语言的速度比一般儿童慢得多。这些儿童的智力发展一般都良好,内在语言的发展也正常,喜欢用手和眼神表达自己的情感和需要,也乐意与别人做各种不需要语言交流的游戏。由于语言交往方面的困难,这些儿童可出现焦虑不安、退缩、执拗、遗尿、吮吸手指等行为问题。

（2）原因:脑组织的有关部位功能发育不完善;缺少言语刺激、教育和训练。可能是长期生活在封闭的环境中,与人交流的机会少、缺乏言语刺激。也可能是父母的过分溺爱,知道孩子所思所想所需,孩子不开口家长就心领神会,满足其各种需求,使孩子失去训练的机会。此外,听力障碍、婴儿孤独症、精神发育迟缓、儿童精神病等都可以导致语言发育迟缓。

（3）矫治:对患有表达性言语障碍的儿童,要着重鼓励、训练他们用语言表达的能力,一般随着年龄的增大,不经治疗也可以逐渐获得正常的语言能力。患有接受性言语障碍的儿童则需要经过特殊的训练,才有可能获得语言能力,但成年后一般在语言功能和社会适应方面均可出现一定的缺陷。言语训练越早越好,家长参与训练过程,家园同步训练。可先让患儿倾听各种声音,并告之名称;再要求患儿模仿教师口型,发音从简单到复杂;然后让孩子听语音指物,再指物说名称;接着学习简单的口语对话;最后念儿歌。这样做遵循了正常语言的发展历程,可为矫正患儿行为提供系统化的语言训练。

2. 发展性语音不清

（1）表现:不存在发音器官或神经系统的器质性病变,但是在说话时语音不清晰,讲话不能成句。轻者说话能被人听懂,但是吐字不准、语音含混;重者不知所云。

（2）原因:与发音有关的神经系统发育迟缓;儿童在学习语言时,与发音不清的人交往和学习。

（3）治疗:言语矫正治疗,辅以心理治疗。通过自己的语言、表情、动作将爱传递给孩子,使孩子产生积极的情绪,感到周围温暖、安全,孩子才会主动适应并探索外界环境,以发展自己的智能。

训练要点是:进行构音器官的运动训练,如张口、闭口、伸舌、缩舌、卷舌,训练时与游戏结合;进行呼吸训练,如吹泡泡、蜡烛、气球等;进行图片的听说训练,先用较常用的单词,再过渡到句子,在训练时放慢语速,让孩子看清口型并结合手势,通过视听综合刺激加深印象;诱导发音训练,可利用象声词(动物叫声、自然界声音),双唇音开头(ba、pa、ma 等)诱导其模仿发音;可以在孩子的身上或者手上有节奏地轻轻拍打,通过让孩子感受"节奏",训练他掌握说话时的抑扬顿挫;让孩子练习绕口令,使孩子的吐字发音得以强化,并对容易发音混淆的词语进行辨析;给孩子阅读散文、诗歌,让孩子从小感受文学作品中表达的韵律感和节奏感,同时通过不断丰富孩子的词汇、感受正确的发音,增强孩子的语言运用能力。要尽可能制造机会,多让孩子和其他小朋友在一起交流玩耍。比如让小朋友游戏时多一些协作性的游戏,并给患者更多的机会和鼓励。

3. 口吃

口吃是常见的语言节奏障碍。说话的时候不自主地在字音或字句上表现出不正确的停顿、延长和重复现象。口吃并非生理上的缺陷或发音器官的疾病,而是与心理状态有着密切关系的言语障碍。

案例

李伟,男,5岁,语言发展较晚,1岁半以后才开始说话,2岁以后才会讲完整的句子。有口吃现象,但不严重,没有引起家长的注意。上幼儿园后口吃现象比以前突出了。平时与小朋友交谈,越着急越说不出话来;遇到集体讨论发言的情况,说上几个字便卡壳,急得满脸通红、嘴唇颤抖,有时还直流口水。不过,在朗读课文或唱歌时并不口吃。孩子的性格较内向,用他母亲的话说,"腼腆得像个姑娘,还有小性子,为这不少挨他爸爸的打"。

(1)表现:常在某个字音、单词上表现停顿、重复、拖音现象,说话不流畅。由于呼吸和发音器官肌肉的紧张性痉挛,而妨碍这些器官的正常运动。说话时唇舌不能随意活动。为摆脱发音困难,常有跺脚、摇头、挤眼、歪嘴等动作。常伴有其他心理异常,如易兴奋、易激动、胆小、睡眠障碍等。

(2)原因:患儿大多自卑、羞怯、退缩、孤僻、不合群。有的表现为易激动,情绪不稳。出于对口吃的恐惧心理及高度注意,终成心理痼疾,越怕口吃越口吃。口吃发病率占儿童的1%～2%,多始于2～5岁,男多于女。精神创伤、受惊吓是常见的诱因。大部分口吃患者是幼小时学别人口吃所致。另外,两三岁的孩子,正处于学习口头语言的阶段,说话时可能为了选择词汇,会表现出重复或延长某一个字或语言不流畅的现象。这在儿童语言发展的过程中属于正常现象,是一种发育性的口吃,随着年龄的增长,这种口吃现象会逐渐消失。如果家长或周围的人不能正确对待这一现象,操之过急,做过多的矫正,或采取恐吓手段逼迫儿童学话、矫正发音,使儿童无所适从,从而导致口吃。一些严重的躯体疾病,如百日咳、流感、麻疹或脑部受到创伤都可造成大脑皮质功能减退而引起口吃。

(3)矫治:无论是精神受刺激、模仿,还是初学口头语言时的不流畅现象,最初都不是真正的口吃。真正口吃必须有心理因素掺杂进去,即对自己口吃的高度注意和嫌恶,对说话的恐惧心理。若没有以上心理因素,口吃只是一时性的,随着年龄增长会自行消失。矫治儿童口吃要注意正确对待儿童说话时不流畅的现象,不模仿、不讥笑,不使儿童因说话不流畅而感到紧张和不安。要消除环境中可致儿童精神过度紧张不安的各种因素。另外,成人用平静、柔和的语气和儿童说话,使他也仿效这种从容的语调,放慢速度,呼吸平稳。多让儿童念儿歌、唱歌。对年龄较大的儿童可教他慢慢地、有节奏地说话、朗读。

(六)其他儿童心理发展中的问题或障碍

1. 儿童分离焦虑

(1)表现:有些儿童特别是婴儿,当与亲人特别是父母分离时,会出现明显的焦虑情绪。如烦躁不安、害怕想象中的危险、哭泣、发脾气等。有的还伴有做噩梦、讲梦话、恶心呕吐、食欲不振、心跳、多汗、乏力等症状。

(2)原因:不良的环境、不恰当的教育方法,是导致或加重焦虑反应的重要原因。如父母对某些危险估计过高,因此常给子女一些多余的劝告、威胁、禁令等,使儿童整天焦虑不安。

(3)预防与矫治:从改善环境和教育方式入手。父母应根据孩子的年龄、智力水平、个性特点等,对其有合理的要求,既不溺爱,也不苛求。要从各个方面帮助儿童树立克服困难的信念,培养坚强的意志和开朗的性格。教师要特别关心,与之交谈,鼓励与他人交往。

2. 儿童遗尿症

遗尿症属于儿童行为障碍中的排泄障碍(遗粪症也是)。正常儿童3岁以后就能自觉地控制排尿,并在入睡后因膀胱充盈而醒来,仅偶尔失去控制而遗尿。多数儿童随着年龄增加、大脑皮质控制排尿的机制形成,遗尿症状逐渐减少。

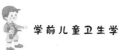

案例

文文是新入幼儿园的小朋友,入园以来总是吵着要尿尿,还经常尿湿裤子,老师、妈妈都很生气,常批评文文。老师怀疑文文是患了遗尿症,可妈妈带他到医院,检查尿液未发现异常,尿道也无感染。对刚入园的小朋友,要帮助他们熟悉环境,多给予关心、照顾,让小朋友放心地去参加活动,当他们紧张不安的心理解除了,尿频、尿急现象也就消失了。

(1)表现:5 岁以后儿童,仍不能控制排尿,经常夜间尿床,白天尿裤。遗尿以夜间遗尿最常见,故也称夜尿症。儿童中遗尿的发生率一般为 4%～17%,5～6 岁发生率最高,11 岁以后很少见,但也有可延续至成年。男孩出现遗尿现象比女孩多 1 倍。

(2)原因:引起遗尿的原因很多,主要有以下四种。

① 心理因素:主要指精神方面受到创伤,如突然受惊、大病一场、对生活环境的改变不能适应等。

② 训练不当:排尿过程的自主控制,既需要大脑发育成熟到一定程度,也需要学习和训练。

③ 遗传因素:研究发现,遗尿和遗传的关系密切,约有 70% 的遗尿患儿的一级亲属中有遗尿史。

④ 器质性遗尿症:因疾病所引起的遗尿症称"器质性遗尿症",如蛲虫病、膀胱炎等,均可使儿童不能主动排尿。

(3)预防与矫治:了解儿童遗尿的真正原因,采取有针对性的措施。消除引起儿童精神紧张不安的各种因素。一旦发生遗尿,不要责骂患儿,要以温和、耐心的态度对待,帮助患儿树立克服遗尿的信心。当遗尿减少时给予鼓励。建立合理的作息制度,养成良好的生活习惯,如按时睡觉,白天避免过度紧张和疲劳,晚间适当控制饮水量(下午 4～5 点钟以后不用流质饮食,晚饭宜清淡),夜间定时唤醒儿童排尿。加强自觉排尿的训练。严重时配合药物或针灸治疗。

3. 儿童选择性缄默症

儿童选择缄默症是指已经获得语言能力的儿童,因精神因素的影响而出现的一种在某些场合保持沉默不语的现象(即不说话)。其实质是社交功能障碍而非语言障碍。

案例

刚刚是刚从别的幼儿园转到小一班的小朋友。刚刚到幼儿园后几乎不说话,只是长时间呆坐着,甚至还时有大小便失禁。刚刚妈妈告诉老师,刚刚在原来的幼儿园也是这样,但他在家里和家人说话、交流都很正常。

(1)表现:儿童智力发育正常,多在 3～5 岁时出现,女孩较多。主要表现为在某些场合拒绝讲话,而在另外一些场合则能进行正常的语言交流。缄默时,可以用手势、点头、摇头等躯体语言进行交流,有时也用书写的方式来表达。有缄默症的患儿,在学龄前常易被忽视。当患儿不愿与陌生人讲话时,往往被父母误认为是胆小、害羞。直到上学以后,老师发现他不愿意回答任何问题,也从不与同学交谈,才被老师注意,但患儿能照常参加学习。

(2)原因:专家认为,这与先天遗传及后天教养缺陷均有关。例如:先天性智力低下,言语发育迟缓;长期缺乏母爱或是家长对孩子溺爱或过严。有的家长过于苛求孩子言语正确,造成孩子心理压力过大,不敢轻易开口。

(3)预防与矫治:对处在语言发展期的儿童要尽量避免各种精神上的刺激;适当安排和改善生活和学习环境,鼓励患儿多和小朋友交往,积极参加各种集体活动,培养患儿广泛的兴趣和开朗豁达的性格。对患儿的缄默不要过分关注,更不要训斥或强迫其说话,否则会加剧患儿的紧张心理,甚至产生逆反心理。可采取转移注意法,如父母陪患儿游戏,外出游玩,分散其紧张情绪。在患儿情绪松弛的基础上,患儿的嘴刚张口讲话时,就给以鼓励和奖励。也可用患儿最需要、最喜欢的东西作为奖励条件,激励其说话。对一些症状较重的患儿,如有过分焦虑、紧张、恐惧,可在心理医生的指导下药物治疗。经治疗多数患儿可治愈。未经治疗的患儿可能长期保持缄默,直至青年初期,影响语言表达和人际交往能力。

4. 儿童多动症

多动症是多动综合征的简称。这是一类以注意障碍为最突出表现,以多动为主要特征的儿童行为问题,故也叫注意缺陷多动障碍。

(1)表现:判断儿童是否有多动症要特别慎重。可参照康纳多动症评分量表(国际上使用最普遍的一种量表,它专门为教师和家长判别多动症儿童而设计)。多动症儿童活动的主要特征如下。

① 过度活动:与年龄不相称的活动过度。在婴幼儿时期表现为多哭闹、睡眠差、喂食困难,难于养成定时大小便规律。自幼手脚不停乱动,显得格外活泼,睡眠偏少。入园后,喜欢干预每件事,不能静坐,课堂上小动作多(敲桌子、摇椅子、咬铅笔、切橡皮、撕纸);室外活动好奔跑攀爬、冒险、大喊大叫、睡眠缺乏安静;作业时无法静心、东张西望。

② 注意集中困难:多动症的核心症状是注意缺陷,孩子注意力不能持久,容易受到外界的干扰而分心,其结果是不能有效地学习。表现为在课堂上注意力不集中、易被无关刺激吸引或好做"白日梦",答非所问、遗漏作业,有"听而不闻、视而不见"的表现;与他人交谈时眼神游离等。做事往往容易半途而废或频繁转换,不能集中注意力做一件事。

③ 冲动行为:适应新情境困难,由于自控力差,易过度兴奋、情绪易波动;做事缺乏思考,不考虑后果,甚至伤害他人;突然大叫大喊、来回走动、做事急不可待、冒险行为多,容易产生过激反应、吵闹和破坏性强。

④ 学习困难:多动症儿童的智力水平大都正常,注意缺陷和多动的直接后果是不能有效输入信息,从而导致学习失败。具体表现是好动、情绪波动大、视听辨别能力低下、手眼协调困难、适时记忆困难;可能出现写字凌乱歪扭、时间方位判断不好、辨别立体图困难、缺乏表象,因而常伴有学习困难。

聚焦国考

以下(　　)条件符合多动症孩子。

A. 调皮,多动,但对感兴趣的事物能集中

B. 做事情缺乏思考,不考虑后果;情绪不稳定,做事有头无尾

C. 在陌生的环境里能从事安静的活动或游戏

D. 精力旺盛,好动;遇到喜欢的事情或事物能安静下来

(2)原因:多动症产生的原因和机制很复杂,一般认为,它是由多种因素共同作用的结果。

① 遗传因素:多动症患儿的父母、同胞和亲属中同患率较高。

② 脑组织器质性损害:约85%的患儿是由于额叶或尾状核功能障碍所致。

③ 神经生化因素:多动症儿童单胺类中枢神经递质,如多巴胺与去甲肾上腺素两者之间存在不平衡。

④ 铅中毒或食品添加剂:儿童经常接触塑料玩具、油漆、汽油等物品致使低铅量摄入可能是导致多动症的原因。研究发现,一半以上的多动患儿血液中含铅量较高,工业社会的环境污染使儿童体内铅蓄量过大,也可能引起此病。另外,多种食品添加剂,如食用色素、防腐剂、某些调味品等也会导致多动症。

(3)预防与矫治:对多动症儿童首先注重心理治疗,消除各种紧张因素,严格作息制度,增加文体活动;同时可进行行为疗法,对患儿进行特殊训练,重点在于培养和发展患儿自制力、注意力,如视觉注意力训练、动作注意力训练等活动。近年来有研究发现,限制西红柿、橘子、人工调味品等含有水杨酸类食品的摄入,对儿童多动症有明显疗效。

在幼儿园若有这样的孩子,教师要注意和家长配合,注意观察他的兴趣,引导儿童多玩自己喜欢的游戏和玩具。通过鼓励、表扬等手段培养他的注意力和坚持性。在角色游戏中,培养他的社交能

力,不要将孩子排斥在外。

5. 儿童自闭症

（1）表现：儿童自闭症又称儿童孤独症,典型的儿童自闭症主要表现如下。

① 言语发育障碍：自闭症儿童往往开始讲话比别人晚,经常沉默不语,不能主动与人交谈,不会使用手势、面部表情等肢体语言来表达自己的需要和喜怒哀乐。

② 社会交往障碍：自闭症儿童表现出逃避与别人对视,缺乏面部表情及肢体语言;对人态度冷漠,对别人的呼唤不理不睬,不能和同伴建立伙伴关系,喜欢一个人活动;往往对某些物品表现出兴趣,对其有依恋关系;不知道害怕,也不会主动寻求帮助。

③ 行为异常,兴趣奇特：自闭症儿童常以奇异、刻板的方式对待某些事物。对一般儿童喜欢的玩具、游戏、衣物不感兴趣,往往对一般儿童不喜欢的玩具或物品非常感兴趣。还可能伴有感知障碍、癫痫发作等表现。

（2）原因：自闭症与先天生物学因素及后天环境因素均有关。生物学因素主要指孕期和围产期对胎儿造成的脑损伤。环境因素主要指早期生活环境单调,缺乏情感、语言等丰富和适当的刺激,没有形成良好的社会行为,也是引发该病的重要因素。

（3）预防与矫治：要为儿童创造正常的生活环境,最好让患儿上普通幼儿园,有利于孩子交往能力、语言能力的发展。家长和老师应密切配合,创设一个温暖、关爱的班级氛围,共同制定康复计划。康复训练的重点放在提高患儿基本生存能力,加强患儿生活自理训练、语言训练、购物训练等。要对患儿的康复充满信心,国内外自闭症康复训练表明,绝大多数自闭症患儿,随着年龄的增长和训练的加强,症状都会得到不同程度的改善。

资料贴吧

来自星星的孩子

自闭症（又称孤独症）对多数人来说比较陌生,但对患有此病的儿童家长来说则是刻骨铭心的痛。这些孩子虽有正常的听力,却无法与亲人正常言语。他们仿佛是从另一个世界来到这个星球的人,无法和普通人沟通,所以又被称为"来自星星的孩子"。

自闭症的概念最早是美国的儿童精神科医生利奥·凯纳（Leo Kanner）在 1943 年提出,他描述这些孩子是"带着与他人发生情感联系的先天不足来到世界上的",经过 70 多年来医学观念的不断更新,目前认为自闭症是一种广泛的神经精神发育异常,幼年即可被发现。其典型症状为社会交往障碍、语言交流障碍及刻板重复行为,并伴有感知觉、情绪及情感等异常表现。孩子常表现为智力发育落后、语言能力滞后,难以与人交流。2014 年 3 月,美国疾病控制与预防中心发布的最新数据表明,美国 8 岁儿童中自闭症患病率已经发展到 1/68（男 1/42;女 1/189）。和普通孩子相比,自闭症儿童需要社会投入更多的关爱,如果您的身边有这样的孩子,请善待他们。

实践与训练：幼儿问题行为矫正的常用方法

什么是问题行为？ 不同学科对问题行为的界定有所不同。本节所讨论的学前儿童问题行为是指学前儿童发展过程中出现的某些行为偏差,又称为偏差行为。幼儿园问题行为矫正常用的方法包括奖励法、榜样法、代币法、消退法、惩罚法、隔离法等。

一、奖励法

奖励法是指对儿童所表现出的适宜行为给予及时表扬和奖励。奖励法是教给儿童什么是适宜行

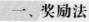

为的最有效、最快捷的方法。当儿童做出适宜行为后,老师一个微笑、一个点头、一次触摸、一句评论都能充分向儿童传达什么行为是成人期望的、可接受的。当儿童行为得到奖励和强化,教师期望的行为将逐渐稳定、内化,并保持下去。

通常奖励物包括精神奖励(微笑、拥抱、摸头、拍肩、口头表扬)、物质奖励(玩具、食品、书籍)、活动奖励(郊游、电视、电子游戏)。

实施要点:

(1) 及时奖励。儿童出现良好行为后要马上奖励。间隔时间越长,奖励获得的强化效果越差。

(2) 讲明奖励原因。在给予儿童奖励时要让儿童明白为什么给他奖励,以起到强化刺激作用。

(3) 选择恰当的奖励物。奖励物应是孩子喜欢的,否则就失去了奖励的意义。最好是将精神奖励、物质奖励和活动奖励结合起来使用,避免儿童对奖励物形成依赖,没有奖励就不做。

(4) 避免奖励不正确的行为。如儿童通过哭闹最终达到目的就属不良行为得到了奖励。

二、榜样法

榜样法是指通过给儿童树立好的行为榜样,让儿童模仿学习。班杜拉认为,人的复杂行为主要是后天习得的,儿童是通过直接经验和间接经验进行学习的。儿童早期行为主要是通过模仿父母、教师、同伴和周围人群而习得。因此,可在班级中对积极行为进行示范、演示、树立榜样,让其他儿童模仿形成好的行为。但也要注意不要给孩子树立不好的模仿榜样,如发脾气、骂人甚至打孩子等。

实施要点:

(1) 选择榜样。一般选择对儿童有影响的人作为示范榜样,如幼儿教师、同伴、父母、电视中的人物等。

(2) 树立期望出现的行为榜样,避免成为不良行为的榜样。

三、代币法

代币法是采用小红花、五角星、印章图案、塑料片等物品作为计数工具,每当儿童出现一个良好行为就获得一定数量的物品,当物品积累到一定数量,可换取一个孩子喜欢的强化物。

实施要点:

(1) 事先确定要奖励的行为,并与儿童沟通好。

(2) 奖项的目标难易度要合适,让儿童通过一定的努力能达到。

(3) 制定好代币交换规则,即用多少个物品换一项奖励。

(4) 鼓励花代币,让儿童体验到成功,并愿意继续好的行为。

(5) 如良好行为已建立,要逐渐减弱儿童对代币的依赖。

四、消退法

消退法是指当儿童出现不良行为,采取不理睬、不注意、忽视其行为的方法,使儿童不良行为因没有得到强化刺激而降低。消退法通常适用于不良或不宜行为的矫正,如儿童频繁地告状,或为引起教师的注意而采取不正确的行为等。

实施要点:

(1) 成人的情绪和行为不要受儿童行为的影响,坚持不理会、不注意、忽视其行为。

(2) 最好是将消退法和奖励法结合使用。当儿童不良行为终止后,要关注或表扬正常行为。使儿童从成人对两种行为的反馈中明白什么行为是适宜行为,什么是不适宜行为。

五、惩罚法

惩罚法是指当儿童出现某一不良行为时,通过收回或取消他可能得到的奖赏,或给予厌恶刺激,使其不良行为减少。学术界对惩罚法存在一定的争议,最好是将处罚和奖励结合使用。

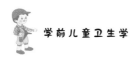

实施要点：

（1）及时惩罚。当不良行为出现后，惩罚越及时效果越好。

（2）保持惩罚的连贯性和一致性。不能今天出现不良行为被处罚，明天则没有处罚；或有的老师处罚，有的老师不处罚，让儿童无所适从。

（3）避免惩罚太轻或太重。惩罚太轻起不到强化刺激的作用；惩罚过重会引起儿童的对抗情绪和心理伤害。

（4）选择恰当的惩罚物。通常选择儿童喜欢的物品或活动作为被剥夺的惩罚物，或选择儿童不喜欢的活动作为要求。

六、隔离法

隔离法是指当儿童出现某些问题行为时，立即停止他的一切活动，对儿童进行短时隔离。使用隔离法的主要目的是立即阻止不良行为，同时促使儿童对自己的行为进行反思，调整情绪。该方法常用在一些较严重的问题行为发生时，如攻击行为、破坏行为。

实施要点：

（1）立即隔离。当儿童发生不良行为时，成人在告诉儿童犯了什么错误、将受到什么惩罚后，立即实施。

（2）隔离室应是安全、单调、乏味的地方。隔离室不应有很多玩具，否则隔离反而成了奖励其行为了。

（3）隔离时间不宜太久或太短，一般选择1岁隔离1分钟，每增加1岁隔离时间延长1分钟。

（4）隔离结束后要进行教育，让儿童自己说为什么被隔离了。

 本章练习

一、选择题

1. 经常地、控制不住地用牙将长出的手指甲或脚上的指（趾）甲咬去，称咬指甲癖。这是在（　　　）的儿童中常见。

　　A．0～3岁　　　　　　　　　　　　B．3～6岁

　　C．6～9岁　　　　　　　　　　　　D．9～12岁

2. 引起儿童遗尿的原因较多，主要有（　　　）。

　　A．心理因素、训练方法不当　　　　B．遗传因素

　　C．器质性疾病　　　　　　　　　　D．以上都会引起遗尿

3. 儿童多动症又称"轻微脑功能失调"或"注意缺陷障碍"，以下不是典型儿童多动症的表现的是（　　　）。

　　A．注意力集中困难

　　B．活动过多

　　C．突然吵闹，离座奔跑，抢别人东西或攻击别人

　　D．反复挖鼻孔、抠嘴、咬唇、吸吮等动作

4. 长期用吓唬、威胁的方法教育儿童容易使儿童患上（　　　）。

　　A．发育迟缓　　　　　　　　　　　B．吮吸手指

　　C．恐惧症　　　　　　　　　　　　D．儿童自闭症

5. 儿童自闭症又称儿童孤独症，（　　　）不是典型的儿童自闭症的表现。

　　A．言语发育障　　　　　　　　　　B．社会交往障碍

　　C．行为异常，兴趣奇特　　　　　　D．白天或者夜晚不能主动控制排尿

6. 研究发现，一半以上的多动症患儿血液中含（　　　）量较高。

　　A．铁　　　　　　B．钙　　　　　　C．铅　　　　　　D．锌

7. 豆豆在幼儿园经常尿床,老师恰当的做法是(　　)。

　　A．了解豆豆尿床的原因,和家长共同商量办法

　　B．提醒其他小朋友,不要像豆豆一样

　　C．适当批评豆豆,帮助她养成好习惯

　　D．要求家长带豆豆去治疗,治好了再回幼儿园

8. 王老师发现,孩子们进入大班后,变得太吵闹了,有时老师喊破了嗓子,孩子才安静下来。下列王老师的解决方法中不恰当的是(　　)。

　　A．引导儿童逐渐学会自我约束

　　B．对吵闹的儿童进行说服教育

　　C．让家长接吵闹孩子回家安抚

　　D．引导儿童参与感兴趣的活动

二、简答题

1. 学前儿童心理健康的标准是什么?

2. 影响学前儿童心理健康的因素有哪些?

3. 儿童常见的心理障碍有哪些? 如何矫治?

4. 简述学前儿童不同年龄阶段心理卫生与保健的要点。

三、实践

　　应用与探讨:为学前儿童的家长开一个以"如何引导并纠正儿童行为问题"为主题的讲座。

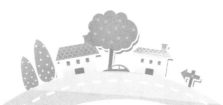

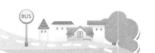

第六章

托幼机构的安全与急救

——儿童安全的保障

知识导图

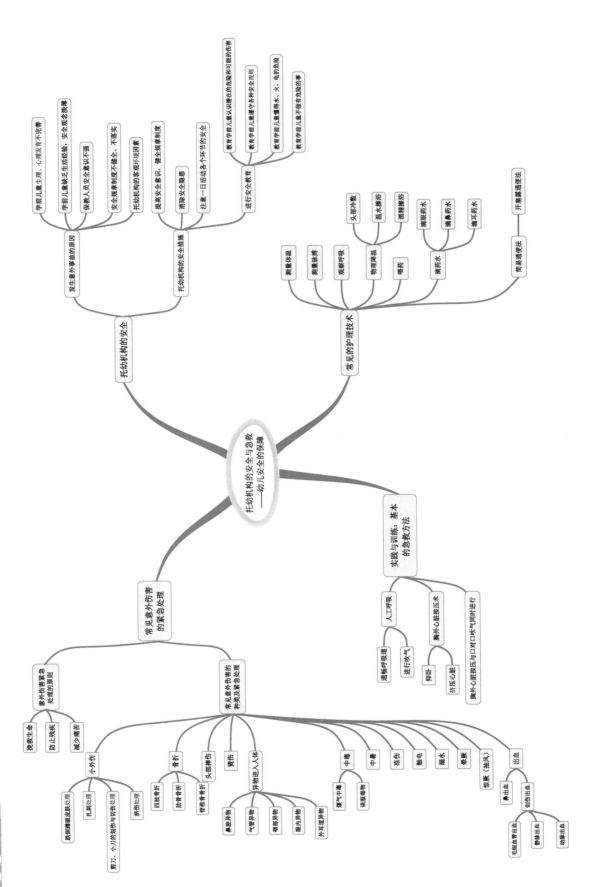

托幼机构的安全与急救——幼儿安全的保障

- 托幼机构的安全
  - 发生意外事故的原因
    - 学前儿童生理、心理发育不完善
    - 学前儿童缺乏生活经验、安全观念淡薄
    - 保教人员安全意识不强
    - 安全规章制度不健全、不落实
    - 托幼机构的客观环境因素
  - 托幼机构的安全措施
    - 提高安全意识、健全规章制度
    - 消除安全隐患
    - 注意一日活动各个环节的安全
    - 进行安全教育
      - 教育学前儿童认识潜在的危险和可能的伤害
      - 教育学前儿童遵守各种安全规则
      - 教育学前儿童懂得水、火、电的危险
      - 教育学前儿童不做有危险的事

- 常见的护理技术
  - 测量体温
  - 测量脉搏
  - 观察呼吸
  - 物理降温
    - 头部冷敷
    - 温水擦浴
    - 酒精擦浴
  - 喂药
  - 滴药水
    - 滴眼药水
    - 滴鼻药水
    - 滴耳药水
  - 简易通便法
    - 开塞露通便法

- 实践与训练：基本的急救方法
  - 人工呼吸
    - 通畅呼吸道
    - 进行吹气
    - 吹回
  - 胸外心脏按压术
    - 按压心脏
    - 胸外心脏按压与口对口吹气同时进行

- 常见意外伤害的紧急处理
  - 意外伤害紧急处理的原则
    - 抢救生命
    - 防止残疾
    - 减少痛苦
  - 常见意外伤害的种类及紧急处理
    - 小外伤
      - 跌倒擦破皮肤处理
      - 扎刺处理
      - 扭伤处理
      - 剪刀、小刀的划伤与切伤处理
    - 骨折
      - 四肢骨折
      - 肋骨骨折
      - 脊椎骨折
    - 头部碰伤
    - 烫伤
    - 异物进入人体
      - 鼻腔异物
      - 气管异物
      - 咽部异物
      - 眼内异物
      - 外耳道异物
    - 中毒
      - 煤气中毒
      - 误服毒物
    - 中暑
    - 冻伤
    - 触电
    - 溺水
    - 惊厥
    - 破伤风（抽风）
    - 出血
      - 鼻出血
      - 创伤出血
        - 毛细血管出血
        - 静脉出血
        - 动脉出血

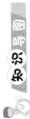

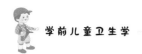

第一节　托幼机构的安全

《幼儿园教育指导纲要（试行）》（以下简称《纲要》）中指出："幼儿园必须把保护儿童的生命和促进儿童的健康放在工作的首位。"这就要求幼儿园教育目标必须以儿童为本，注重儿童的生命健康。安全就意味着避免危险，远离意外。为防止意外事故的发生，托幼机构除了对学前儿童进行适当的安全教育外，还应制定相应的安全制度，采取相应的安全措施，以保障学前儿童的安全。同时，托幼机构工作人员还必须增强责任心，掌握常见的护理技术和急救措施。

一、学前儿童意外事故的原因

学前儿童意外事故是指儿童在幼儿园期间和幼儿园管理范围内发生的人身伤害事故。包括在幼儿园内和幼儿园外组织的活动（如春游、节假日活动）造成的人身伤害。导致学前儿童发生意外事故的原因很多，有学前儿童自身发展因素，也有托幼机构的因素、环境因素等。

（一）学前儿童生理、心理发育不完善

学前儿童神经系统发育不完善，视觉、听觉、触觉及动作的综合协调能力较差，运动系统发育不完善，动作能力比较低，走、跑、跳都不够熟练，动作的协调性、平衡性较差，动作反应不够灵敏，同时又好动、好模仿、好表现。1岁时，儿童学会了走路，但动作生硬、笨拙，头占的比例大而且重，常使儿童摔倒。2～3岁的儿童已能行走自如，但跑步却不熟练，缓慢的反应速度、较差的平衡、较小的注意范围，经常导致儿童在跌跌撞撞的小跑中撞伤身体。3岁以后的儿童动作能力有了明显的进步，但相对水平仍然较低，有时也会发生意外事故。

（二）学前儿童缺乏生活经验，安全观念淡薄

学前儿童认知水平低，生活经验少，安全意识差，对生活环境缺乏认识，同时又活泼好动，好奇心极强，什么都想摸一摸、看一看，常常不自觉地接触危险事物，做危险的动作，因此，经常由于茫然无知的行为引来意外伤害。例如，儿童突然从跷跷板上跳下；挥舞木棍玩耍时，丝毫考虑不到会对别人有什么危害；想看看窗台上的东西或窗外的情景，于是就站在小椅子上不慎摔倒等。像这样由于缺乏对危险事情的认识、好奇、好动而发生的意外伤害，在托幼机构中比比皆是。

（三）保教人员安全意识不强

保教人员责任心不强，或缺乏安全意识，或缺乏对危险事物的警觉性和应变能力，违反《幼儿园工作规程》和《幼儿园管理条例》等，没有合理安排和选择教育内容和方法，都存在安全隐患。研究表明：在一天之中10:00～14:30是托幼机构意外伤害事件的高发期，原因是此时间段内儿童正从兴奋期转入疲劳期，体力和自控能力明显下降，而教师在组织儿童活动后思想由紧张状态进入放松状态，所以对儿童的安全监护有所松懈而导致事故的发生。

（四）安全规章制度不健全、不落实

一方面，虽然托幼机构目前大多制定了门卫制度、饮食卫生制度等安全规章制度，但尚不完善。事实上，托幼机构的安全规章制度不仅应包括意外伤害发生前的预防制度，还应包括意外伤害发生后的处理预案制度。急救措施及处理备案，如安排专门人员、建立紧急联络的电话号码簿、安排运送路线、配备急救物品等。另一方面，安全规章制度的执行缺乏力度。例如，幼儿园普遍都有严格的门卫制度，但是在执行时往往比较随意，这是近年来几次重大恶性在园意外伤害事故发生的主要原因。类似问题也存在于接送制度落实不到位，现在很多幼儿园要求家长凭卡接送孩子，但事实上接送卡并没有起到太大的作用，很多教师和家长认为只要相互认识就没必要用卡。

（五）托幼机构的客观环境因素

客观环境中的一些因素常会导致在园儿童意外事故的发生，如室内用房过分拥挤，活动场地狭小，地面不平整，家具、玩具的边角锐利，玩具颗粒过于细小，游戏设备器具陈旧、老化，操作工具不适合学前儿童等。

聚焦国考

　　明明在自由活动时自行从幼儿园走出,在人行道上被电动车刮伤,对明明的伤害有赔偿责任的是(　　)。

　　A．幼儿园　　　　　B．车主　　　　　C．父母　　　　　D．幼儿园和车主

二、托幼机构的安全措施

(一)提高安全意识,健全规章制度

　　托幼机构要加强对全体保教人员职业道德的教育,提高安全意识,牢固树立"安全第一"的思想;要建立健全安全规章制度,明确岗位职责,加强检查督促,杜绝事故的发生。

　　对于保教人员而言,加强安全知识技能的培训是十分必要的:一是培养保教人员的安全意识,培养他们的工作责任心,时时处处做有心人,及时发现和处理各种不安全因素;二是了解幼儿园安全管理的各项规章制度,严格按照规章制度办事,不随心所欲;三是掌握基本的安全操作规范,掌握发生意外事故时的现场处理办法,做到遇事不乱、应对有方。

(二)消除安全隐患

　　学前儿童所处的环境一定要消除安全隐患。高低不平的场地,地面上突出的小木桩,甚至冒出地面的小石头都会导致儿童绊倒摔伤。托幼机构的房舍要定期维修,楼房的窗户、楼梯、平台都要安装安全护栏,室内取暖设备要设置围栏以免烫伤。

　　托幼机构的玩具、家具、设备等无论何种质地,边角都要做到棱角磨光,不能有裂缝。活动室家具要放置在角落和靠墙处,以不影响儿童活动为宜。门上不宜加设弹簧。运动器械之间的位置要摆放合适,以免过分拥挤而发生外伤。游乐设施(蹦床、滑梯、秋千等)要安装牢固,并要定期检修,防止年久失修发生意外。电灯开关及电插座应安装在儿童接触不到的地方,禁止儿童自行开关电灯、电扇等。儿童不宜玩口吹的玩具,更不能把塑料口袋当玩具,以免无意中套到头上,发生窒息。

　　对有可能引起儿童烫伤的开水、热饭、热粥、热汤要放在儿童碰不到的地方;药品要妥善保管,给儿童服药前要遵照医嘱仔细核对后由专人喂服;完善儿童接送制度,防止走失,防止冒领。园门应规定开关时间,交接班时应清点人数。

　　托幼机构要设专人负责对全园环境、设备、房舍、场地、大型用具以及防火、防电设备等进行定期检查。教师应随时观察班级环境,找出不安全因素,随时报告或采取措施加以解决。

(三)注意一日活动各个环节的安全

　　晨检时要注意检查是否有人携带尖利、快口的物品(如小刀)来园;教育活动和游戏时保教人员要全面细致地照顾全体儿童,不得擅离职守;组织儿童外出活动要增加保教人员数量,防止走失和发生意外;儿童在嬉水池玩水或在浴室洗澡时更要注意照顾;进餐时要提醒儿童不要说笑、打闹,儿童哭闹时不要勉强喂食,以防窒息;儿童睡眠时值班教师要加强巡视。

(四)进行安全教育

　　安全是人类最基本最重要的需求。《纲要》指出,幼儿园的安全教育要求:"密切结合儿童的生活和活动进行安全、保健等方面的教育,以提高儿童的自我保护能力。"学前儿童身心处于不断发展的阶段,由于他们缺乏知识、缺乏生活经验、生活自理能力较差、安全意识淡薄、对什么是危险认识不足、面临危险不知所措,为了避免意外事故的发生,要利用一切机会对儿童进行安全教育,使儿童逐渐积累生活经验,懂得危险,注意安全。对儿童进行安全教育不能光讲道理,应利用一切机会对儿童进行教育,比如出现可能发生危险的情境时对儿童进行教育,让儿童对什么是危险有深刻的印象;如儿童滑滑梯的时候,往往有一些儿童不从专门的滑梯上的阶梯走,直接从滑道往上爬,上面的儿童正在往下滑,这样就很容易出现危险。这时候给他指出来,效果就比较好。

　　安全教育包括以下四方面的内容。

1. 教育学前儿童认识潜在的危险和可能的伤害

　　必须让学前儿童了解在特殊情况下,他们会遇到什么危险和身体伤害。应该让他们知道在家庭、

幼儿园和社会中都存在着潜在的危险,并学会预防事故的方法,还要让他们明白危险也隐伏在娱乐活动中,并逐渐培养孩子增强安全意识,防止意外事故的发生。

2. 教育学前儿童遵守各种安全规则

幼儿园应制定一些规则,并教育儿童应严格遵守。例如,儿童不能随便离开自己所在的班级,有事必须得到老师的允许才能离开;出入各室,上、下楼梯时靠右行走,不打闹,不拥挤;开展体育运动、游戏时要遵守规则。

教育儿童严格遵守交通规则,可以通过有趣的图片、漫画、照片来布置安全宣传栏,让儿童在环境中受到熏陶、感受安全教育,也可以开展主题活动来进行安全教育。例如,走路要走人行道,过马路要走人行横道,不要在车前横穿马路;不要在马路上停留、玩耍、打闹等。还可以创设"警察岗亭""救护中心""消防大队"等区角,让儿童在角色游戏中模拟扮演,从中体会到交通规则、火灾或急救的报警方法等。

3. 教育学前儿童懂得水、火、电的危险

俗话说"水火无情"。教育儿童不玩火,游泳以及在距水边较近的地方玩耍时要注意安全;教育儿童在室外遇到雷雨时,不要在大树下避雨,也不要在山坡上或空旷的高地上行走,防备被狂风刮断后掉到地上的电线,防止造成触电;此外,还要教育儿童不能玩弄电器开关、插头,不能摆弄电器。

4. 教育学前儿童不做有危险的事

教育儿童不互射弹弓,不爬墙,不在池塘边上蹦蹦跳跳;不乱采食蘑菇、花、草、种子,以免误食有毒食物;不捡拾小物件,更不能把小物件放入口、耳、鼻中。

第二节 常见的护理技术

常用的护理技术对生病的学前儿童来说是必不可少的。幼儿教师不仅要有基本的素质和知识,还要掌握基本的儿童保健技能,这就需要幼儿教师掌握一些常用的护理技术,从而能够从多方面促进学前儿童身心健康发展,保证学前儿童一日生活活动得以顺利进行。

一、测量体温

要准确知道学前儿童的体温,必须用体温计测量。传统体温计由玻璃制成,里面装有水银柱,水银的热胀冷缩形成的刻度就是体温度数。学前儿童的体温比成人略高,正常体温(腋表)为36~37.4℃。一昼夜之间,有生理性波动。

测体温前,先要看看体温计的水银线是否在35℃以下。查看度数时,一手拿体温计的上端,使表与眼平行,轻轻来回转动体温计,就可清晰地看出水银柱的度数。如果超过了35℃,可用一只手捏住没有水银球的那一端,向下向外轻轻甩几下,使水银线降到35℃以下。

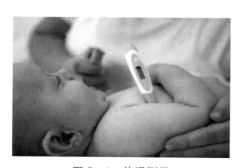

图6-1 体温测量

腋下测温既安全又卫生,一般常采用这种方法(见图6-1)。测时先擦去腋窝下的汗,然后把体温计的水银端放在儿童腋窝中间。水银端不能伸出腋窝外,让儿童屈臂,大人扶着他的胳膊以夹紧体温计,测5分钟后取出读数。

随着科技的发展,电子体温计由于安全、测量快捷、读数方便、精确而越来越受欢迎。特别是给孩子测量体温更方便、更安全。

为了提高准确率,应在学前儿童情绪稳定时测量体温,一旦哭闹,应暂缓测量;饭后不能立即测,应在饭后30分钟以后测量。

二、测量脉搏

心脏收缩时,由于输出血液冲击引起动脉跳动,随着心脏节律性的收缩和舒张,动脉管壁相应地出现扩张和回缩,在表浅动脉上可触到搏动,简称为脉搏。测量时一般采用腕部的桡动脉。教师的左手握持儿童之手,取手掌上位,以右手的食指、中指及无名指按其手腕部靠拇指侧的桡动脉上,计每分钟搏动数(见图6-2)。

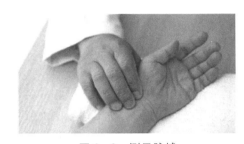

图6-2　测量脉搏

学前儿童年龄越小,脉搏越快,成年人正常状态下为每分钟70～80次,平均为72次左右。6岁以上儿童每分钟80～90次,幼儿每分钟90～100次,婴儿每分钟120～140次。

因脉搏易受体力活动及情绪变化的影响,为减少误差,需在学前儿童安静时测量。连续三次10秒钟的脉搏数,其中二次相同并与另一次相差不超过一次脉跳时,可认定儿童已处于安静状态,然后测一分钟的脉搏数。

三、观察呼吸

由于学前儿童的呼吸以腹式呼吸为主,所以儿童在呼吸时腹部的起伏较胸壁的起伏大。观察腹壁的起伏次数即能知道呼吸的次数。一般以一呼一吸为一次呼吸。5岁左右的儿童每分钟呼吸频率约为26次,年龄越小,呼吸频率越快。患某些疾病时,呼吸急促。若因种种原因,呼吸微弱,也可用棉线放在鼻孔处观察吹动的次数。

四、物理降温

发热是人体的一种保护性防御反应,但当体温升至39℃时,就应立即采取降温措施,降温措施有物理降温和药物降温两种。对于婴幼儿来说,物理降温的方法更安全,尤其是6个月以下的婴儿,应多采用物理降温的方法。常用的物理降温法有头部冷敷、温水擦浴、酒精擦浴。

(一)头部冷敷

这种方法适合儿童的一般发热,方法是将毛巾折叠成几层,浸在凉水里,拧成半干,敷在前额,也可以敷在颈部两侧、腋窝、肘窝、大腿根等大血管通过的地方。每5～10分钟换一次毛巾。也可以用热水袋灌进凉水或碎冰,做成冰枕,枕在后脑。头部冷敷30分钟要进行体温测量。

(二)温水擦浴

这种方法适合高热患儿的降温,方法是用32～34℃的温水擦拭患儿的全身皮肤。在腋窝、腹股沟等血管丰富的部位,擦拭时间可稍长一些,以助散热。全身擦拭时间控制在20分钟以内。

(三)酒精擦浴

这种方法适合发热较高的患儿,由于酒精容易挥发,能较快地带走体内的热量。取一定量的医用酒精或白酒加水一倍稀释(酒精含量25%～35%),用小毛巾浸泡后擦拭颈部两侧、腋窝、肘部等部位。

进行物理降温要注意避风。另外,在高热初起的时候,皮肤血管收缩,常常打"寒战",这时候要保暖。"寒战"过去了,体温迅速上升,就要采取降温的措施,使体温降到38℃左右。同时,要及时把汗擦干。擦浴过程中要注意观察局部皮肤情况及患者反应,胸前区、腹部、后颈、足底为擦浴的禁忌部位。

五、喂药

喂药前要核对药物名称及用药时间。对新生儿、小婴儿或还不懂事的幼儿,就需要喂药。如果是药片,要压成粉末,放在小勺里,加点糖和少许水调成半流体状,也可用果汁、糖浆调药。把儿童抱坐大人腿上,固定他的身体和头部,使头偏向一侧,左手捏住儿童下巴,右手持勺,将勺紧贴患儿的口角轻轻灌入,并用勺压住孩子的舌头,等其将药完全咽下去后,取出药勺,再喂点糖水或奶,以免嘴苦。对两三岁以上的儿童不宜采用以上方法,要通过教育引导鼓励,教会他们自己吃药。

六、滴药水

滴药水前操作者必须做到两点:一是查看药名和日期,千万不能拿错药;二是把手洗干净。

(一)滴眼药水

用干净棉球擦去眼内分泌物,令儿童头向后仰向上看。滴药时用左手食指、拇指轻轻分开儿童的上下眼皮,右手拿药瓶,将药液滴在下眼睑内,每次 1～2 滴。让儿童轻轻闭上眼睛,然后用拇指、食指轻提上眼皮,儿童转动眼球,使药液均匀布满眼内。

(二)滴鼻药水

让儿童仰卧,肩下垫上枕头,使头后仰,鼻孔向上;或坐在椅子上,背靠椅背,头尽量后仰。这样可避免药液通过鼻咽部流到口腔,或仅滴到鼻孔外口。右手拿药瓶,在距鼻孔 2～3 cm 处将药液滴入鼻孔,每侧 2～3 滴,轻轻按压鼻翼,使药液均匀接触鼻腔黏膜,进入鼻道。滴药后保持原姿势 3～5 分钟。

(三)滴耳药水

让儿童侧卧,使患耳向上。如果外耳有脓液,可先用棉花棒将脓液擦干净,再滴药。左手向下、向后牵拉儿童耳廓,使外耳道变直。右手持药瓶将药水从外耳道后壁滴入 2～3 滴,轻轻压揉耳屏,使药水充分流入耳道深处。滴药后保持原姿势 5～10 分钟。

七、简易通便法

如果学前儿童长时间不能排便,大量的粪便会堆积在直肠内,因水分被吸收而变得干硬,更不易排出,此时,应用简易通便法帮助儿童排便。必要时及时就医。

最常用的是开塞露通便法。将开塞露管端封口处剪开,挤出少许液体润滑管口,患者取左侧卧位,放松肛门外括约肌,将开塞露的前端轻轻插入肛门,用力挤压塑料管后端,使药液全部挤入直肠内。保留 5～10 分钟后再排便。

《3～6岁儿童学习与发展指南》——生活习惯与生活能力

目标　具备基本的安全知识和自我保护能力

3～4岁	4～5岁	5～6岁
1. 不吃陌生人给的东西,不跟陌生人走 2. 在提醒下能注意安全,不做危险的事 3. 在公共场所走失时,能向警察或有关人员说出自己和家长的名字、电话号码等简单信息	1. 知道在公共场合不远离成人的视线单独活动 2. 认识常见的安全标志,能遵守安全规则 3. 运动时能主动躲避危险 4. 知道简单的求助方法	1. 未经大人允许不给陌生人开门 2. 能自觉遵守基本的安全规则和交通规则 3. 运动时能注意安全,不给他人造成危险 4. 知道一些基本的防灾知识

第三节　常见意外伤害的紧急处理

学前儿童生性活泼好动、好奇,又年幼无知,缺乏安全意识,在托幼机构、家庭生活、社会生活中都有可能遇到某些意外伤害,有些意外伤害若处理不及时或处理不当,就会对孩子的身心造成伤害。因此,我们必须掌握一些意外伤害紧急处理的技能,才能尽量减轻伤害并有助于医生的救治。

一、意外伤害紧急处理的原则

发生意外在医生还未赶到现场时,需要采取紧急处理,其紧急处理的原则是:挽救生命,防止残疾,减少痛苦。

(一)挽救生命

发生意外伤害事故后,首先要关注受伤儿童的呼吸、心跳是否正常。呼吸和心跳是最重要的生命体征。在常温下呼吸、心跳若完全停止 4 分钟以上,生命就有危险;超过 10 分钟则很难起死回生。所以,当受伤儿童呼吸、心跳发生严重障碍时,必须立即采取人工呼吸和心脏按压相结合的急救措施,同时联系急救中心,抓住最初的几分钟时间,帮助受伤儿童呼吸、心跳,以期恢复患儿的自主呼吸,维持其血液循环。

(二)防止残疾

在实施急救措施挽救生命的同时,尽量防止患者日后留下残疾,若遗留残疾,将会导致患者终身不幸。如骨折时减少移动体位,防止韧带和血管受到再次损伤;对于脊椎骨骨折患者,施救时不得用绳索、帆布等软担架移动患者,更不能抱或背患者,防止伤到患者脊髓而造成终生残疾。而这种不幸是完全可以通过采用恰当的急救措施避免的。

(三)减少痛苦

各种烧伤、骨折会带来剧烈疼痛,甚至出现疼痛性休克。因此,在处理包扎、固定、搬运时,动作要轻柔,位置要适当,语言要温和,必要时可采取镇痛药。

聚焦 国考

有些意外事故发生后,必须在现场争分夺秒地进行正确而有效的急救,以防止造成死亡或终身残废。(   )主要是挽救生命、防止伤残和减少痛苦。

A. 中暑的处理原则　　　　　　　　　B. 判断病情的依据

C. 冻伤的处理原则　　　　　　　　　D. 急救的原则

二、常见意外伤害的种类及紧急处理

(一)小外伤

1. 跌倒蹭破皮肤的处理

婴幼儿奔跑、跳跃时不慎跌倒、蹭破膝盖、胳膊肘等是常事,尤其是穿衣较少的夏季,更为常见。

蹭破皮肤后应先观察伤口的深浅和污染程度,若伤口较浅,仅仅蹭破了表皮,只须将伤口中的泥沙清理干净即可。如果伤口较深有出血,应用自来水或生理盐水清理伤口,并用酒精消毒伤口,处理后无需包扎。若出血过多,伤势较严重需到医院治疗。

2. 扎刺的处理

婴幼儿周围的物品并非十分光滑,如带刺的花草、木棍、竹棍等。竹刺、木刺等扎入皮肤后,有时有一部分露出皮肤,有刺痛感,应立即取出。

具体办法是:先将伤口用凉开水或生理盐水清洗,然后,用消毒过的针或镊子顺着刺的方向把刺挑、拔出来,并挤出淤血,随后再用酒精或碘酒消毒伤口。如果刺扎在指甲里或难以拔除,应及时送医院处理。

3. 剪刀、小刀的划伤与切伤的处理

儿童在使用剪刀、小刀等文具或触摸纸边、草叶和打碎的玻璃器具、陶瓷时,都可能会发生手被划破的事故。

具体处理方法是:用干净的纱布按压伤口止血,再在伤口周围用碘酒或 75% 酒精由里向外消毒,敷上消毒纱布,用绷带包扎。如果是玻璃器皿扎伤,应先用清水或生理盐水清理伤口,再用镊子清除碎玻璃片,消毒后进行包扎。

4．挤伤的处理

儿童的手指经常被门、抽屉挤伤,给儿童造成痛苦,严重时会出现指甲脱落的现象,应及时发现并处理。

具体处理方法是:若无破损,可用水冲洗,进行冷敷,以便减轻痛苦;痛苦难忍时,可将受伤的手高举过心脏,缓解痛苦。若有出血,应消毒、包扎、冷敷。若指甲掀开或脱落,应立即去医院处理。

聚焦国考

儿童在户外运动中扭伤,出现充血、肿胀和疼痛,教师应对儿童采取的措施是(　　　)。

A．停止活动,冷敷扭伤处　　　　　B．停止活动,热敷扭伤处
C．按摩扭伤处,继续活动　　　　　D．清洁扭伤处,继续活动

（二）骨折

儿童发生骨折后,要及时了解骨折的情况,不要牵拉或强行抱起孩子,要观察儿童的全身状况,若有大出血,要先止血、止痛,防止休克,然后再处理骨折。处理的基本原则是:限制受伤肢体的活动,防止断骨再刺伤周围组织,以减轻疼痛。这种处理叫"固定骨折"。

1．四肢骨折

当四肢发生骨折后,要观察骨折处是否有皮肉破损及断骨暴露,若没有,则立即用夹板固定。夹板一般选用薄木板为宜,也可就地取材,选用木棒、竹片、硬纸板等代替。夹板的长度应将断骨处的上、下两个关节都固定住,如前臂骨折,应将腕关节和肘关节都固定,使断骨不再活动。上夹板前,应将夹板与四肢接触处垫上一层棉花或布料,用三角巾或绷带把夹板固定在伤肢上。上肢要屈肘弯曲捆绑,下肢要直着捆绑(见图6-3～图6-5)。要露出手指或脚趾,以便观察肢体的血液循环。若指趾苍白、发凉、麻木、青紫,表示绷带捆得太紧,应松开绷带,重新固定。如果有皮肉破损,断骨露在外面,不要把断骨强行按回去。应用消毒液把伤口洗干净,盖上干净纱布,然后做简单固定,送往医院进一步治疗。

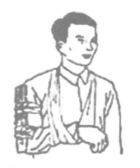
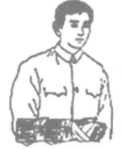
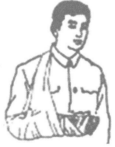

图6-3　上臂骨折固定　　　　　　图6-4　前臂骨折固定

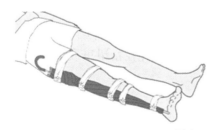
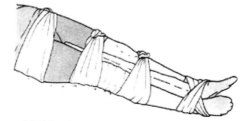

图6-5　下肢骨折固定

2. 肋骨骨折

肋骨骨折往往是多发性的,伤处有明显的伤痛。肋骨骨折有下列两种情况:一是仅肋骨骨折,未伤及肺,伤者不觉呼吸困难,则应在伤者深呼气结束,胸骨缩小时,用宽布带缠绕断骨处的胸部,以减少呼吸运动的幅度,将断骨固定;二是骨折刺伤了胸膜、肺脏,使伤者呼吸困难、咯血等,此时不能处理断骨,而应速送医院治疗。

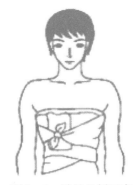

图6-6　肋骨骨折固定

3. 脊椎骨骨折

脊柱是人体的"大梁",如果从高处跳下摔伤,则容易造成脊椎骨骨折,最易发生骨折的是活动范围较大的第五、六颈椎骨、第十二胸椎骨和第一腰椎骨。

脊椎骨骨折后,若现场处理不当,如抱患儿或搀扶患儿走动或让患儿躺在软担架上,都有可能使折断的脊椎骨刺伤脊髓,造成终生不幸。因此,如果发生或怀疑脊椎骨骨折时,首先应保持患儿安静,不准其活动,也不准其他人背、抱患儿;然后数人动作一致地将患儿轻轻抬到硬板担架上,也可数人动作一致地托住患儿的肩脾、腰和臀部,将患儿"滚"到硬板担架上,患儿俯卧,最后用宽布带将患儿身体固定在硬板担架上送往医院。运送的过程中一定要保持平稳(见图6-7~图6-9)。

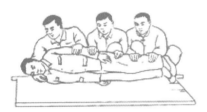

图6-7　滚动法

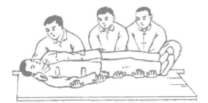

图6-8　平托法

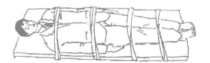

图6-9　脊椎骨骨折固定

（三）头部摔伤

婴幼儿玩耍时摔伤头部,不为少见,有时出血,有时不出血。

如果头部有出血的伤口,应用清洁的纱布轻轻按压伤口止血;如果有脑组织溢出头皮外,说明已损伤颅骨,应尽快送医院抢救,千万不要把露在头皮外的脑组织送回伤口内,以免造成颅内感染,后果将不堪设想;如果头部没有伤口,应对婴幼儿进行24小时密切观察,如果出现以下症状:有恶心、呕吐的现象;有过意识丧失的现象,或正处于丧失的状态;头部剧烈疼痛;眼、耳、鼻周围有出血;有抽搐、麻痹、语言障碍等,应及时送往医院进行急救。

（四）烫伤

儿童皮肤角质层薄,保护能力差,因此烫伤发生的机会较多,后果也比成人严重。烫伤的发生主要是接触开水、热粥、热汤、蒸汽等造成的。

皮肤的烫伤可分三度:一度烫伤,只伤及表皮,皮肤发红、微肿,但无水泡,只局部作痛,2~3天后即可消失,皮肤受损部位变黑和剥落;二度烫伤,已伤及真皮,在发红和微肿的皮肤表面上随后又形成了水泡,疼痛剧烈;三度烫伤最严重,不仅全层皮肤受损,有时甚至引起较深的组织坏死,进而形成溃疡和瘢痕。烫伤的严重程度除了根据烫伤的深浅来划分外,有时也与烫伤的部位有关。如头面部组织疏松,烫伤后渗出液多,局部水肿重,加之儿童对伤痛反应剧烈,容易引起脑水肿,比肢体烫伤要严重。

一旦有烫伤发生,首先要除去被高温液体浸透的衣物。如果身上还沾有热粥、热菜等,要尽快擦去。尽快用冷水冲洗10分钟左右。其次是清洁创面,即用生理盐水冲洗创面,再用1∶1 000的新洁尔灭溶液轻轻涂擦。上述处理完后,对于一度烫伤,可在局部涂些獾油、烫伤膏等,一般3~5天内可好转;对于二度烫伤,则用一层消毒的油纱贴敷于创面上,上面盖上几层无菌绷带包扎,一般10~14天打开绷带,观察创面情况,必要时可再包扎一次,在做上述处理时,千万不能将水泡挑破,以免微生物从破损处侵入皮肤;三度烫伤在创面绷上无菌绷带后,立即送医院处理。

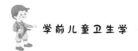

（五）异物进入人体

1. 鼻腔异物

> **案例**
>
> 　　红红穿了一件粉红色的外套,上面有很多小的珠珠和亮片组成的图案,她没事做的时候就用手剥,张老师发现后阻止了好几次,就怕意外发生,所以特别关注她。可是意想不到的事还是发生了。吃过午饭后,先吃完的孩子们开始自由活动,当张老师正忙于帮助几个吃饭慢的孩子时,突然有个孩子告诉她:"张老师,红红把一颗珠珠塞到鼻子里了。"张老师赶忙让生活老师照顾几个没吃完饭的孩子,马上跑过去。这时的红红神情有些紧张,在张开嘴巴呼吸,从她的眼神里看得出孩子很害怕,急于求助。
>
> 　　张老师让红红面向窗户的方向坐着,然后把头抬起来,观察里面的异物,她发现一粒东西在红红鼻腔的里面,用肉眼能看见但位置比较深,她想用手帮红红挤压,可是又一想:万一挤压到更深处怎么办?于是张老师就让红红尝试自己擤鼻涕,擤了几下也没有出来,可能孩子有些害怕,擤鼻涕只是轻轻的,用不出力气来。于是张老师马上叫生活老师过来帮忙,让她到食堂里,拿一瓶胡椒粉来,让红红闻这种刺激性的味道。张老师拿着胡椒粉瓶子放在红红的鼻子下面,她对这种刺激马上有反应了。连着打了几个喷嚏,在打第三个喷嚏的时候,鼻子里的异物喷了出来,危险解除了。

　　婴幼儿由于好奇,常把豆子、小珠子、纽扣、橡皮等较小物品塞入鼻中,这不仅会影响呼吸,还会引起鼻腔炎症,甚至发生支气管异物,因此老师应仔细观察,及时取出异物。

　　具体方法是:深吸一口气,用手堵住无异物的一侧鼻孔,用力擤鼻,异物即可排出。若异物未排出,切不可擅自用镊子夹取圆形异物,否则会将异物捅向鼻子深处,甚至落入气管,危及生命,出现这种情况时应立即去医院处理。

2. 气管异物

> **案例**
>
> 　　雷雷吃饭的时候特别开心,因为平日难得凑在一起的爷爷、奶奶、爸爸、妈妈都陪着他一起吃饭,还给他买一种他从未见过的好吃的,就是颜色鲜艳的、吃起来酸酸甜甜的果冻。刚一吃饭,他就迫不及待地催爸爸帮他打开,一吸,卡了在喉咙里,憋得小脸通红,吓坏了大人,赶紧又拍又抠的,好不容易才掏了出来,雷雷终于缓过气来。

　　气管、支气管异物多见于 5 岁以下的婴幼儿,婴幼儿口含食物或小物件哭闹、嬉戏时最容易发生气管异物。婴幼儿气管有异物时,会出现呛咳、吸气性呼吸困难、憋气、面色青紫等现象。此时情况紧急,应立即进行处理。

　　若发生在 1 岁以内的儿童身上,可将其倒提起来,用空心拳拍其后背(见图 6 - 10A)。若发生在 1~3 岁的儿童身上,可让其趴卧在成人腿上,头部向下倾斜,成人用膝盖顶住孩子的胃,用空心拳从下往上快速叩击孩子背部两侧,1 分钟 100 次左右(见图 6 - 10B)。对于 3 岁以上的儿童可采取站姿,身体略前倾,成人站在患儿身后,用两手拦腰抱住孩子,右手握拳,左手按压在右手上,两手合力顶住孩子的胃部,迅速有力地向上进行顶(见图 6 - 10C)。还有就是用催吐法,把手指伸到孩子的喉咙深处,按压其舌根处进行催吐(见图 6 - 10D)。如果有两个人,可以一人进行紧急处理的同时,另外一人拨打 120。

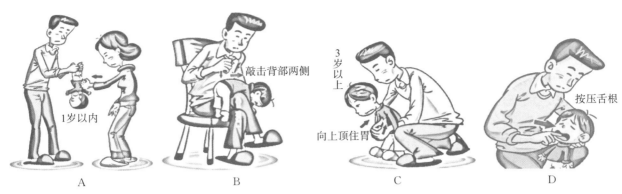

图 6 - 10 呼吸道异物处理

聚焦国考

儿童突然出现剧烈呛咳,伴有呼吸困难,面色青紫,这种情况可能是( )。
A.急性肠胃炎 B.异物落入气管 C.急性喉炎 D.支气管哮喘

3. 咽部异物

咽部异物以鱼刺、骨头渣、瓜子壳、枣核等较为多见。异物大多扎在扁桃体或其周围,引起疼痛,吞咽时疼痛加剧。

咽部异物最好用镊子取出,切不可采用大口吞饭的方法,否则会使异物越扎越深,出现危险。若无法取出,应立即去医院处理。

4. 眼内异物

婴幼儿眼内异物最常见的是小沙粒、小飞虫等入眼。异物入眼后,可粘在睑结膜的表面,进入睑结膜囊内,也有的则嵌在角膜上。对于不同的情况,可采取不同的方法。

具体的方法是:让婴幼儿轻轻闭上眼睛,切不可搓揉眼睛,以免损伤角膜。保教人员必须清洁双手后,方可为婴幼儿处理。沙粒粘在眼结膜表面时可用棉签轻轻拭去。若嵌入睑结膜囊内,则需要翻开眼皮方能拭去。翻开上眼皮的方法:让婴幼儿向下看,用拇指和食指轻捏他的眼皮,轻向上翻即可。若运用以上方法未取出异物,婴幼儿仍感极度不适,有可能是角膜异物,应立即去医院治疗。

注意:平时应培养婴幼儿形成爱护眼睛的意识,不用脏手揉眼,不玩尖锐的物品,不互相扔沙子,眼睛不舒服时应立即告诉成人。

5. 外耳道异物

外耳道异物一般分成两种:一种是非生物异物,如婴幼儿玩耍时塞入的小石头、纽扣、豆类等;另一种是生物异物,如小昆虫等。婴幼儿外耳道异物可引起耳鸣、耳痛、外耳道炎症及听力障碍等,应及时取出。

婴幼儿外耳道异物属非生物异物和水时,可用倾斜头、单腿蹲跳的动作,将异物跳出。若无效,应上医院处理。切不可用小棍捅、用镊子夹,否则易损伤婴幼儿外耳道及鼓膜。若外耳道异物为小昆虫,可用强光接近婴幼儿的外耳道,或吹入香烟的烟雾将小虫引出来。若不见效,应立即上医院。

(六) 中毒

发生中毒的途径有三条:一是通过消化吸收中毒;二是通过呼吸道吸入中毒;三是通过皮肤、黏膜的沾染中毒。发生中毒后,首先要排出毒物,尽量争取时间,而不能等到送医院后采取排毒措施,因为早一分钟脱离毒物,就可使病儿少吸收一些毒物,对病儿的生命和治疗效果有极大的好处;若贪图省事,当时不作处理,只差十几分钟、几十分钟的时间,就有可能造成严重的危害甚至丧失生命。

1. 煤气中毒

煤气中毒是由于空气中一氧化碳过量引起的。用煤炉取暖的屋子,若室内通风不良、烟筒漏烟等都可使室内空气中一氧化碳过量,导致煤气中毒。过量的一氧化碳通过呼吸进入人体,就会和氧气争夺血红蛋白。由于一氧化碳与血红蛋白的亲合力比氧与血红蛋白的亲合力高200～300倍,所以一氧化碳极易与血红蛋白结合,使血红蛋白丧失携氧的能力和作用,造成组织窒息,从而导致人体缺氧。

轻度中毒者感到头痛、眩晕、心悸、恶心、呕吐、四肢无力,此时应立即将患儿抬离中毒环境,到空气新鲜的地方去,让他吸入新鲜含氧多的空气,来驱散血液中的一氧化碳;中毒较严重者,会有恶心、呕吐、意识模糊、虚脱或昏迷的症状,重度患者会深度昏迷,各种反射消失,大小便失禁,四肢厥冷,血压下降,呼吸急促,急救时除采用上述方法外,还应在保暖防冻的情况下,尽快送医院;若病儿呼吸心跳已停止,要立即进行胸外心脏按压和人工呼吸,并立即送医院急救。

2. 误服毒物

毒物的种类很多,有些是人们熟知的剧毒物,如砒霜、氢氰酸等,但更多的是平时可作药用和食用的物品,因用量过大或使用不当而导致的中毒。一旦发现儿童误服了毒物,或乱吃了药片、药水等,只要病儿未昏迷,则应向他讲清道理,取得合作,争取时间,尽早把毒物从胃中"请出来",尽量减少有毒物质的吸收。一般采用催吐、洗胃的措施。

(1)催吐

可用筷子或匙柄,甚至是手指头,令患儿张大嘴,然后轻轻刺激他的咽部(咽弓和咽后壁),令患儿呕吐,将胃内的毒物吐出来,也可以喝催吐药催吐。

(2)洗胃

应立即将中毒患儿送医院抢救。在急救的同时,要收集患儿吃剩的东西、呕吐物,以供医生检验毒物的性质,为进一步治疗提供依据。

(七)中暑

中暑是指因长时间在烈日下活动或处于高温环境中,导致人体体温调节功能发生障碍而引发的急性疾病。

婴幼儿长时间待在过热的房间内或者日光长时间照射婴幼儿头部,均可使婴幼儿中暑,出现头疼、头晕、耳鸣、眼花等症状,严重时,出现呼吸加速、脸色发白、失去知觉等症状。

一旦发生中暑,则应将患儿移至阴凉通风处,解开其衣扣,让其躺下休息。用毛巾冷敷头部,用扇子扇风,进行物理降温,帮助其散热。若患儿能自己饮水,则还可让患儿喝一些清凉饮料,或口服十滴水、人丹、淡盐开水等。较轻的中暑,经上述处理后,能够很快好转。

同时还应当注意,炎热的夏天儿童户外活动时间应避开上午十点到下午两点半,因为此时的阳光正处于灼热的阶段。炎热季节儿童可在树荫或屋檐下游戏,避免阳光直接照射。教师应多提醒和组织儿童喝水。

(八)冻伤

气温转低时,或气温不是很低,但湿度较大或大风的情况下,身体裸露处或保护不好的部位,以及供血不足的部位等都有可能被冻伤。冻伤可分为三度:一度冻伤时,受热后冻伤部位有疼感,出现水肿、呈青紫色;二度冻伤时,在受伤处形成一些带血的浆液性水泡;三度冻伤时,出现皮肤坏死,有的也伤及深部组织。

婴幼儿冻伤多为轻度冻伤,常见于耳朵、面颊、手、足等处,仅伤及表面,局部红肿,有痛或痒的感觉。

处理时,可用白酒等轻轻涂擦,再涂上冻疮药膏即可。伤愈后不留瘢痕,但受冻处还易复发。因此,平时应注意不要给婴幼儿穿过小的鞋子,婴幼儿洗手后将手仔细擦干,脚爱出汗的婴幼儿应及时换掉汗湿的袜子,并注意经常按摩手、脚、耳、鼻等处。

(九)触电

儿童玩弄带电电器、湿手触摸开关或出于好奇将手指伸入插座中,或雷雨天气在树下或高大建筑物下避雨,均可造成电击伤。

触电后的症状如下。

全身反应:电流通过人体,引起肌肉强烈收缩,这时可使身体弹跳摔倒而脱离电源,也有可能更紧贴电源发生严重的休克从而导致呼吸、心跳停止。

局部烧伤:常见于电源接触部位和电流出口部位,由于皮肤肌肉等组织的电阻而引起瞬间高热或引起放电火花,可使局部组织发生严重灼伤。轻者可出现半圆形或蚕豆样黄色或褐色干燥灼伤斑,有时可见水泡,与正常皮肤界线清楚;重者可使皮肤炭化,骨骼断裂。

触电后的处理办法如下:

第一,切断电源,施救者应冷静分析现场情况,选择安全、合理的办法,如戴上棉布手套,穿上皮鞋,踩在塑料或干木板上,拉下电闸或用竹竿、长木棍将伤者身上的电线挑开。

特别要注意的是绝不能在电源切断之前直接用手去推或拉触电儿童,也不能用潮湿的物品去分离电源,以免施救者自身触电。

第二,对呼吸、心跳骤停者进行现场急救(口对口吹气、胸外心脏按压等)。

第三,有烧伤者,保护创面,待伤者心跳恢复后送医院治疗。

第四,抢救过程中伤员的移动与转院。

心肺复苏应在现场就地检查进行,不要为了方便而随意移动伤员,如确有需要移动时,抢救中断时间不应超过 30 秒。

移动伤员或将伤员送医院时,应使伤员平躺在担架上并在其背部垫以平硬阔木板,移动或送医院过程中应继续抢救,心跳呼吸停止者要继续心肺复苏抢救,在医务人员未接替救治前不能中止。

（十）溺水

溺水是儿童常见意外事故,每年夏秋季节更为多见。水灌入呼吸道引起窒息是溺水致死的主要原因。溺水后 5～6 分钟呼吸心跳即完全停止,由于在溺水过程中一般均吸入水中杂质以及呕吐物,故溺水获救后都伴有急性肺水肿、肺炎、肺脓肿等,并且常常并发肾衰竭,还可因窒息缺氧发生脑水肿。

一旦发现有人溺水,要迅速实施营救。救护者(会游泳的人)要轻装上阵快速游到溺水者附近,从溺水者的后方抓住他,并将其托上岸。溺水者上岸后,观察其一般情况。若溺水者意识清楚,语言表达流畅,仅为体内进水,倒水就可以了。倒水时,救护者取半跪姿势,让溺水者匍匐在救护者的膝盖上,使其头部下垂,按压其腹、背部,帮助溺水者将进入体内的水排出。也可以就地取材,借助木凳等物件的帮助,促其排水。如溺水者意识不清,口内有淤泥杂草,则应迅速清除其口鼻内的淤泥、杂草,保持呼吸道畅通。松解内衣、裤带。然后救护者用单膝支地,取半跪姿势,将溺水者匍匐在救护者的膝盖上,使其头下垂,小心按压其后背部,使溺水者口、咽及气管内的水控出。若溺水者呼吸、心跳已停止,迅速进行人工呼吸和胸外心脏按压术,在积极抢救的同时,拨打"120"尽快送到医院治疗。

（十一）晕厥

晕厥是由于短时间内大脑供血不足而失去了知觉,突然晕倒在地。饥饿、精神紧张、空气闷热、站立时间过久等都可引起晕厥。晕厥发生前都有头晕、恶心、心慌、眼前发黑等症状,继而面色苍白、出冷汗、失去知觉。

若婴幼儿在室内晕厥,要立即开窗通风,使室内有足够的新鲜空气流通。让患儿平卧,松开衣领、腰带,头部可略放低,脚略抬高,使流向头部的血量增大。一般经过短时间休息,脑部血液供应改善后,即可恢复。患儿清醒后,可喝一些热饮料。若严重晕厥,除采取上述措施外,还应进行人工呼吸。如果患儿出现呕吐,则应将其头侧斜,使呕吐物从口中流出,防止呕吐物进入呼吸道而引起窒息。

（十二）惊厥(抽风)

婴幼儿出现惊厥的原因很多,高热惊厥较为常见,如患上感、流脑、中毒性痢疾等均会使婴幼儿高热,进而惊厥。此外,婴幼儿缺钙可引起手足抽搐,癫痫、低血糖、中毒等也会引起婴幼儿惊厥。婴幼儿惊厥通常是突然发作,表现为意识丧失,头向后仰,眼球凝视,呼吸细弱且不规则,口唇青紫,四肢和单侧或双侧面部抽动,持续的时间可由一两分钟到十几分钟,甚至几十分钟不等。

婴幼儿惊厥后,成人千万不可惊慌失措,不可大声呼叫或用力摇晃、拍打婴幼儿。应采取以下措施。

（1）让病儿侧卧,便于分泌物及时排出,防止异物进入气管,同时,松开衣领、裤带,保持血液循环

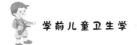

的畅通。

（2）不要紧搂婴幼儿，可轻按婴幼儿抽搐的上下肢，避免婴幼儿从床上摔下。

（3）将毛巾或手绢拧成麻花状放于婴幼儿上下牙之间，以免婴幼儿咬伤舌头。如果婴幼儿牙关禁闭，无法塞入毛巾，不可硬撬。

（4）随时清除口、鼻分泌物。

（5）用针刺或重压人中穴，即唇沟的上 1/3 处。

（6）在急救处理的同时，应做好送医院的准备工作。

（十三）出血

1. 鼻出血

婴幼儿鼻出血的原因很多，如鼻部外伤、某些全身性疾病、鼻黏膜干燥、鼻腔异物等都可引起鼻出血，最常见于用手抠挖鼻痂、发热及空气干燥时。鼻出血的程度不同，由短时间流几滴到长时间的大量流血。处理方法如下。

（1）安慰婴幼儿不要紧张，让婴幼儿安静坐下，取坐位或半坐位，头略向前倾，不能仰卧，头也不能向后仰，以免血液呛入呼吸道。

（2）压迫止血。将患儿衣领、腰带松开，用口呼吸，并用拇指和食指捏住患儿的鼻翼，同时用湿毛巾冷敷鼻部或前额，一般压迫 5～10 分钟即可。

（3）若出血较多，用上述方法不能止血，可用 0.5％麻黄碱或 1/1 000 肾上腺素湿棉球填塞出血侧鼻孔，一定要达到出血部位。

（4）止血后，2～3 小时内不能做剧烈活动，避免再出血。

（5）若儿童有频繁的吞咽动作，一定让他把"口水"吐出来，若吐出的是鲜血，说明仍在继续出血，应尽快送医院处理。

（6）若儿童经常发生鼻出血，应去医院做全面检查，确定是否有血液病或其他疾病。

聚焦国考

儿童鼻中隔为易出血区，该处出血后正确的处理方法是（　　　）。

A．鼻根部涂紫药水然后安静休息　　B．让儿童略低头冷敷前额鼻部

C．止血后半小时内剧烈运动　　D．让儿童仰卧休息

2. 创伤出血

创伤后常发生出血并发症，一次大量出血若达到全身血量的 1/3 时，生命就有危险，因此，出血后的止血十分重要。

创伤出血分为外出血和内出血两种。外出血是血液从伤口流向体外的一种出血现象，内出血是皮肤没有伤口，血液由破裂的血管流到组织、脏器或体内的一种出血现象。

在幼儿园，儿童发生外出血的现象比较常见。下面根据外出血的种类介绍相应的止血方法。

（1）毛细血管出血。血液从创伤面四周渗出，出血量少，找不到明显的出血点，危险性小，只须用自来水或温水冲洗伤口，然后涂上红药水或者用消毒纱布将伤口包扎即可。

（2）静脉出血。静脉出血其血色暗红，血液缓慢不断地流出，其后由于局部血管收缩，流血逐渐减慢，危险性也较小。此时只要抬高出血肢体就可以减少流血，然后再在出血部位盖上几层纱布并扎紧即可。

（3）动脉出血。动脉出血其血色鲜红，呈搏动性喷出，出血速度快且量多，危险性大。

少量外伤出血不会有很大危险，但若遇到动脉损伤，就会引起大出血。发生大出血要立即采取止血措施。常用的止血方法有加压包扎止血法和指压止血法。

① 加压包扎止血法（见图 6－11）。用于动脉或大静脉破裂出血止血。具体操作：用无菌纱布或干净毛巾等，折叠成比伤口稍大的垫子盖住伤口，再用绷带或三角巾加压包扎。

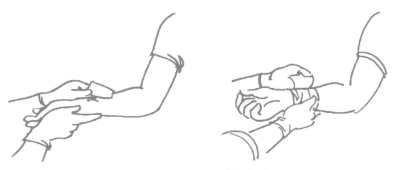

图 6-11　加压包扎止血法

② 指压止血法(见图 6-12)。用于紧急抢救时的动静脉出血,此法不宜长时间使用。具体操作:救护者用手指或手掌将出血的血管上端(近心端)用力压向相邻的骨骼上,以阻断血流,达到暂时止血的目的。

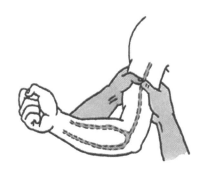

图 6-12　指压止血法

③ 止血带止血法(见图 6-13)。适用于加压包扎法无效时,是四肢中等动脉损伤常用的止血方法,止血带为橡皮管。使用注意事项:安放部位不应距出血点太远;松紧度要适宜;注明安放时间;每隔 15～30 分钟放松 1 次;放松时,要用指压法暂时止血。

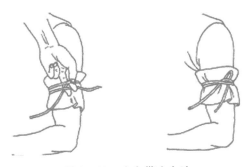

图 6-13　止血带止血法

实践与训练：基本的急救方法

项目一　胸外心脏按压术

各种原因引起患儿心搏骤停,都可危及生命,须立即抢救,常用方法为胸外心脏按压术。通过给停止搏动的心脏施加压力,使心脏排出血液,保证全身的血氧供应,达到心脏复苏的目的。具体操作步骤如下。

1. 仰卧

使患儿仰卧,背部有硬物支撑。可就地取材,让患儿面朝上躺在硬地板或平整的地面上,这样才能使心脏按压有效。

2. 挤压心脏

(1)对于新生儿及婴儿,采取双指按压法(见图6-14),用两手指按压胸骨(两乳头连线的中点下方),或者采取双手环抱拇指按压法(见图6-15),两手掌及四指托住两侧背部,双手大拇指按压胸骨下1/3处。有节律地垂直施加压力,至少下压胸部前后径的1/3,或下压不少于4 cm,然后迅速放松,使胸骨自然复位。每分钟至少100次以上,直至患儿心跳恢复。

(2)对于1~8岁儿童,采取单手按压法(见图6-16),用手掌根部按压其胸骨下1/3处,至少下压胸部前后径的1/3,婴儿4 cm,幼儿5 cm,然后迅速放松,使胸骨自然复位,每分钟至少100次以上,如此不断进行,直至患儿自主呼吸恢复。

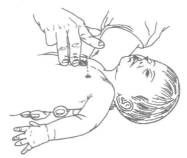 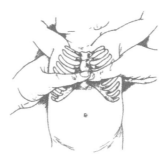 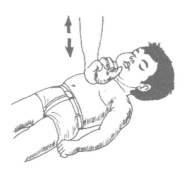

图6-14 双指按压法　　　图6-15 双手环抱拇指按压法　　　图6-16 单手按压法

(3)对于成人,采取双手按压法(见图6-17),一手的掌根部放在胸骨中、下1/3交界处,在胸骨中线与两乳头连线的相交处;另一手以拇指根部为轴心叠于下掌之背上,手指翘起不接触胸壁,双肘关节伸直,依靠操作者的体重、肘及臂力,有节律地垂直施加压力,使胸骨下陷至少5 cm,然后迅速放松,使胸骨自然复位,每分钟至少100次以上,如此不断进行,直至患儿自主呼吸恢复。

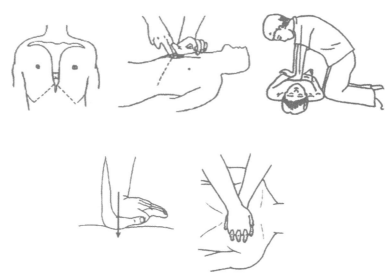

图6-17 双手按压手法

胸外心脏按压时,一定要使胸骨下陷。胸骨下陷则挤压心脏,相当于心脏收缩,将血液注入动脉;救护者手放开时,相当于心脏舒张,静脉血回流入心脏。

进行胸外挤压时,要垂直向下用力,挤压面积不可过大,以免伤及肋骨,造成肋骨骨折,刺伤肺脏,加重病情。

项目二 人工呼吸

触电、溺水、外伤、疾病、窒息、中毒、过敏、意外低温等都会引起心跳呼吸骤停,从而导致机体缺氧和二氧化碳潴留,心肌收缩力减弱,血压下降,心律失常,脑组织受损甚至死亡。通过人工呼吸和胸外心脏按压,使中断的心肺功能恢复称为心肺复苏。

当儿童处于危难时,最为紧急的就是保持或恢复儿童的呼吸和心跳,这样才能最大限度地保持儿童的生命。在保持生命的过程中,争分夺秒是关键的关键(见图6-18)。

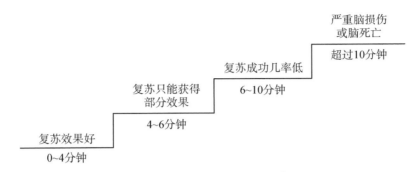

图6-18 复苏开始时间与预后的关系

任何原因导致呼吸完全停止4分钟以上,就可造成死亡或濒临死亡。在无抢救用具的情况下,为达到肺复苏的目的,应在患者呼吸刚刚停止时,对其进行人工呼吸,可助其起死回生。常用的简便且行之有效的人工呼吸法是口对口(鼻)吹气法。具体操作步骤如下。

1. 通畅呼吸道

(1) 清除口鼻中的淤泥、杂草和痰涕。

(2) 将病人颈部垫高,使其头部后仰,舌根抬起,保持呼吸道通畅,进行吹气(见图6-19)。

2. 进行吹气

(1) 对小婴儿,用嘴衔住婴儿的口、鼻,往里吹气,吹完一口气,轻压其胸部,帮助呼气(见图6-20)。这样有节奏地进行,2~3秒间隔一次(一吹一压算一次)。小婴儿肺部娇嫩,胸壁较薄,吹气时不可太用力。见到其胸部隆起,就把嘴松开。这样有节奏地进行,直至患儿恢复自主呼吸为止。

(2) 对较大儿童,救护者深吸一口气,捏住患儿鼻孔,嘴紧贴患儿的嘴,向里吹气(见图6-21)。吹完一口气,嘴离开,放开患儿鼻孔,轻压其胸部,帮助其呼气。3~4秒间隔一次,直至患儿自主呼吸恢复为止。

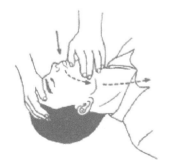
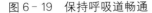
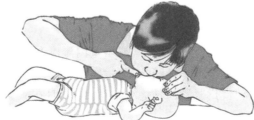
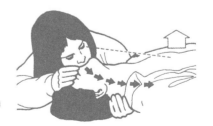

图6-19 保持呼吸道畅通　　　图6-20 针对小婴儿的口对口吹气　　　图6-21 口对口吹气

若患儿牙关紧闭,也可对着鼻孔吹气,方法和口对口吹气法相同。

若吹气后不见患儿胸部隆起,可能呼吸道仍不通畅,或自己的动作不合理,应及时予以纠正。

项目三　胸外心脏按压与口对口吹气同时进行

　　垂危病人常常呼吸心跳同时停止,此时人工呼吸和胸外心脏按压应同时进行。如果有两位救护者,则一位救护者做人工呼吸,另一位救护者进行胸外按压。人工呼吸与胸外心脏按压的频率之比为1∶5(见图6-22A);如果是单人操作,则心脏按压15次,吹气2次(15∶2)(见图6-22B)。如此交替、不断地进行,直至患儿心跳、呼吸恢复为止。

　　为了避免吹气和挤压互相干扰,吹气时,挤压动作暂停。

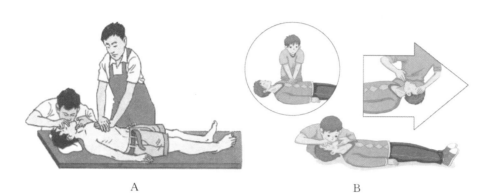

A　　　　　　　　　　　　　　　　　　　　B

图6-22　胸外心脏按压与口对口吹气

 本章练习

一、单项选择题

1.“先切断电源,然后现场急救”是(　　)的救助方法。

　　A．触电　　　　　　B．溺水　　　　　　C．失去知觉　　　　D．烫伤

2.儿童皮肤表面轻度烫伤,先用(　　)冲洗烫伤部位20分钟左右,如有水泡形成,不要弄破。

　　A．温水　　　　　　B．热水　　　　　　C．冷水　　　　　　D．药水

3.婴幼儿服退热药后体温持续不退,可采用(　　)退热。

　　A．物理降温　　　　B．再吃一次退热药　C．睡眠　　　　　　D．喝冰水

4.给儿童点眼药水的方法是(　　)。

　　A．用左手食指、拇指用力分开孩子的上下眼皮,让他向上看,把药滴在下眼皮内,每次3～4滴

　　B．用左手食指、拇指轻轻分开孩子的上下眼皮,让他向下看,把药滴在下眼皮内,每次3～4滴

　　C．用左手食指、拇指轻轻分开孩子的上下眼皮,让他向下看,把药滴在下眼皮内,每次1～2滴

　　D．用左手食指、拇指轻轻分开孩子的上下眼皮,让他向上看,把药滴在下眼皮内,每次1～2滴

5.体温表是用来(　　)的仪器。

　　A．测量室温　　　　　　　　　　　　　B．测量室内湿度和温度

　　C．测量户外温度　　　　　　　　　　　D．测量体温

6.儿童一旦发生鼻出血,用拇指和食指紧紧压住患儿的鼻翼,同时在额头或鼻梁处放上冷毛巾或冰块,一般压迫(　　)即可止血。

　　A．2分钟　　　　　B．3分钟　　　　　C．5～10分钟　　　D．1分钟

7.给婴幼儿滴鼻药的方法是(　　)。

　　A．让婴幼儿仰卧,肩下垫个枕头,头尽量后仰,点1～2滴药液,然后起来

　　B．让婴幼儿仰卧,使鼻孔朝上,点3～4滴药液,轻揉鼻翼使药分布均匀,过一会儿再起来

　　C．让婴幼儿仰卧,肩下垫个枕头,头尽量后仰,点3～4滴药液,轻揉鼻翼使药分布均匀,过一会儿再起来

D．让婴幼儿仰卧,肩下垫个枕头,头尽量后仰,使鼻孔朝上,点 1～2 滴药液,轻揉鼻翼使药分布均匀,过一会儿再起来

8．(　　)是用 70% 的酒精或白酒加水一倍稀释,然后用小毛巾浸泡后擦腋下、肘部、颈部两侧等处。

　　A．药物降温法　　　　　　　　　　　　B．酒精擦拭降温法

　　C．自然降温法　　　　　　　　　　　　D．冷敷法

9．将普通肥皂削成圆锥形,蘸少许(　　),慢慢塞入肛门,利用肥皂的机械刺激,引起排便。

　　A．冷水　　　　　　　B．醋　　　　　　C．热水　　　　　　D．温水

10．为婴幼儿服药前应准备(　　)。

　　A．温白开水　　　　　B．可乐　　　　　C．茶水　　　　　　D．开水

11．降温措施一般分为(　　)。

　　A．阿司匹林降温和冰袋降温　　　　　　B．阿司匹林降温和药物降温

　　C．药物降温和物理降温　　　　　　　　D．冰袋带降温和物理降温

12．在挤伤的处理中,如果没有破损,可以(　　),以减轻痛苦。

　　A．进行冷敷　　　　　B．进行热敷　　　　C．进行包扎　　　　D．去医院

13．何老师发现班里的萌萌感冒了,于是在课间休息期间,喂萌萌服下了儿童感冒药。何老师的做法(　　)。

　　A．合法,教师可以喂食非处方药

　　B．合法,有利于防止疾病传播扩散

　　C．不合法,儿童用药应先征得监护人同意

　　D．不合法,幼儿园应在医师的指导下用药

二、简答题

1．教师在户外体育活动中如何保障儿童安全?

2．儿童发生骨折如何急救处理?

3．如何利用物理降温法对高热儿童采取降温措施?

4．简述人工呼吸的实施步骤和方法?

5．学前儿童鼻出血应如何处理?

6．什么叫"青枝骨折"? 对腰部受伤的儿童如何进行现场急救?

7．请简述滴眼药水的操作方法。

8．儿童常见的护理技术有哪些?

9．请简述骨折的症状及其急救处理原则。

三、材料分析题

1．做游戏时,小强因跑得太急,不小心趴倒在地上,鼻子流血不止,小强也因鼻流血大哭起来。

　　如果你作为老师,当时在现场,你将采取什么应急措施?

2．儿童欢欢在幼儿园中发高热,出现抽风、昏厥等症状,老师给欢欢量体温,一看达到 39.2℃,为避免患儿因高热造成严重的后果,就要采取降温措施。

　　假如教师采用物理降温法应如何进行? 应注意什么问题?

3．亮亮小朋友最近生病了需要服药治疗,但亮亮特别怕吃苦的东西,所以无论爸爸妈妈怎么哄,亮亮都不肯吃药,一家人都着急得不行。于是奶奶把药掺在饭菜中让亮亮吃下,家人看着亮亮终于把饭菜和药一起吃了下去,都松了一口气。

　　请问亮亮奶奶的做法是否正确? 为什么?

4．某幼儿园小班儿童午休后在蹦蹦床上玩耍,两名儿童跳起后不小心头部相碰,碰了两个大包。

　　你作为该班教师应该怎么处理?

5．6 月中旬,某幼儿园组织小朋友们开展了一次户外活动,此次户外活动从上午 9 点钟开始,过了差不多一个小时,有位小朋友出现了无力、口渴、脉搏加快、动作失调、脸色发白的症状。

　　请问这位小朋友怎么了? 针对这位小朋友的症状要如何处理?

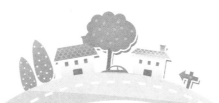

第七章

托幼机构的卫生保健制度
——儿童身心健康的环境保障

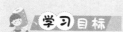

学习目标

1. 掌握生活制度的制定依据以及实施方法。
2. 掌握学前儿童一日生活日程的安排和要求。
3. 熟悉托幼机构的各项卫生保健制度;掌握托幼机构常用的卫生保健技能。

学前导学

为提高托幼机构的卫生保健工作水平,预防和减少疾病发生,保障儿童身心健康,2010年9月教育部、卫生部联合发布了76号令《托儿所幼儿园卫生保健管理办法》;2012年3月卫生部又发布了《托儿所幼儿园卫生保健工作规范》。托幼机构的卫生保健制度是否健全,以及执行的力度如何,是衡量和评价托幼机构卫生保育工作的重要依据,也是学前儿童免受伤害的重要保证。

知识导图

托幼机构的卫生保健制度
——儿童身心健康的环境保障

生活保健制度
- 生活制度的意义
- 制定生活制度的依据
  - 学前儿童的年龄特点
  - 学前儿童生理活动的特点
  - 地区特点以及季节变化
  - 家长的需要
- 生活制度的实施
- 托幼机构一日生活常规及要求

卫生消毒、隔离制度
- 消毒的基本方法
  - 物理消毒法
    - 机械消毒法
    - 热消毒法
    - 紫外线消毒法
  - 化学消毒法
    - 漂白粉
    - 过氧乙酸
    - 乙醇
    - 来苏水
- 托幼机构的消毒制度
  - 餐具消毒
  - 被褥和床单消毒
  - 玩具消毒
  - 图书消毒
  - 厕所和便盆消毒
  - 空气消毒
- 托幼机构的卫生
  - 环境卫生
  - 个人卫生
  - 工作人员个人卫生
- 消毒隔离
  - 预防性消毒
  - 隔离性消毒

健康检查制度
- 学前儿童的健康检查
  - 入园前的健康检查
  - 入园后的健康检查
  - 每日的健康观察
    - 入园晨检
    - 全日观察
- 工作人员的健康检查

预防接种制度
- 预防接种的意义
  - 预防接种的概念
  - 预防接种的意义
- 预防接种的卫生要求
  - 接种前
  - 接种时
  - 接种后
- 预防接种注意事项

实践与训练：生活环节中的保育技能
- 指导儿童养成良好的洗手习惯
  - 指导儿童洗手的工作要求
  - 指导儿童洗手的工作方法
  - 指导儿童洗手的注意事项
- 指导儿童养成良好的激餐习惯
  - 进餐指导工作要求
  - 进餐指导工作方法
  - 注意事项
- 指导儿童养成良好的饮水习惯
  - 组织儿童饮水工作要求
  - 组织儿童饮水工作方法
  - 培养儿童饮水习惯
  - 注意事项
- 指导儿童养成良好的如厕习惯
  - 不同年龄儿童如厕指导工作要求
  - 不同年龄儿童如厕指导工作方法
  - 注意事项

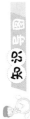

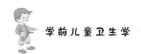

<h1 style="text-align:center">第一节　生活保健制度</h1>

学前儿童的生活制度是根据学前儿童身心发展的特点,将学前儿童在托幼园(所)内一日生活中的主要环节,在时间和程序上固定下来,以形成制度。把体、智、德、美、劳全面发展的教育渗透于学前儿童一日生活的各项活动之中。保证学前儿童身体健康,促进其身心发展,促进儿童体内各器官、系统协调活动,它在托幼园(所)的各项卫生保健制度中占有极其重要的地位。

一、生活制度的意义

托幼机构的生活制度是指按科学的依据把学前儿童每日在园内的主要活动,如入园、进餐、睡眠、游戏、户外活动、教育活动、离园等,在时间和顺序上合理地固定下来,并形成一种制度。

托幼机构制订并实施合理的生活制度,可以使学前儿童在园内的生活既丰富多彩又有规律性,劳逸结合、动静交替。这不仅有利于学前儿童的生长发育和健康,而且还有助于培养学前儿童有规律的生活习惯。同时,也为保教人员顺利地做好教育和保育工作提供了重要的条件。

聚焦国考

制订幼儿园班级生活常规的主要目的是(　　)。

A．维持纪律　　　　　　　　　　B．便于教师管理

C．让儿童学会服从　　　　　　　D．帮助儿童学会自我管理

二、制订生活制度的依据

托幼机构在制订生活制度时,必须从本园实际出发,综合地考虑与之有关的各种因素,制订出符合学前儿童发展特点的合理的生活制度。一般来说,在制订生活制度时主要依据以下四个方面。

（一）学前儿童的年龄特点

一方面,学前儿童正处于生长发育十分迅速的时期,托幼机构的生活制度必须首先满足学前儿童生长发育的需要。因此,在制订生活制度时,应合理地安排学前儿童的进餐时间及次数,保证学前儿童有充足的睡眠以及户外活动的时间。另一方面,不同年龄阶段的儿童在生长发育上存在较大差异。因此,还应该考虑到不同年龄阶段儿童的具体特点,使不同年龄阶段的学前儿童在生活制度的安排上有所区别。例如,学前儿童年龄越小,进餐的次数就越多,睡眠的时间就越长,而每次游戏活动或教育活动的时间则越短,但要注意多让他们到户外活动,多接触新鲜空气,获得充足的阳光。随着学前儿童年龄的增长,进餐的次数以及睡眠时间可以逐渐减少,而每次游戏活动或教育活动的时间与次数则可以逐渐增长和增多。

（二）学前儿童生理活动的特点

根据神经生理学的理论,人在从事某种活动时,大脑皮质只有相应部分的神经细胞处于兴奋和工作状态,其他部分的神经细胞则处于抑制和休息状态,从而形成工作区和休息区。工作区和休息区可以随着活动性质和活动方式的改变而发生交互变化,这种镶嵌式的活动方式,可以使大脑皮质各区轮换休息,以保持机体正常的工作能力,防止过度疲劳。学前儿童神经系统尚未发育成熟,如果某一种性质的活动持续时间过长,就会引起大脑皮质相应区域神经细胞的疲劳,因此,学前儿童在从事某一种活动一定时间以后,应该及时变换活动的性质,这样才能使学前儿童大脑皮质的神经细胞得到充分的休息,避免疲劳,以保持较好的活动能力。

为此,托幼机构在制订生活制度时,应考虑到不同性质的活动轮换进行,做到劳逸结合、动静交替。例如,在教育活动之后,可以安排学前儿童自由的游戏活动;在室内较安静的活动之后,可以让学前儿童到户外进行体育活动等。这样,便可以使学前儿童大脑皮质各功能区的神经细胞以及身体的

各器官系统既能得到充分的调动和锻炼,又能得到轮流的、充分的休息,从而促进学前儿童身心健康发展。

（三）地区特点以及季节变化

我国地域辽阔,具有较为明显的南北气候差异以及东西时间差异,各托幼机构应根据本地区的具体地理特征以及本园的实际情况,制定相应的生活制度。同时,在制订生活制度时还应考虑到不同季节的特点,对生活制度中的部分环节进行适当的调整。例如,夏季昼长夜短,学前儿童入园的时间可适当提前,寄宿制幼儿园早晨起床的时间也可以适当提前,而学前儿童晚上睡觉的时间也可以适当推迟,为了保证学前儿童每天有足够的睡眠时间,可适当地延长学前儿童午睡的时间等。托幼机构可以根据当地的具体情况和需要,制定出不同季节的生活制度。

（四）家长的需要

儿童入园和离园都必须由家长亲自接送,因此,托幼机构在制订生活制度时,还应该考虑学前儿童家长的实际情况和需要,更好地为家长服务。例如,儿童入园的时间,可以根据家长的需要适当地提前,而离园的时间也可以适当地推迟;托幼园（所）为儿童提供的膳食,可以由一餐两点增加到三餐一点或三餐两点等。

三、生活制度的实施

学前儿童生活制度建立以后,应遵循"保教结合""家园同步""个别照顾"的原则,严格实施,不能随意更改。在实施过程中,应保证学前儿童在园内生活的规律性。由于学前儿童在园所内的活动并不是一成不变的,有时会有一些特殊的活动介入,如组织儿童运动会、组织儿童外出活动、进行健康检查等。因此,学前儿童一日生活的安排,既应该保证一定的稳定性和规律性,促其养成良好的生活习惯,同时又应该具有相对的灵活性。

学前儿童之间存在着较大的差异性:有的孩子精力十分旺盛、睡眠时间较少;有的孩子由于体质较弱等原因往往需要比其他人更多的睡眠时间;有的孩子吃饭的动作较慢吃饭需要较长的时间等。对此,生活制度在具体实施的过程中,还应该兼顾到学前儿童的个别差异,灵活适当调整,以适应不同儿童的特点,满足学前儿童的不同需要。

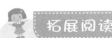拓展阅读

《3～6岁儿童学习与发展指南》——生活习惯与生活能力

目标　具有基本的生活自理能力

3～4岁	4～5岁	5～6岁
1. 在帮助下能穿脱衣服或鞋袜 2. 能将玩具和图书放回原处	1. 能自己穿脱衣服、鞋袜、扣纽扣 2. 能整理自己的物品	1. 能知道根据冷热增减衣服 2. 会自己系鞋带 3. 能按类别整理好自己的物品

案例

一天中午,某幼儿园中班的大部分儿童都睡着了,还有个别儿童没睡,这时,值班教师便到别的班去倒开水,并聊了一会儿。待她回班后,发现一名儿童头部红肿,问其原因,是刚才教师外出后,他在床上玩耍,不小心摔伤的。教师赶忙帮儿童揉了揉,便安慰他睡了觉。下午当家长接孩子时看到儿童伤情,非常生气,要求领导解决处理。

案例

  某幼儿园大班中午午睡前，教师在活动室督促儿童收拾整理游戏材料，先进去的几名儿童在过道玩，一儿童一不小心摔倒在地上，其他儿童赶紧告诉当班老师。教师立即检查，发现其没有外伤，两只胳膊也能动，儿童自己也没有异常反应，便安抚其入睡。交接班时，由于教师疏忽，未曾将情况交接给下午班的教师，儿童起床时，下午班的教师发现该儿童穿衣服时抬不起胳膊，教师翻开衣服发现右肩处红肿，随即将其送医务室，保健医生检查后，建议马上到附近医院拍片检查。经检查该儿童锁骨骨折，之后，通知其父母，父母将儿童领回，于第二日向幼儿园提出儿童住院的要求。

  原因：第一，教师擅离岗位，玩忽职守，没有尽到作为一个幼儿园教师应该有的责任；第二，在伤害发生后，教师对儿童的伤后处理方式太随意，不具备基本的保育、保健知识；第三，幼儿园本身的规章制度没有很好地约束教师的行为。

  分析：这样的事件无论是对于儿童来说还是对于教师来说，都是意外中的意外，但是教师应该具备处理意外的能力，在儿童午睡的时候，并不是所有儿童都可以熟睡，有一部分儿童只是闭上眼睛休息，只要有一点异动，就会激起他的兴趣。幼儿园儿童午睡的时候，很多儿童一会儿抬起头晃晃脑袋，一会儿去玩身边的儿童的身体等等；所以在儿童午睡的时间，教师不可以掉以轻心，教室内至少应该留有一个教师照看。

  在意外发生以后，教师对儿童受伤这件事情不够重视，处理得太过随意，这是大部分教师的弊病，觉得只是撞了一下，揉一揉就没事了。虽然大部分儿童受伤后确实只是皮外伤，但是也有个别儿童会伤及内部，这是教师应该重视的。儿童受伤其实是在所难免的，这一点大部分家长都可以理解，但是如果由于教师的疏忽而导致自己的孩子没有得到及时的治疗，家长是会很严肃对待的。所以对于每一个受伤的儿童都应该提起足够的重视，仔细地检查。幼儿园的规章制度并不是要惩罚或者奖励教师，而是应该让每一位教师都树立在幼儿园以儿童为中心的思想，而不是出了事故后的补救或者推卸责任。树立良好的规章制度，一方面可以使儿童得到保障，另一方面也是让幼儿园得到保障。

  对策：

  （1）教师应该提高工作责任心。

  （2）幼儿园应对教职工进行师德、儿童生理与心理学等方面的培训学习，使教职工增强对儿童和幼教事业的热爱，从而提高工作责任心。

  （3）幼儿园应该制定严格的作息课表，幼儿园要的是自主，而不是散漫。

四、托幼机构一日生活常规及要求

  托幼机构一日生活常规的安排，就是将学前儿童一日生活各个环节的时间分配和交替顺序科学合理地固定下来，儿童一日生活常规主要包括入园、盥洗、进餐、如厕、喝水、午睡、教育活动、游戏及户外活动、离园等。保教人员应严格执行生活制度，并按各个环节的具体要求进行组织和实施，做到保教结合（见表7-1）。

表7-1 托幼机构一日生活常规及要求

项目	要求
入园	1. 主动向老师、同伴问好 2. 进入活动室后，把外套与随身物品整齐地放在固定的地方 3. 搬椅子到活动区内安静地游戏
盥洗	1. 卷好衣袖，选择好水龙头，不拥挤，讲文明，有秩序 2. 按照"七步洗手法"，按顺序洗干净手心、手背、手指、手腕；然后取自己的毛巾，按眼、面、嘴、耳、脖、鼻的顺序洗脸 3. 不要把水弄到地上，保持地面干爽 4. 盥洗完毕将毛巾挂到固定的位置，如天冷可涂点护肤品

续表

项 目	要 求
进餐	1. 餐前：不做剧烈活动，将椅子搬到餐桌前，有秩序地进入盥洗室洗净手、脸，安静入座 2. 进餐：正确使用餐具，姿势正确，按时进食，不挑食，不剩饭菜，吃饭不发出太大响声，做到慢嚼细咽、不掉饭粒和菜屑，不随便离开座位 3. 餐后：收拾好自己的餐具，放在指定的容器内，用饮用水漱口，用餐巾擦干净嘴和手，将餐巾放好
如厕	1. 做到及时如厕，不憋尿，逐步养成定时大小便的习惯 2. 入卫生间后才将裤子脱至大腿处，将大小便排入便池内，学会正确地使用手纸，拉好裤子后才离开蹲位 3. 便后洗手
喝水	1. 使用自己的杯子喝水，不在剧烈运动后立即大量喝水 2. 不端着杯子到处跑，不将水洒在地上，不玩饮用水 3. 喝完水立即将杯子放回原处
午睡	1. 安静地进寝室到自己的床位前，铺好被子 2. 按顺序脱衣服、鞋、裤子，整齐地放在固定的地方 3. 保持正确的仰、侧卧睡姿，不蒙头，不交头接耳，安静入睡 4. 起床时，先掀开被子下床，然后按顺序穿裤子、鞋子、衣服，整理好床铺
教育活动	1. 听到信号，迅速安静地入座，保持正确的坐姿 2. 注意力集中，按老师的要求进行操作活动；发言先举手，得到允许后起立发言；认真倾听同伴的发言；不随意离开自己的座位 3. 教学活动结束后，及时收拾好自己的学习用品和椅子
自选区域活动	1. 自主选择活动内容，专心活动，不频繁更换活动内容 2. 与同伴友好合作，不争抢、独占玩具或材料，爱惜玩具和材料，随时收拾散落的玩具和材料 3. 活动结束后，能分类整理玩具和材料，放回原处
体育锻炼	1. 锻炼前，适当减少衣物，检查并系好鞋带，拿好体育锻炼的器械 2. 集合迅速、整齐，认真听清楚要求，仔细看老师的示范动作 3. 锻炼时，精神饱满，情绪愉快，动作准确；做操时要求动作整齐、到位、有力 4. 锻炼后，稍事休息再喝水，适当增加衣物
户外活动	1. 遵守活动前交待的规则，注意安全，活动时不离开集体，有自我保护意识 2. 友爱同伴，不损坏花草树木，爱护公共财物 3. 能感知冷热，及时增减衣物 4. 户外活动后，及时洗去脏污，擦干汗渍，整理衣着，饮用适量温开水
离园	1. 搞好个人卫生，要求手脸干净，衣着整洁 2. 老师与家长交谈时，不随意打断他们的谈话，应安静玩耍等待 3. 离园前收拾好玩具和其他物品，将要带回家的东西整理好，不要将幼儿园的东西带回家 4. 主动与老师、同伴道别，与家长一起离开幼儿园

聚焦国考

1.《幼儿园工作规程》指出，幼儿园应制订合理的儿童一日生活作息制度，两餐间隔时间不少于（ ）。

A．2.5小时 　　　　　　　　　　B．3小时
C．2小时 　　　　　　　　　　D．3.5小时

2. 对儿童如厕教师最合理的做法是（ ）。

A．允许儿童按需自由如厕 　　　B．要求排队如厕
C．控制儿童如厕次数 　　　　　D．控制儿童如厕的间隔时间

第二节 健康检查制度

托幼机构应建立和健全健康检查的制度。健康检查的对象应包括新入园的儿童、在园的儿童以及托幼机构中的全体工作人员。

一、学前儿童的健康检查

对学前儿童进行定期的和不定期的健康检查,可以了解到每个儿童的生长发育情况和健康状况,以便采取相应的措施,更好地促进学前儿童的健康成长,同时,对疾病也可以做到早发现、早隔离、早治疗。

（一）入园前的健康检查

即将进入托幼机构生活的儿童,在入园前必须进行全面的健康检查,以鉴定该儿童是否能过集体生活,避免将某些传染病带入托幼机构中。而且,入园前的健康检查还能为托幼机构更好地了解和掌握每个儿童生长发育的特点以及健康状况提供重要的资料。

学前儿童入园前健康检查的主要内容如下:

（1）了解学前儿童的疾病史、传染病史、过敏史、家族疾病史等。

（2）检查学前儿童当前的生长发育与健康状况,如身高、体重、胸围、头围、心肺功能、视力、听力、皮肤、牙齿的发育、脊柱的发育、血红蛋白、肝功能等。

（3）了解学前儿童预防接种完成的情况等。

儿童入园前的健康检查,通常是在当地的妇幼卫生保健院进行,目前许多城市都有统一规定的儿童入园前健康检查的项目。儿童入园前的健康检查,只在一个月内有效。

（二）入园后的定期健康检查

儿童入园后应定期进行健康检查。一般来说,1岁以内的婴儿,每季度应体检一次;1~3岁的婴儿,每半年体检一次,每季度量体重一次;在3岁时要对孩子进行一次总的健康评价。3岁以上的儿童,每年体检一次,每半年测量身高、视力一次,每季度量体重一次,7岁时作一次总的健康评价。

托幼机构应为每名儿童建立健康档案,以便全面了解和判断每个儿童生长发育的情况。

儿童每次健康检查以后,医务保健人员都应对儿童个人以及集体进行健康分析、评价以及疾病统计,并据此提出促进儿童健康成长的相应措施。

（三）每日的健康观察

学前儿童每日入园以后,医务保健人员和保教人员应该对其进行每日的健康检查和观察,发现疾病及早进行隔离和治疗,防止疾病的加重或在园内传播。儿童每日的健康观察主要包括入园时的晨检和全日的观察。

1. 入园晨检

晨检是托幼园所卫生保育工作的一个重要环节。通过这一环节,不仅可以及早发现疾病,而且对于一些不安全的因素,也可以及时加以处理。同时,也能了解到儿童在家庭中的生活情况,有利于保教人员更好地做好当日的工作以及密切家园的联系。

晨检工作应在儿童每天清晨到园时进行,寄宿制幼儿园应在儿童早晨起床以后进行。负责晨检工作的人员可以是医务保健人员,也可以是具有初步医学知识的保教人员。

儿童晨检的主要内容概括起来是:一看、二摸、三问、四查。"一看"是指认真查看儿童的咽喉部位是否发红,观察儿童的皮肤、脸色以及精神状况等有无异常,查看皮肤有无皮疹;"二摸"是指摸摸儿童的前额部位,查看儿童的体温是否正常,摸摸儿童颈部淋巴结是否肿大;"三问"是指询问一下家长,儿童在家里饮食、睡眠、大小便等情况;"四查"是指检查儿童个人卫生和有无携带不安全的物品(小剪刀、硬币、弹珠等)到园内来,发现问题应及时处理。

晨检中如果发现有身体不适或疾病迹象,应劝说家长带儿童去医院检查,或暂时将该儿童隔离,请保健医生进一步检查,然后再确定是否入班。

2. 全日观察

儿童入园以后,保教人员在对儿童进行日常保育和教育的过程中,应随时观察儿童有无异常表现,重视疾病的早发现。全日观察的重点是儿童的精神状况、食欲状况、大小便状况、睡眠状况、体温等。平时活泼爱动的儿童,突然变得不爱说话、不爱活动、没精打采了;儿童吃饭时没有食欲,甚至出现呕吐等现象;儿童小便颜色加重、大便次数增多或拉稀了等等,都反映出儿童身体的异常,应进一步对儿童进行身体检查,以确定儿童是否生病。真正做到早发现、早隔离、早治疗。

二、工作人员的健康检查

为了保证学前儿童的健康,托幼机构的工作人员在上岗前,都必须进行严格的健康检查,健康检查合格者方能进入托幼机构工作。

第一,工作人员上岗前必须进行健康检查,同时要接受每年一次的定期检查。

第二,体检必须到当地妇幼保健机构或相应的医疗机构进行检查,并由体检单位按规定填写健康检查表。

第三,工作人员体检合格,由体检单位签发健康证明后,方能上岗工作。

第四,对患有国家法定传染病及乙肝表面抗原阳性、滴虫性阴道炎、霉菌性阴道炎、化脓性皮肤病、精神病、肢体残疾者不得从事保教工作、炊事员工作。

第五,在工作中发现患有急慢性传染病(包括疑似病人)及病原携带者以及有碍婴幼儿童身心健康的疾病,要及时隔离和调离,待病愈后持妇幼保健机构的健康证明方可恢复工作。

第六,保教人员健康检查项目包括身体检查、实验室检查和医技检查。

聚焦国考

《托儿所幼儿园卫生保健工作规范》规定托幼园所工作人员接受健康检查的频率是(　　　　)。

A．每月一次　　　　　　　　B．半年一次
C．每年一次　　　　　　　　D．三年一次

案例

阳阳患有先天性癫痫病,但入园时家长并没有把这一情况告诉幼儿园。一天早上其母将阳阳送入幼儿园内,告诉老师孩子昨晚发热。老师劝其带孩子看病,但其母说孩子已退热。早饭后,户外活动时,教师让阳阳安静坐着,但阳阳坐了一会忽然倒地,教师及时按其人中,并将其送往医院,并电话告知阳阳母亲。在送阳阳去医院路上阳阳已醒,也能说话。阳阳母亲未按医生吩咐让孩子住院治疗。第二天,阳阳在家中癫痫发作死亡。事后,阳阳家长要幼儿园承担全部责任。

原因:这是由儿童自身疾病(如癫痫、心肌炎等)引起的事故。在教师不知情的情况下,没有采取积极的预防措施和针对性的救治。

分析:如何避免儿童自身疾病引起的事故?一方面,幼儿园可在孩子入园前与家长签定协议,要求家长不得隐瞒儿童曾患过的哮喘、癫痫、心肌炎、过敏等较严重的疾病,否则一旦儿童旧病复发,因不能及时获得针对性的救治而产生不良后果,责任应由家长自负。另一方面,教师对身体状况较差的儿童随时注意观察,给予适当的照顾;幼儿园还应组织教师进行"应急抢救"知识的培训,一旦儿童病情发作,教师就能在第一时间恰当地抢救处理,为救助儿童生命赢得宝贵时间。

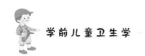

第三节 卫生消毒、隔离制度

学前儿童正处于生长发育的重要时期,因其各器官、系统还未发育完善,抵抗力较弱,一旦接触到病原体就很容易患病。消毒是切断疾病传播途径的重要措施。建立健全的卫生消毒、隔离制度,保证幼儿园的环境卫生、个人卫生以及儿童的健康成长。

一、消毒的基本方法

消毒就是杀灭或清除停留在体外传播因素上的存活病原体,是切断传播途径预防传染病的一项重要措施。消毒方法一般可分为物理消毒法和化学消毒法。

（一）物理消毒法

1. 机械消毒法

一般用肥皂刷洗,流水冲洗,可消除手上绝大部分甚至全部细菌,通过抖动、敲打、擦刷、冲洗、通风、过滤等,只是机械地排除病原微生物,而不是杀灭病原微生物,如洗手、过滤、通风等。

2. 热消毒法

高温能使病原微生物的蛋白质凝固,以达到杀灭病原微生物的目的。热消毒法又分为干热消毒和湿热消毒:干热消毒方法有火烧、烘烤等;湿热消毒有煮沸、流通蒸汽、高压蒸汽等。其中,煮沸是最简单有效的消毒方法,是幼儿园最常用的消毒方法。

3. 紫外线消毒法

日光曝晒可利用阳光中的紫外线来杀灭病原体。在阳光下暴晒 3～6 小时,可杀死附着在衣服、被褥等物品表面的病原体;在阳光直射下,能很快将流感、流脑、麻疹等病原体杀死。

（二）化学消毒法

将化学消毒剂作用于病原微生物,使病原微生物的蛋白质产生不可恢复的损害,以达到杀灭病原微生物的目的,这种消毒方法称为化学消毒法。

常见的消毒剂有如下四种。

1. 漂白粉

漂白粉为常用消毒剂,主要成分为次氯酸钙,其杀菌作用决定于次氯酸钙中含的有效氯的量。由于其性质不稳定,使用时应进行测定,一般以有效氯含量≥25％为标准,少于 25％则不能使用。漂白粉有乳剂、澄清液、粉剂三种剂型。其用法为:澄清液通常用 500 g 粉剂加水 5 L 搅匀,静置过夜,即成 10％澄清液。常用浓度为 0.2％。用于浸泡、清洗、擦拭、喷洒墙面(每平方米地面、墙面用 200～1 000 ml)。对结核杆菌和肝炎病毒用 5％澄清液作用 1～2 小时。乳剂:20％乳剂用于粪、尿、痰、剩余食物的消毒。粉剂:用于排泄物、分泌物等消毒。将排泄物 1/5～2/5 量的干漂白粉加入后,搅拌均匀,放置 1～2 小时即可。容器再用 0.5％澄清液浸泡 1～2 小时后清洗。粉剂还可用于潮湿地面消毒,每平方米用 20～40 g。漂白粉不适宜对衣服、纺织品、金属品和家具进行消毒。漂白粉用于消毒剂,虽有不稳定等缺点,因其价格便宜及杀菌谱广,现仍用于饮水、污水、排泄物及污染环境消毒。

2. 过氧乙酸

无色透明液体,有刺激性酸味和腐蚀、漂白作用,是强氧化剂,杀菌能力强,0.01％溶液可杀死各种细菌,0.2％溶液可灭活各种病毒,是肝炎病毒较好的消毒剂,1％～2％溶液可杀死霉菌与芽胞。国内成品为将其原料冰醋酸 300 ml 加浓硫酸 15.8 ml,装于塑料瓶内;另一个塑料瓶装过氧化氢 150 ml。需要时合于 1 瓶摇匀,静置 3 天,即成 18％过氧乙酸。溶液使用:对衣物用 0.04％浸泡 2 小时;洗手用 0.2％液体;表面喷洒用 0.2％～1％溶液,作用 30～60 分钟;食具洗净后用 0.5％～1％溶液浸泡 30～60 分钟;蔬菜、水果洗净后,用 0.2％溶液浸泡 10～30 分钟。过氧乙酸也可用于熏蒸,用量 1～3 g/m³,关闭门、窗,熏蒸 30 分钟。过氧乙酸具有腐蚀性和漂白性,衣物等消毒后须立即洗涤干净。

3. 酒精

酒精是临床最常用消毒剂。可与碘酊合用于皮肤消毒。浓度为 75%,能迅速杀灭细菌繁殖体。

4. 来苏水

红棕色黏稠液体,有酚臭,是甲酚和钾肥皂的复方制剂。溶于水,性质稳定,可杀灭细菌繁殖体与某些亲脂病毒。使用方法简单。加水配成 1%～5% 溶液使用。衣服、被单用 1%～3% 液体浸泡 30～60 分钟,再用水洗净。结核病人衣物则用 5% 溶液,浸泡 1 小时。室内家具、便器、运输工具等也可用 1%～3% 溶液擦拭或喷洒,需 30～40 分钟。手用 2% 溶液浸泡 2 分钟后,清水洗净。

二、托幼机构的消毒制度

(一) 餐具消毒

儿童使用过的餐具应及时洗净,每日煮沸消毒一次,5～10 分钟,若发生菌痢或肝炎时,应适当延长煮沸时间。也可以使用消毒柜消毒。消毒后的餐具应注意保洁。

(二) 被褥和床单消毒

儿童的被褥、床单要勤换、勤洗,至少每月两次,并经常置于阳光下暴晒。发生传染病如肝炎时,可用 0.5% 的过氧乙酸浸泡 2 小时。

(三) 玩具消毒

玩具是儿童在幼儿园不可缺少的用品,玩具的卫生与否,直接影响到儿童的健康。因此,对玩具进行消毒尤为重要,一般可采用阳光下暴晒、消毒液浸泡和洗涤等方法。

(四) 图书消毒

儿童读物最好的消毒是放在阳光下暴晒。

(五) 厕所和便盆消毒

厕所每天打扫干净,每周用消毒水消毒一次,便盆每日清洗,并用漂白粉或过氧乙酸浸泡。

(六) 空气消毒

儿童的活动室、卧室要经常开门、开窗通风换气,保持空气新鲜,防止传染疾病。

三、托幼机构的卫生

(一) 环境卫生

(1) 托幼机构应重视卫生消毒工作,确定一名园长分管,保健医生进行业务指导,加强监督检查,每月总结,每学期结束前进行检查评比,奖勤罚懒,奖优罚劣。

(2) 要建立健全室内外环境清扫制度,每天一小扫,每周一大扫,应作湿性扫除。消灭害虫。

(3) 保持室内空气流通,阳光充足,冬季每天至少开窗通风 2 次,每次 10～15 分钟,室内要有防蚊、防蝇、防暑和取暖设备,玩教具等要定期消毒、检修、更新。

(4) 厕所要清洁通风,定时打扫并消毒。婴幼儿用的便盆,每次用后要立即倾倒,刷洗干净,每日用消毒液浸泡。4 岁以上儿童用蹲式厕位或抽水马桶。

(5) 清洁用具每班专用并保持清洁。

(6) 儿童桌椅高度应符合要求。

(二) 个人卫生

(1) 儿童日常生活用品要专人专用,并做好消毒工作。

(2) 儿童饭前便后要用肥皂流动水洗手。

(3) 3 岁以上儿童早晚用正确方法刷牙,饭后要漱口。

(4) 寄宿制儿童应定期洗头、洗澡,每天洗脚、洗屁股。洗屁股用具要分用,毛巾每次用后消毒。每周剪指甲一次,每两周剪趾甲一次。

(5) 儿童服装要保持整洁,衣服、床单要勤洗,被褥每两周晒一次。

(6) 保护儿童视力,室内要注意采光,符合照明要求。看电视时儿童与电视机的距离应为电视机对角线的 5～7 倍。一次时间不超过 30 分钟,电视机的高度与视线平行为宜。

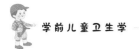

（7）培养儿童良好的卫生习惯。不随地大小便和吐痰,不乱丢弃废物等。午睡时要脱外衣、脱鞋,纠正蒙头、吃手、吃被角等不良睡眠习惯。

（三）工作人员个人卫生

保持仪表整洁,工作时间不戴戒指,不化浓妆,不穿高跟鞋,不随地吐痰,不吸烟。

四、消毒隔离

消毒隔离包括预防性消毒和隔离性消毒。

（一）预防性消毒

（1）培养儿童良好的卫生习惯,养成饭前便后洗手、勤剪指甲等卫生习惯。

（2）食堂卫生应贯彻《中华人民共和国食品卫生法》,严格执行"五四"制。厨房用具要经常清洗,每天消毒一次,食具、餐巾等一餐一消毒。

（3）环境卫生要制度化。采取专人常年打扫和集体定期打扫相结合的办法。每周一小扫,每月一大扫。划区定片,责任到人,定期评比,限期整改。

（4）室内每日一小扫,每周一大扫。做到窗明桌净,无蚊蝇鼠害;勤开窗换气,保持室内空气清新。

（5）与保教人员、儿童经常接触的物体表面要重点清洁消毒,如毛巾、茶壶（桶）、水龙头、口杯、杯架、玩教具、桌椅、门把手等,每天消毒一次。

（6）室内地面每天拖洗 1～2 次,被褥每周暴晒一次。床单、被套每半月换洗 1 次。

（7）便器使用后要立即倾倒冲洗,然后浸泡在消毒液中,1 小时后再用。放便器的架子每天用消毒水消毒 1～2 次。大小便池（槽）要随用随清洗,每天早晚用消毒水彻底洗刷一次,做到无污物、无臭味。

（二）隔离性消毒

隔离就是将传染病人和健康人群分开,切断传播途径,避免传染病的蔓延。幼儿园若出现传染病,就会导致大面积传染。因此,尽早发现传染源,切断传播途径,从而很好地保护易感儿童尤为重要。

（1）各园（所）要设置隔离室（70 名以下可设观察床）,按不同病种进行医学观察和消毒隔离。

（2）隔离室用品须专用,必须配备以下物品:隔离床、治疗台、体温表、压舌板、听诊器、注射器、面盆、毛巾、手电筒、清洁用具、治疗及消毒药物等。

（3）发现传染病做好发病登记。及时向当地防疫部门和妇幼保健机构报告,协助防疫部门做好随时或终末消毒处理,并做好隔离记录。

（4）患者须持隔离期满,医生开具的痊愈证明方可回园或回班。

（5）园（所）内如发生传染病,对与患者接触过的儿童及工作人员,要进行医学检疫,隔离观察,并进行随时消毒。

（6）检疫期间,不收新生,园内儿童不混班、不串班。日常用品及餐饮具等与其他班级分开存放,分开清洗消毒。检疫期满后,无症状者可解除隔离。

（7）儿童离园（所）一个月以上或外出（离本市）返回后,应询问家长有无传染病接触史。如有,须进行检疫,待检疫期满医生证明健康可入园（所）。

案例

某市中心幼儿园因食堂卫生问题,导致该园 182 名儿童出现细菌性痢疾。这一卫生安全事件发生后,卫生部在认定幼儿园承担主要责任的同时,对该市某区卫生监督所监督不力的问题进行了全国通报批评,并建议当地卫生行政部门追究其主要责任人员的失职责任。

分析:幼儿园内中毒事故原因较复杂:农药残留;进货变质;清洗不过关;容器消毒不到位;菜烧煮不熟;炊事员个人卫生不合格;人为因素——投毒等。

对策：

（1）厨房的格局设施必须严格按卫生防疫部门的要求设置。

（2）专人负责管理食堂，严格禁止非食堂工作人员出入食堂。

（3）把好进货关，必须到正规渠道采购食品，并向商家索要该批次食品的卫生检验合格证，严禁不符合卫生要求的食品入园。每天必须将食物留小样，以备事故发生后待查。

（4）豆浆、刀豆等食物必须煮透烧熟，防止中毒。

第四节　预防接种制度

建立预防接种制度，对新入园的儿童、在园的还未接种的儿童和园中未接种的工作人员进行预防接种，预防疾病，保障全园的安全。

一、预防接种的意义

（一）预防接种的概念

预防接种泛指用人工制备的疫苗类制剂（抗原）或免疫血清类制剂（抗体）通过适宜的途径接种到机体，使个体和群体产生对某种传染病的自动免疫或被动免疫。计划免疫中的预防接种是预防接种总体中的一部分。儿童的计划免疫是针对某些传染病采取按免疫程序有计划地预防接种，它的目的更明确、管理更科学、措施更具体。

（二）预防接种的意义

预防接种的目的是通过接种自动或被动免疫制剂，使个体和群体产生自动或被动免疫力，保护个体和人群不受病原因子的感染和发病。预防接种的目的是控制传染病的发生和流行，最终消除或消灭所针对的传染病。人类在同传染病进行斗争的历史进程中，发现了免疫预防传染病的方法。通过接种痘苗，全球于20世纪70年代末消灭了天花，这是人类同传染病进行斗争的伟大胜利，是预防医学史上的重要里程碑，是预防接种为人类建立的丰功伟绩。在消灭天花的启示下，我国的计划免疫和全球的扩大免疫规划活动，正朝着消灭脊髓灰质炎和消除新生儿破伤风，进而消灭麻疹的目标奋进。

二、预防接种的卫生要求

（一）接种前

（1）在入园时，及时和家长沟通，建立学前儿童免疫接种预防卡。

（2）加强和卫生防预机构的沟通，积极做好预防接种的宣传工作，消除儿童的恐惧心理，让儿童能主动配合预防接种工作。

（3）接种前，托幼机构要事先准备好儿童的《预防接种证》，以便让医生凭证接种，并在证上登记接种的疫苗名称和日期，以防止错种、重种和漏种。

（4）托幼机构还要和家长沟通，了解儿童有没有禁忌症和过敏史。一般来讲，禁忌症和过敏史包括以下内容：有严重慢性疾病，如先天性心脏病等心脏疾患、肝肾疾病、活动性肺结核、皮肤化脓性疾病；有急性传染病或尚未超过检疫期；有过敏史、惊厥史等都属不能进行预防接种的范畴。

（二）接种时

接种时，要随时观察儿童的反应，一旦发现头昏、恶心、呕吐、面色苍白、心跳加速、出冷汗等情况应及时进行抢救治疗。

（三）接种后

孩子打过预防针后，要在接种场所休息30分钟，接种后如出现高热或其他接种反应，要请医生及

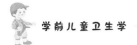
时诊治。回家后要避免剧烈活动,注意休息和保暖,多喂些开水,注意观察有无异常反应,如孩子有轻微发热、精神不振、无食欲、哭闹等,一般在1～2天会好。如反应加重,应立即请医生诊治。

三、预防接种注意事项

第一,托幼机构卫生保健应贯彻"预防为主"的卫生工作方针,在上级卫生部门的指导下,做好集体儿童的疾病防治和预防保健工作。

第二,搞好预防接种,托幼机构与防疫部门密切联系,及时了解疫情动态。按年龄、季节,适时、全程、足量、规范化地为儿童实施预防接种,以提高整体人群的免疫水平,预防接种率达95%以上。

第三,加强传染病的防治。通过晨间检查和全日健康观察等形式,及时了解全园儿童发病情况。做到早预防、早发现、早隔离、早治疗。尽快消除传染源,切断传播途径,保护易感儿童。

第四,对已发现的传染病儿童或疑似者,应立即送隔离室观察,或通知家长带到医院去诊治。对儿童所在班要进行彻底的消毒。与儿童有密切接触的人群也应进行医学检疫,并用药物进行预防。

第五,加强儿童常见疾病的防治。通过采取综合性措施(营养、锻炼、疾病防治、护理等)来降低发病率。注意做好体弱儿童(经常反复发作呼吸道、消化道感染儿、佝偻病、营养不良、早产儿、哮喘病、先天性心脏病等)的专案管理,加强个体重点保健。

第六,开展健康教育,运用多种形式宣传卫生知识,传授传染病的防治常识,增进儿童教养人员对卫生科学的了解,提高卫生育儿水平。还要加强家园联系,共同促进儿童身心健康,减少疾病。

实践与训练:生活环节中的保育技能

一、指导儿童养成良好的洗手习惯

手是接触外界物体最多的身体部位,受到污染的概率也最高。特别是儿童,生性活泼好动,更容易沾染上不洁物品上的病菌,同时儿童免疫力弱,很容易导致肠胃问题和各类疾病。

自2005年起,世界卫生组织就将每年的10月15日定为"世界洗手日"。该组织曾指出:"每年有1 800万儿童死亡,而其中90%是5岁以下的幼童。若养成洗手的良好习惯,至少可以挽救其中达一半的儿童。养成用肥皂、洗手液洗手的良好习惯是帮助孩子远离细菌,预防儿童腹泻和肺炎的最为经济有效的方法之一。"

(一)指导儿童洗手的工作要求

引导儿童学习正确的洗手方法。培养儿童勤洗手的好习惯,让儿童懂得洗手的重要性。

(二)指导儿童洗手的工作方法

第1步,卷好袖子。

第2步,打开水龙头,将手打湿。

第3步,关水龙头,搓肥皂。

第4步,两手相互搓洗:掌心相搓,右手搓左手手指、手背、手腕、指背、指尖(换左手搓右手)。

第5步,打开水龙头冲洗干净。

第6步,关水龙头,在水池内将手甩一甩。

第7步,取干净毛巾擦干手。

第8步,挂毛巾(秋、冬、春季擦护手霜)。

洗手口诀"内外夹攻大力丸(腕)"分别指:掌心、手背、手指交叉、弯曲手指、指尖、大拇指及手腕(见图7-1)。

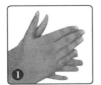
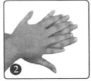
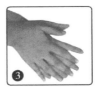

❶ 掌心搓掌心　　　❷ 手指交错，掌心搓
　　　　　　　　　手背，两手互换　　　❸ 手指交错
　　　　　　　　　　　　　　　　　　掌心搓掌心

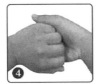

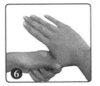

❹ 两手互握，互擦指背　　❺ 指尖摩擦掌心，　　　❻ 拇指在掌中转动，
　　　　　　　　　　　　　两手互换　　　　　　　两手互换

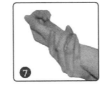

请注意
1. 每步至少来回洗五次
2. 尽可能使用专业的洗手液
3. 洗手时应稍加用力
4. 使用流动的清洁水
5. 使用一次性纸巾或已消毒的毛巾擦手

❼ 一手旋转揉搓另一手的腕部、
前臂，直至肘部；交替进行

图 7-1　七步洗手法

（三）指导儿童洗手的注意事项

（1）水龙头应略低于儿童身高，以免水倒流弄湿衣袖。

（2）儿童洗手过程中，保育员应做到全面照顾，及时监督，仔细检查。

（3）洗完手要甩干水，避免弄湿地面。

（4）在春、秋、冬季要提示儿童不要弄湿衣袖，洗手后提醒儿童擦护手霜。

（5）提醒儿童洗手时不拥挤、不玩水，地面有积水时要轻走、慢走，注意安全。

二、指导儿童养成良好的就餐习惯

进餐环节是儿童在幼儿园进行营养补给的重要环节，也是儿童健康的起点。进餐环节主要包括三餐两点：早餐、午餐、晚餐和早点、午点（午睡后的点心），儿童生长发育所需的几乎全部营养素都从这一环节中获取。根据儿童身体发育的特点，幼儿园应制订正确的饮食制度，儿童进餐必须定时定量，进餐间隔时间应为 3~4 小时。幼儿园在进餐环节着重培养儿童良好的进餐习惯，保证进餐环节的规范有序，对于促进儿童的生长发育、培养其生活自理能力有重要的作用。

（一）进餐指导工作要求

在进餐过程中，营造适宜的进餐氛围、促进食欲、指导进餐、培养文明良好的进餐姿势与进餐习惯。

（二）进餐指导工作方法

1. 营造适宜的进餐氛围

（1）提醒儿童先搬椅子再洗手，使用七步洗手法洗手，养成良好的卫生习惯。

（2）保教人员要为儿童进餐做好环境的准备。如整洁明亮的教室或餐厅、摆放整齐的餐具、播放轻松悦耳的轻松音乐等，为儿童营造出良好愉快的进餐氛围。

（3）保教人员应态度和蔼、亲切、周到地照顾儿童进餐。

2. 促进食欲

当饭菜端出来后，可采用猜谜的方式让儿童推测饭菜的名称，也可通过让儿童嗅和看，判断饭菜的内容；还可采用讲故事的方法引导儿童产生对某种食物的想象。总之，保教人员可以采用灵活多样的方法，引导儿童关注进餐的内容，对进餐产生浓厚的兴趣，提高儿童的食欲。

3. 指导进餐

（1）用勺进餐的指导。小班儿童大多已经掌握了用勺吃饭的方法，但2岁左右托班的儿童尚未学会使用勺子，还需要保教人员细心的指导。此时他们开始对自己吃饭有了兴趣，经常抢勺子自己吃饭，保育员应该抓住这个时机，对儿童进行训练和指导。

（2）使用筷子的指导。当儿童学会熟练地使用勺子吃饭后，到中、大班年龄段儿童便可以学习使用筷子吃饭。

（3）正确咀嚼食物。要求儿童吃食物时，每一口不能过多，闭口咀嚼。一口一口地吃，细嚼慢咽。一口咽下后，再吃下一口。口中食物过干时可喝一口汤。

4. 培养良好的进餐姿势

（1）坐姿：进餐时要求儿童脚平放在地面上，身体略微前倾，不向左右倾斜，不弯腰，不耸肩，前臂可自然地放在餐桌边缘处。保教人员应随时注意观察儿童的进餐姿势，发现不良姿势应及时纠正。

儿童进餐中常见的不良姿势有托腮、趴在餐桌上、身体倾斜倚靠着餐桌、身体后仰靠在椅子背上、蹲坐在椅子上等。

（2）端碗的姿势：饭碗应放在距桌边10 cm处，左手扶碗，固定碗的位置，右手拿勺或筷子，如需将碗端起，应双手端碗。

5. 培养文明的进餐习惯

（1）进餐定时定位：进餐定时定位可以帮助儿童形成进餐与进餐环境的神经联系，养成良好的进餐习惯。定时指每到进餐时间时，儿童便能产生食欲。定位是要求保教人员为儿童进餐准备舒适的餐椅，且座位要固定：要求儿童在自己的座位上进餐，不可端着碗四处走。

（2）饮食定量：保教人员应培养儿童饮食有节制的习惯，防止儿童出现喜欢的食物就贪食、不喜欢的食物就拒食的现象。

（3）专心进餐：儿童进餐时应情绪愉快、平静，注意力集中，任何与进餐无关的活动都会影响儿童的食欲。保育员若在儿童进餐时批评他们，或儿童在进餐时玩耍、看书、看电视等，都会降低食欲，影响食物的消化。

（4）不偏食：偏食会造成营养不良，因为没有任何一种食物能为儿童提供全面的营养，只有培养儿童均衡饮食不偏食，才能有助于儿童获得全面的营养。因此使儿童接受各种口味对营养的全面摄取十分重要。儿童的口味是在幼儿时期形成的，偏食往往受到家庭环境影响。家庭中习惯摄取的食物、制作膳食的味道会形成儿童最初口味的接受范围。父母关于食物的言谈、态度和行为也会影响儿童对食物的接受，同时，成人迁就儿童挑食会助长儿童挑食偏食的习惯。因此，家长应尽量为儿童树立好的榜样，广泛摄取食物，增养儿童均衡饮食的好习惯。

（5）注意饮食卫生：保育员应注意培养儿童饭前便后洗手、饭后漱口的习惯。吃饭时尽量做到不撒饭、不剩饭、不浪费粮食，不吃不清活、不新鲜，腐烂变质的食物，不喝生水，不捡食地上物品。

（6）学习餐桌文明：保育员应注意儿童文明进餐习惯的培养，例如，细嚼慢咽，咀嚼和喝汤不出声；正确使用餐具，不用手抓；餐具相互碰撞不应发出过大的响声；不敲碗筷；夹菜不挑挑拣拣；餐桌上礼让，不独占好吃的食物等。

（三）注意事项

（1）在进餐过程中，应尽量避免儿童说笑打闹，防止异物进入呼吸道。保教人员不在进餐中批评儿童，不催促进餐，不比赛进餐。

（2）及时解决进餐中出现的意外问题，如呕吐、打翻饭碗、牙痛、肚子痛、哭泣等。

（3）儿童进餐时，保教人员应仔细观察每一个儿童的进餐行为，观察儿童的进餐情绪、进餐速度、进餐量以及对食物的偏好，发现问题及时处理。例如，当发现儿童在进餐过程中出现情绪低落与食欲较差时，应检查和询问儿童是否发热，有无牙痛、嗓子痛和肚子痛等。对于挑食的儿童应进行耐心细致的引导工作，可让儿童少量尝试该种食物。当儿童吃带骨和带刺的食物时更应密切观察，进行必要的指导。若发现骨、刺卡入喉咙，应迅速做出处理。儿童进餐时还容易出现不小心咬破舌头或嘴唇、牙齿脱落、打翻饭碗等现象，保教人员应耐心细致地帮助解决。

三、指导儿童养成良好的饮水习惯

饮水是保证儿童身体健康的重要因素。儿童每天需要的饮水量为 1 000～1 500 ml。

（一）组织儿童饮水工作要求

组织儿童有序饮水，不玩水，培养儿童良好的饮水习惯。

（二）组织儿童饮水工作方法

（1）喝水前，先组织儿童洗手。

（2）在水杯柜前取出自己的水杯。

（3）按小组或男生、女生排队取水。

（4）接半杯水，喝完再接。

（5）接水后，端水杯回到固定的位置，安静地喝水。开始喝时，提醒儿童要小口尝试，避免烫伤。

（6）喝完水后将杯子放回原处。

（三）培养儿童饮水习惯

（1）培养儿童喝白开水的习惯：幼儿园应保证白开水的供应，保教人员要提醒儿童喝白开水，培养儿童喝白开水的习惯。不习惯喝白开水的儿童，应由少到多地逐渐增加饮水量。同时，保育员应通过多种形式使孩子明白喝白开水对身体的好处。

（2）培养儿童主动饮水的习惯：保教人员应按时提醒儿童喝水，每次尽可能喝足量，还应帮助儿童学会渴了主动饮水的好习惯。要注意区别对待不同的儿童，对不爱喝水的儿童，应格外注意引导饮水；对体质差的儿童、患病初愈的儿童、经常嗓子肿痛的儿童，应提醒他们多饮水。

（3）培养儿童养成慢喝水的习惯：要避免儿童在极度口渴的情况下暴饮，培养儿童主动监控自己饮水的习惯。

（4）培养儿童能自己补充饮水：较大的儿童能够根据自己当天的活动量和出汗量等，补充自己的饮水量。

（四）注意事项

（1）儿童应坐在自己的座位上饮水，避免泼洒。

（2）保教人员应注意提醒儿童饮水。

（3）保教人员应注意控制儿童剧烈运动后的饮水量。

（4）保教人员应提醒儿童注意喝水的速度，不能太快，喝水时不要说笑，防止呛咳。

四、指导儿童养成良好的如厕习惯

如厕是儿童在幼儿园一日活动中的重要生活环节，如厕能力更是儿童应具备的最基本的生活习惯和自理能力。幼儿园应进行有效的如厕管理，帮助儿童更好地如厕，以培养他们良好的生活习惯，提高他们的自理能力。

（一）不同年龄儿童如厕指导工作要求

掌握不同年龄段儿童的如厕要求，教会儿童正确如厕。

（二）不同年龄儿童如厕指导工作方法

1. 指导儿童大、小便

（1）准备卫生纸。方便儿童随时取用，保育员应随时注意卫生纸的量，及时补充。

（2）注意观察，及时发现儿童大、小便的预兆，及时提醒儿童排便。

（3）及时帮助或指导儿童脱掉裤子排便。观察儿童如厕情况，帮助和指导男孩站着排尿。

（4）督促儿童专心排便。避免儿童在大便时吃东西、看书、听故事或玩耍。

（5）掌握儿童每次排便的时间，通常以 5～10 分钟为宜，时间不可过长。

（6）帮助或指导儿童便后擦屁股。应该从前往后擦，将纸对折叠好再擦一次。

（7）儿童排便后应及时帮助其穿上裤子，将内衣塞入裤子里，不露肚脐和后背。

（8）儿童大、小便后，要及时冲厕。

(9) 准备好肥皂(洗手液),督促儿童便后洗手。

(10) 随时冲洗厕所,保证厕所通风、无异味。

2. 指导小班儿童如厕

(1) 学习有序如厕,掌握正确的如厕方法。注意观察,及时发现儿童大、小便的预兆,及时提醒或抱其坐盆排便。

(2) 男孩学习站着排尿。

(3) 知道便后要擦屁股,会主动向老师提出要求。

(4) 学习便后正确的洗手方法。

(5) 知道如厕时不玩耍,注意安全。

3. 指导中班儿童如厕

(1) 学会定时大小便,有困难时会大胆主动提出要求,便后主动正确洗手。

(2) 学会正确的如厕方法,并有序如厕,学习大便后使用手纸擦屁股(女孩学习从前往后擦)。

(3) 知道不能在厕所里玩耍。学习初步的自理方法。

4. 指导大班儿童如厕

(1) 养成定时大、小便及便后正确洗手的良好习惯。

(2) 自觉有序地如厕。大便后会正确使用手纸擦屁股(女孩能从前往后擦)。

(3) 不在厕所里玩耍,懂得一些自理方法。

(三) 注意事项

(1) 帮助小班儿童擦屁股,整理服饰。提醒儿童便后洗手。

(2) 教会中、大班儿童自己用手纸擦屁股。纸要事先裁好,放在盒子里,以便儿童自由取用。

(3) 保育员要观察儿童如厕情况,提醒他们不推不挤,排便时间不超过 10 分钟。

(4) 保育员要提醒儿童用水冲厕所,及时清理消毒,给孩子整理衣物。

(5) 注意厕所地面干燥、整洁,防止儿童滑倒。

 本章练习

一、选择题

1. 为增进儿童身心健康,幼儿园应保证全日制儿童每日足够的户外活动时间不少于(　　)。

　　A．1 小时　　　　　　B．1.5 小时　　　　　C．2 小时　　　　　　D．2.5 小时

2. 下表表明,儿童发展具有(　　),为此幼儿园在制定一日活动的内容时应该遵循这一特性。

年龄(月)	精细动作	年龄(月)	精细动作
4	能抓住玩具,握物时长大拇指参与	18	能叠 2～3 块积木
8	用拇指和食指平夹取物	24	会叠 6～7 块积木,能一页一页翻书
15	能几页几页翻书	36	能叠 9～10 块积木

　　A．连续性　　　　　B．不平衡性　　　　　C．个别差异　　　　　D．阶段性

3. 在幼儿园开展的户外活动中,小明和小刚一起玩滑梯,玩的过程中,小明推了小刚一下,小刚摔倒地面,老师马上从教室跑出来扶起了小刚。对小刚受伤应当承担赔偿责任的是(　　)。

　　A．幼儿园　　　　　B．小明监护人　　　　C．小刚监护人　　　D．小明监护人和幼儿园

4. 良好的社会环境对未成年人的健康成长有重要作用,下列选项中属于社会保护的是(　　)。

　　A．洋洋在幼儿园生病,园方及时通知家长并及时救护

　　B．父母以健康的思想、良好的品行和适当的方法教育影响未成年人

　　C．国家鼓励研究开发有利于未成年人健康成长的网络产品

D．对违法犯罪的未成年人实行教育、感化、挽救的方针

5．中班儿童正在做手工，佳佳尿裤子了，刘老师发现后，对嘲笑佳佳的儿童说："佳佳可能是做手工太认真，忘记上厕所了，以后我们要学习她认真做事的态度。当然，我们在认真做事时记得上厕所，那就更好了。"刘老师的做法（　　　）。

A．有利于保护儿童的自尊心　　　　　　B．有利于提高儿童的操作能力

C．有利于增强儿童的秩序感　　　　　　D．有利于培养儿童的时间观念

二、简答题

1．简要说一说幼儿园保健工作的具体任务。

2．幼儿园制定一日生活日程的依据有哪些？

3．简述幼儿园教师的工作职责。

4．什么是幼儿园一日生活常规？试述培养儿童一日生活常规意义和方法。

5．简述科学安排幼儿园一日生活的原则。

三、案例分析

1．一天，某家长气冲冲地带着其5岁的儿子到办公室找园长。园长客气地了解事情缘由。原来他的孩子昨天被老师罚站了一个小时，孩子还说老师用物轻敲他的头。家长很生气地说要告老师虐待，接着大肆批评该幼儿园的制度。园长极力安抚这位家长的情绪，保证把事情了解清楚并给予合理的答复，家长这才悻悻地走了。

之后，园长向该老师了解事情的经过和真相。发现这个孩子长期以来一直是让老师头疼的孩子。上课总是调皮捣蛋，他不仅自己不好好听讲，还总是捣乱不让其他孩子专心学习。除此之外，户外活动时这孩子不是推人咬人，就是捡小石子打人。老师也常常向孩子的母亲反映，母亲总是向老师道歉，但情况却一直不见改善。

如何看待孩子的行为和老师的做法呢？

2．新入园的小班儿童在洗手时出现了许多问题：有的把袖子弄湿、不洗手背、冲不干净皂液；有的争抢或拥挤、玩水忘记洗手、擦手后毛巾乱放在架子上；有的握不住大块肥皂，有的因毛巾架离水池远，一路甩水把地面弄得很湿……

请针对上述问题，设计一份改进洗手环节的工作方案。要求写出对问题的分析、工作目标、解决各类问题的主要方法。

3．小班赵老师发现儿童进餐时存在各种问题：有的儿童情绪不稳定，吃饭时哭着要妈妈；有的儿童不会自己吃，一定要老师喂；有的儿童挑食，不吃这个，不吃那个；还有的儿童吃一会儿，玩一会儿，饭凉了都还没吃完……

请设计一份解决上述问题的教育方案，要求写出对问题的分析、教育目标、解决问题的主要方法。

参考文献

1. 麦少美,高秀欣. 学前卫生学[M]. 上海：复旦大学出版社,2009.

2. 张兰香,潘秀萍. 学前儿童卫生与保健[M]. 北京：北京师范大学出版社,2011.

3. 朱家雄,汪乃铭,戈柔. 学前儿童卫生学[M]. 上海：华东师范大学出版社,2006.

4. 谭佳,李艳丽,李玮. 学前健康教育[M]. 天津：南开大学出版社,2012.

5. 王雁. 幼儿卫生与保健[M]. 北京：中国社会出版社,1999.

6. 陈蔚红. 学前儿童卫生与保健[M]. 北京：中央广播电视大学出版社,2011.

7. 王慕逊. 儿科学[M]. 5 版. 北京：人民卫生出版社,2003.

8. 郦燕君. 学前儿童卫生保健[M]. 北京：高等教育出版社,2007.

9. 万钫. 学前卫生学[M]. 北京：北京师范大学出版社,2012.

10. 黄英. 幼儿健康教育[M]. 海口：南海出版社,2010.

11. 李玮,朱薇娜,张喆. 学前卫生学[M]. 天津：南开大学出版社,2012.

12. 冯志坚. 幼儿生理卫生与健康[M]. 长春：东北师范大学出版社,2007.

13. 全国高等教育自学考试指导委员会. 学前卫生学[M]. 北京：高等教育出版社,2014.

14. 郦燕君,贺永琴. 幼儿卫生保健[M]. 北京：北京师范大学出版社,2012.

15. 宋晓云. 学前卫生学[M]. 天津：南开大学出版社,2018.

16. 陈燕燕. 眼耳鼻喉口腔护理学[M]. 2 版. 北京：人民卫生出版社,2007.

17. 李小寒,尚少梅. 基础护理学[M]. 5 版. 北京：人民卫生出版社,2012.

18. 范玲. 儿科护理学[M]. 2 版. 北京：人民卫生出版社,2007.

19. 潘海鹰. 学前儿童卫生保健实践教程[M]. 上海：复旦大学出版社,2019.

20. 沈洪兵,陶立坚. 高等学校新型冠状病毒肺炎防控指南[M]. 北京：人民卫生出版社,2020.

图书在版编目(CIP)数据

学前儿童卫生学/代晓明,谭文主编. —2版. —上海:复旦大学出版社,2020.6 (2023.4重印)
ISBN 978-7-309-14986-9

Ⅰ.①学… Ⅱ.①代… ②谭… Ⅲ.①学前儿童-卫生保健-幼儿师范学校-教材
Ⅳ.①R179

中国版本图书馆 CIP 数据核字(2020)第 059847 号

学前儿童卫生学(第二版)
代晓明 谭 文 主编
责任编辑/查 莉

复旦大学出版社有限公司出版发行
上海市国权路 579 号 邮编:200433
网址:fupnet@ fudanpress.com http://www.fudanpress.com
门市零售:86-21-65102580 团体订购:86-21-65104505
出版部电话:86-21-65642845
浙江临安曙光印务有限公司

开本 890×1240 1/16 印张 13.25 字数 410 千
2020 年 6 月第 2 版
2023 年 4 月第 2 版第 6 次印刷

ISBN 978-7-309-14986-9/R·1811
定价:45.00 元